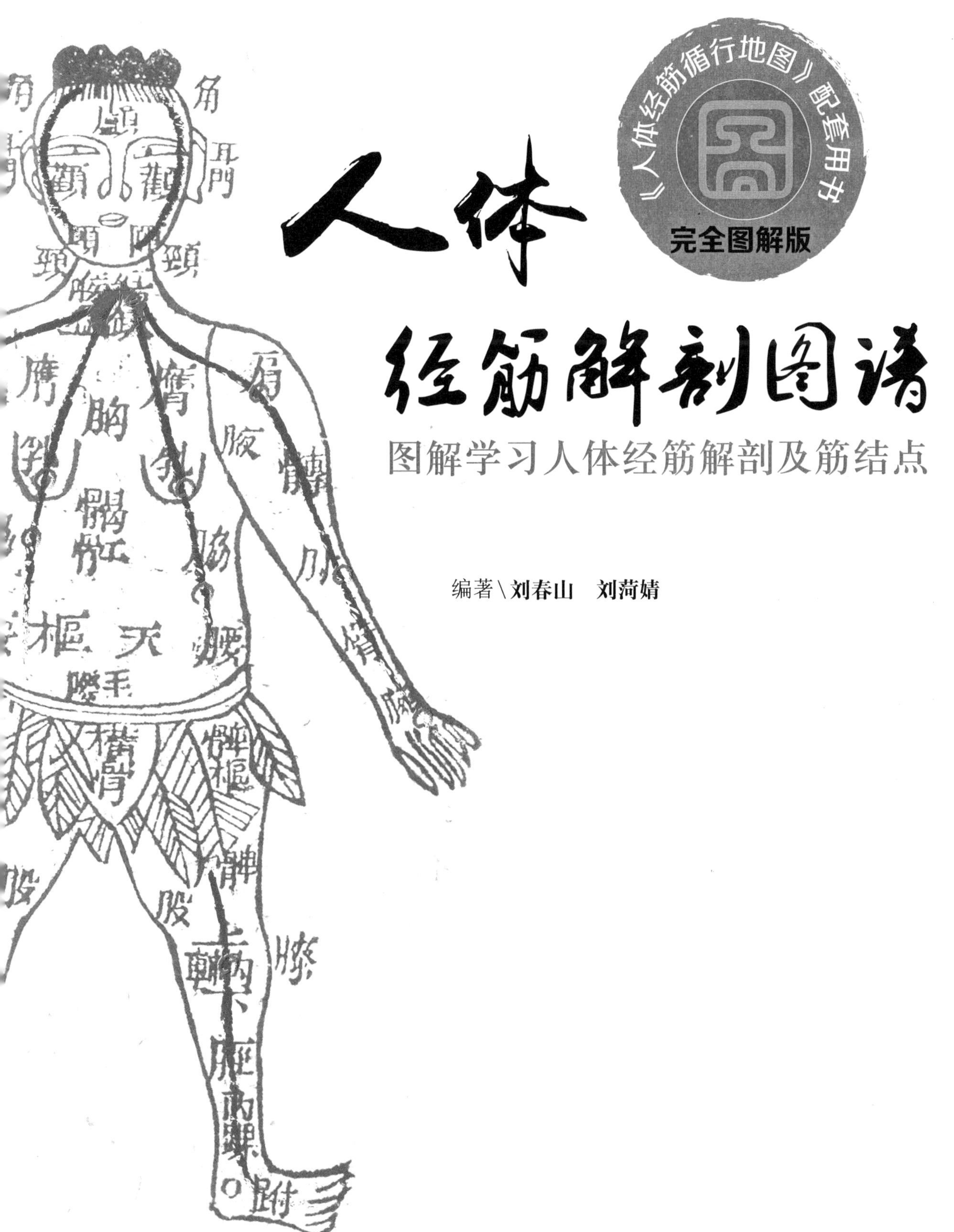

《人体经筋循行地图》配套用书

完全图解版

人体经筋解剖图谱

图解学习人体经筋解剖及筋结点

编著\刘春山　刘菏婧

中国科学技术出版社

·北　京·

图书在版编目（CIP）数据

人体经筋解剖图谱：图解学习人体经筋解剖及筋结点 / 刘春山，刘菏婧编著 . — 北京：中国科学技术出版社，2019.1（2024.6 重印）

ISBN 978-7-5046-8144-7

Ⅰ . ①人… Ⅱ . ①刘… ②刘… Ⅲ . ①经筋—穴位疗法—图解 Ⅳ . ① R245.9-64

中国版本图书馆 CIP 数据核字（2018）第 219734 号

策划编辑	焦健姿　王久红
责任编辑	黄维佳
装帧设计	华图文轩
责任校对	龚利霞
责任印制	徐　飞

出　　版	中国科学技术出版社
发　　行	中国科学技术出版社有限公司销售中心
地　　址	北京市海淀区中关村南大街 16 号
邮　　编	100081
发行电话	010-62173865
传　　真	010-62173081
网　　址	http：//www.cspbooks.com.cn

开　　本	889mm×1194mm　1/16
字　　数	317 千字
印　　张	12.5
版　　次	2019 年 1 月第 1 版
印　　次	2024 年 6 月第 3 次印刷
印　　刷	河北环京美印刷有限公司
书　　号	ISBN 978-7-5046-8144-7 / R・2322
定　　价	78.00 元

■ 中国工程院院士石学敏题词

■ 中国针灸学会名誉会长李维衡题词

程序

吾每阅《灵》《素》而慨曰：古之官针有九，而今多不备。幸有薛立功君，勤求古训，研读《灵》《素》，发九针微义，制长圆之针，著《中国经筋学》，“解结”针法始重见天日。七载以下，经筋理论，深入民心，远播海外，循其所论，每于顽痛，多能取效。现经筋事业蓬勃发展，从业人员良莠不齐；取其精华，弃其糟粕，规范标准，亟待进行。

今有春山先生从继承、发扬、整理、提高中医学的目的出发，发掘《内经》原著，从临床实践出发，以经筋学为经，现代解剖学为纬，中西合璧而著《人体经筋解剖图谱》。

本书图文并茂，理论与实践相结合，使学者可按图索骥，心有准则。可喜可贺，故乐为之序。

中国工程院院士
中国针灸学会副会长　程莘农

己丑年冬月于中国中医研究院

吴序

本书集作者30余年针灸、针刀、微创、推拿之经验，将《内经》理论加以发微，对经筋的有关“横络”“筋结点”等方面在认识上有所突破，在实践上有所体会，提出了经筋循行、局解思路。特别值得称道的是作者将经筋理念与现代神经、血管、肌肉、骨骼等相关知识紧密结合，使传统的经筋理论更形象、直观、具体、科学。

本书写作方法新颖，侧重以图说文，以文解图，图文并茂，互为对照，将抽象的经筋理论用具体生动的表达方法进行描写，使读者易学易解易用。

本书适用于中医针灸、推拿、针刀、微创、骨伤等学科专业人士学习与参考，对广大中医爱好者来说也是一本很有价值的临床读物。此书也可作为工具书收藏。

相信此书的出版，将对中医针灸特别是对经筋病临床应用与研究提供有益的帮助。

中国中医科学院教授、主任医师、博士生导师
中国针灸学会经筋分会主任委员
中国针灸学会针灸灸法分会副主任委员　吴中朝

己丑年冬月于中国中医研究院

自序

明代张介宾指出:“十二经脉之外而复有经筋者，何也？盖经脉营行表里，故出入脏腑，以次相传;经筋联缀百骸,故维络周身,各有定位。”“古之官针有九,而今不备”,今研读《灵》《素》，集 30 余年针灸、针刀、微创、推拿之经验，挖掘《内经》本源，以临床实践为基础，结合现代解剖、生理学分析，著本书。

经筋理论是针灸学的重要组成部分，经筋病更是临床多发病，治疗的关键是用解结针法，分离横络卡压，然而适合经筋疗法初学者和基层医务工作者使用的通俗易懂的相关书籍不多，形象直观的经筋图谱更是凤毛麟角。为此，作者根据筋结点、血管肌肉、骨骼的关系编写了这本图谱，系统介绍了 300 多个筋结点的解剖位置、功能、主治及注意事项。

本书图文并茂、形象生动、通俗易懂，学者可相互对照、心有准则，适用于针灸、推拿、针刀、微创、骨伤等领域，相信此书会成为中医临床医生及疼痛研究人员、广大中西医爱好者喜爱的读物，更相信此书会有力推动经筋学说的发展。

【鸣谢】在本书图稿的绘制过程中，得到中国工程院程莘农院士、王永炎院士、石学敏院士，中国针灸学会刘保延会长、李维衡名誉会长、杨金生秘书长，世界针灸学会联合会邓良月主席、王雪苔名誉主席，中国中医科学院针灸研究所朱兵所长，针灸医院吴中朝院长、张鸥教授，香港中医骨伤学会颜祖荣会长的大力支持和帮助。中国针灸学会经筋专业委员会主任委员薛立功教授对图稿绘制倾注了大量心血。高庆霞医师做了大量的工作，在此表示衷心感谢!

目　录

第8章 髋骶部解剖与筋结点 115

第9章 膝部解剖与筋结点 140

第10章 足部解剖与筋结点 175

注 **次的来源**

根据张景岳《内经》里注释的十二经筋，传统针灸学都是按照经脉的角度注释，曰“足太阳之筋，起于小指，上结于踝，结于昆仑之次”。临床上的损伤，真正的问题在腱鞘上，所以称为“昆仑之次”，临床上把“之”去掉，叫作“昆仑次”，“次”是在腧穴旁的肌肉韧带抵止点处，其在筋骨之上，有别于腧穴，故以邻近腧穴名加次而命名。在生理状态下，那就是一个正常的结点，这个点在正常生理范围内称为“筋结点”，病理状态时称为“结筋病灶点”。

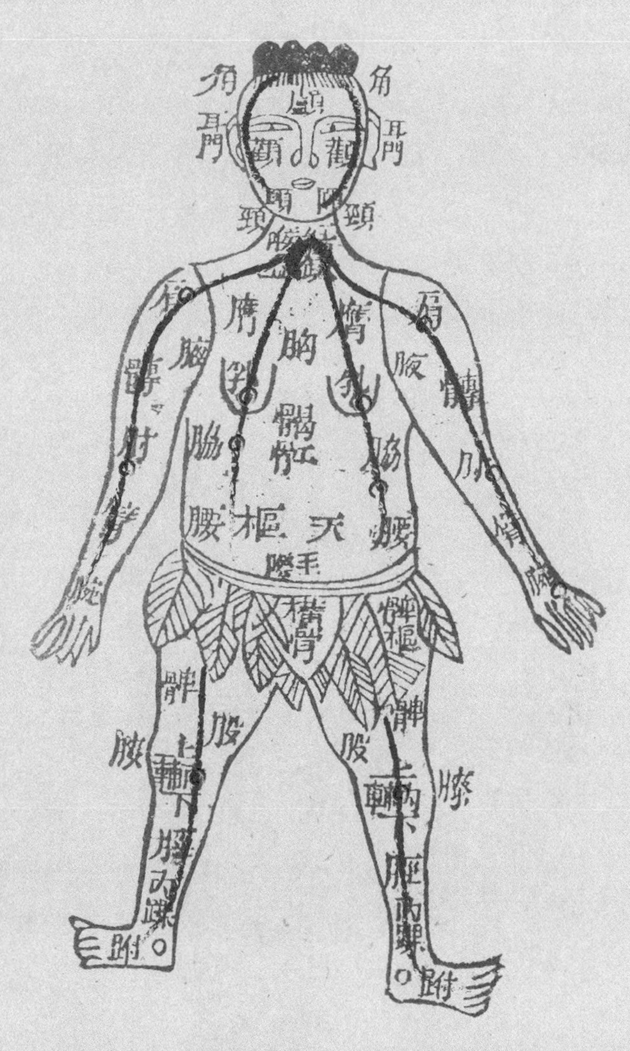

第1章 头部解剖与筋结点

胸锁乳突肌 胸锁乳突肌位于颈两侧皮下，起于胸骨柄前面和锁骨的胸骨端。两头会合，肌纤维向后上，止于乳突外侧面及上项线外侧部。此肌主要维持头的端正位置，其收缩可使头侧倾、旋仰、后伸。本肌受副神经支配。

头夹肌 大部肌束起自项韧带下部及第 3 胸椎棘突，肌纤维斜向外上，止于上项线的外侧处。部分肌束止于乳突后缘，其乳突止点可出现结筋病灶点，即风池次、完骨次。

第 3 枕神经 由第 3 颈神经后支的皮支分出，穿过斜方肌，分布于顶上部和枕外隆突附近皮肤，其结筋病灶点常出现在天柱次处。

枕大神经 为第 2 颈神经后支的皮支，在距枕外隆凸外侧约 2.5cm 处，穿斜方肌和深筋膜，分布于头后大部分皮肤，并与枕小神经交通。上述两神经支穿斜方肌可出现结筋病灶点，即风池次。

枕小神经 沿胸锁乳突肌后缘上行，分布于颈上部、耳郭后、邻近颅顶的皮肤。胸锁乳突肌于乳突肌抵止处，可出现结筋病灶点，即完骨次，若卡压枕小神经可引起后头痛。

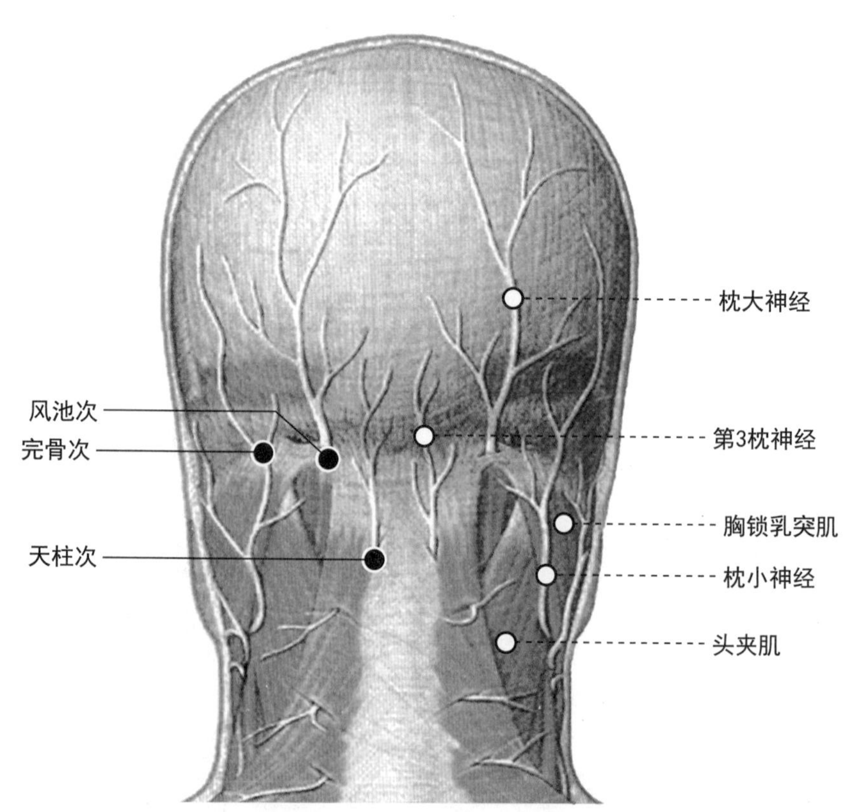

天柱次

位　　置	在颈部，当寰枢椎旁，斜方肌、颈夹肌隆起处。
局部解剖	皮肤—皮下组织—项筋膜—斜方肌、头夹肌、半棘肌、椎枕肌——颈椎横突。布有第 3 颈神经后支、枕大神经。
主　　治	颈项疼痛，头痛，头晕，心悸，颈肩疼痛。
注意事项	①浅层筋结点在项筋膜层，深部筋结点在头夹肌、半棘肌、颈夹肌各层。②行长圆针恢刺法时，应沿枕大神经走行方向，向上或向下举针。③筋结点表面常布有毛发，消毒前应剪除。

完骨次

位　　置	在头部，当耳后乳突下缘处。
局部解剖	皮肤—皮下组织—胸锁乳突肌、头夹肌、头最长肌—乳突。布有耳大神经、枕小神经。深层当茎乳突孔、面神经。
主　　治	颈项痛，头痛，口渴，斜颈。
注意事项	①筋结点在枕骨乳突部，胸锁乳突肌抵止处。②行长圆针恢刺法时，应沿胸锁乳突肌肌纤维方向，向内下举针。③消毒时，应剪除毛发。
附　　注	手足少阳、太阳经筋交会。

风池次

位　　置	在枕部，当枕骨上、下项线斜方肌、椎枕肌抵止处。
局部解剖	皮肤—皮下组织—斜方肌、枕大神经、枕小神经—头夹肌、头最长肌、颈夹肌—头后大小直肌、头后上下斜肌、椎动脉—枕骨。
主　　治	头痛，项强痛，头晕，心悸，视物不清。
注意事项	①筋结点在斜方肌、椎枕诸肌、竖脊诸肌在枕骨的抵止点处。②行长圆针恢刺法时，应沿枕大神经走行方向，沿骨面向上举针。

额　肌　起自帽状筋膜，肌向前下，止于眉部皮肤并与眼轮匝肌相交错。

皱眉肌　位于眼轮匝肌眶部及额肌深面，两眉弓之间。起自额骨鼻部，肌斜向外上，终于眉部皮肤。以上肌肉损伤时，可出现结筋病灶点，即攒竹次、阳白次、印堂次等，并可激惹前额诸神经而引起头痛等症状。

滑车上神经　为三叉神经分出的额神经终末支，在距中线2.5cm处，经眶上缘上行，发出小支至上睑，在眶上缘的稍上方穿额肌，分布于近中线处的额部皮肤。其在眶上缘，皱眉肌起点处可出现卡压，形成结筋病灶点即攒竹次。

眶上神经　是额神经的另一终末支。经眶上切迹或眶上孔出眶，发支至上睑，而后分内外两支，穿帽状筋膜后部和额肌。两支都支配前额、颅顶，直到人字缝处的皮肤。并有小分支至额窦。其在眶上孔处，可形成卡压而出现结筋病灶点，即鱼腰次。

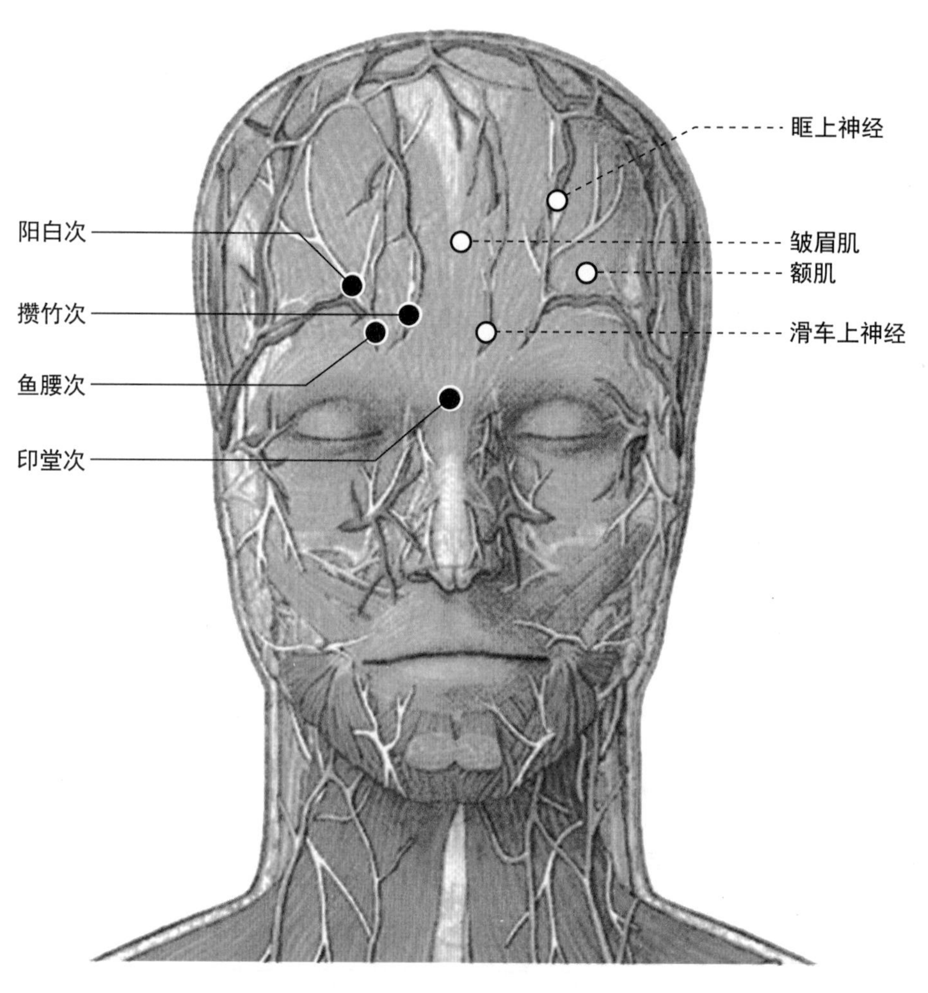

阳白次

位　　置	在额部，当额肌肌腹处。
局部解剖	皮肤—额枕肌、眶上神经—颅骨。布有三叉神经第 1 支。
主　　治	头痛
注意事项	①筋结点在筋膜与额肌层。②行恢刺法时，应选细针，沿额肌肌纤维方向举针。③不宜用火针法、瘢痕灸法。

攒竹次

位　　置	在额部，当眉头下，眶上缘处。
局部解剖	皮肤—皮下组织、滑车上神经—皱眉肌—眶上缘。
主　　治	头痛，视物不清。
注意事项	①筋结点在皱眉肌肌层。②行恢刺法时，应沿滑车神经走行方向，向上举针。不可向下，防止损伤内眦动静脉和眼球。③针后注意压迫止血。④不宜用火针法、瘢痕灸法。
附　　注	足太阳、阳明经筋交会。

印堂次

位　　置	在鼻根部，当鼻根凹陷处。
局部解剖	皮肤—皮下组织—降眉肌。布有滑车上神经，深部为鼻额点。
主　　治	头痛，视物不清。
注意事项	①筋结点在降眉肌与鼻额点间。②行恢刺法时，应沿降眉肌肌纤维方向，向下举针。用针宜细。③不宜用火针法、瘢痕灸法。
附　　注	足太阳、阳明经筋交会。

鱼腰次

位　　置	在额部，当眶上缘，眶上孔处。
局部解剖	皮肤—皮下组织—眼轮匝肌—眶上孔、眶上神经。布眶上神经及面神经支。
主　　治	头痛，视物不清，心悸。
注意事项	①筋结点在眶上孔上缘处。②行恢刺法时，应沿眶上神经走行方向，向上举针。注意非必要时，不可刺入眶上孔，以防神经损伤和出血。③不宜用火针法、瘢痕灸法。

耳前肌 起自帽状筋膜，止于耳郭软骨前部，有牵引耳郭向前的作用。

耳上肌 起自帽状筋膜，抵止耳郭软骨，有上提耳郭的作用。

耳后肌 起自乳突外面，止于耳郭软骨后面，有牵引耳郭向后的作用。

颞　肌 位于颞窝部的皮下，颞筋膜的深面，为呈扇形的扁肌。在咀嚼时可以在体表观察到该肌的活动，起自颞窝的全部（上自颞下线，下至颞下嵴）及颞筋膜的深面。前部肌纤维向下，后部肌纤维向前，逐渐集中，通过颧弓的深面，移行于强大的腱，止于下颌骨喙突的尖端及内侧面。此肌收缩时，前部肌纤维上提下颌骨，后部肌纤维向后拉下颌骨，使下颌关节做前移及后退运动。后部肌纤维是翼外肌的对抗肌。颞肌受下颌神经的颞深神经支配。其起点处的筋结点，即目窗次、正营次、承灵次。肌纤维向下集中，经颧弓深面，以腱止于下颌骨喙突尖端和内侧面，其抵止处筋结点，即下关次。

咬　肌 位于下颌外侧皮下，起自颧弓前面，止于下颌支外侧咬肌粗隆。其与颞肌、翼内肌、翼外肌和颞肌等，均止于下颌骨，运动颞下颌关节，参与咀嚼运动。其抵止处的结筋病灶点，即颊车次。其作

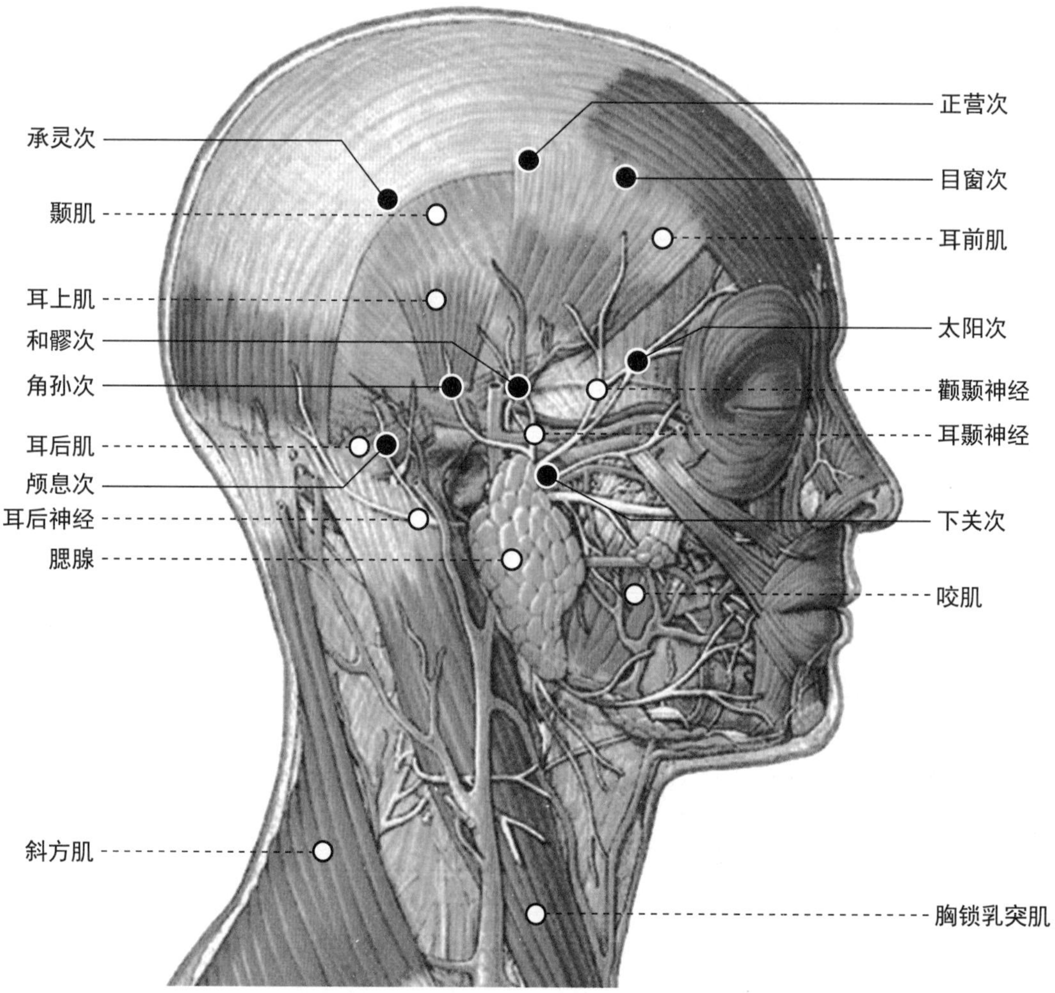

用为上提下颌，同时向前牵引下颌骨。

斜方肌 上部起自上项线内 1/3 处、枕外隆凸、项韧带、颈椎棘突等，肌纤维斜向外下，止于锁骨外 1/3 处的后缘及其附近骨面。其上项线腱弓处常出现结筋病灶点，即风池次。

颧颞神经 由眶内发自上颌神经的颧支，穿颧骨至颞筋膜，分布于颞区前部的皮肤。其被颞筋膜、颞肌卡压时，会出现结筋病灶点，即太阳次。

耳颞神经 由三叉神经的下颌支从颞下窝分出，在腮腺上端穿至面部，紧靠耳郭前方上行，分布于耳郭上部、外耳道、鼓膜前部、颞区和头侧部皮肤。其被耳前肌卡压时，可出现结筋病灶点，即和髎次。

耳后神经 是面神经分出的小支，靠耳根后面，弯向上行，分支布于枕肌、耳后肌及耳上肌的一部分。其在耳后肌处被卡压时，则出现结筋病灶点，即颅息次。在耳上肌被卡压者，即角孙次。

承灵次

位　　置	在侧头部，当耳后乳突直上，与上下颞线交点处。
局部解剖	皮肤—皮下组织—帽状筋膜—颞肌—颅骨上下颞线。布有枕大、耳颞神经。
主　　治	偏头痛、头晕。
注意事项	①筋结点在颞筋膜、颞肌于颅骨上下颞线起点处。②行恢刺法时，应沿颞肌肌纤维方向，向下举针。③宜用细针，出针应按压 1min。④应剪除头发消毒。
附　　注	手足少阳、太阳经筋交会。

正营次

位　　置	在侧头部，当耳尖直上，与上下颞线交点处。
局部解剖	皮肤—皮下组织—颞筋膜—颞肌—颅骨上下颞线。布有枕大神经、耳颞神经、眶上神经。
主　　治	偏头痛、头晕。
注意事项	①筋结点在颞筋膜、颞肌的颅骨上下颞线起点处。②行恢刺法时，应沿颞肌肌纤维方向，向下举针。用针宜细，出针应按压 1min，防止出血。③消毒时，应剪除毛发。
附　　注	手足少阳、太阳、阳明经筋交会。

目窗次

位　置	在侧头部，当耳前发际直上，交上下颞线处。
局部解剖	皮肤—皮下组织—颞筋膜—颞肌—上下颞线。布有眶上神经、耳颞神经。
主　治	偏头痛、头晕。
注意事项	①筋结点在颞筋膜、颞肌与颅骨上下颞线交点处。②行恢刺法时，应沿颞肌肌纤维方向，向下举针。用针宜细，出针应按压 1min，防止出血。③消毒时，应剪除毛发。
附　注	手足少阳、太阳、阳明经筋交会。

颅息次

位　置	在头部，当乳突上外缘处。
局部解剖	皮肤—皮下组织—耳后肌、耳大神经、面神经枕支—乳突。布有三叉神经皮支。
主　治	头痛，耳鸣，耳聋，眩晕。
注意事项	①筋结病灶点在耳后肌起点处。②行恢刺法时，应沿耳后肌肌纤维方向，向枕部或耳根部举针。
附　注	手足少阳、太阳经筋交会。

角孙次

位　置	在侧头部，当耳郭上方根部。
局部解剖	皮肤—皮下组织—耳上肌、颞筋膜—颞肌。布有耳郭神经分支，颞浅动静脉前支。深部是颅骨。
主　治	头痛，耳鸣，耳聋，头晕。
注意事项	①筋结点在耳上肌肌腹层，亦可出现在前缘，颞筋膜附着部。②行恢刺法时，应沿耳上肌肌纤维方向，向上或向下举针。
附　注	手足少阳、太阳经筋交会。

和髎次

位　　置	在侧头部，当耳前鬓发后缘处。
局部解剖	皮肤—皮下组织—颞筋膜—耳前肌。布有耳颞神经、面神经。
主　　治	偏头痛，耳鸣，耳聋。
注意事项	①筋结点在颞筋膜耳前肌层。②行恢刺法时，应沿耳颞神经走行方向，向上或向下举针。针宜细，出针当按压 1min，防止出血。
附　　注	手足少阳、太阳经筋交会。

太阳次

位　　置	在侧头部，当颞窝凹陷处。
局部解剖	皮肤—皮下组织—颞筋膜—颞肌—颅骨人字缝、冠状缝、鳞缝交汇处。布有耳颞神经、颧面神经。
主　　治	偏头痛，视物疲劳。
注意事项	①筋结点在颞筋膜层，或在颞肌深面，与骨缝隆起处。②行长针恢刺法时，应沿颞肌肌纤维方向，向上下举针。出针应按压 1min，防止出血。
附　　注	手足少阳、太阳、阳明经筋交会。

下关次

位　　置	在面部，当下颌关节处。
局部解剖	皮肤—皮下组织—咬肌—下颌关节囊。
主　　治	面颊疼痛，咀嚼痛，牙痛，头痛。
注意事项	①筋结点在下颌关节囊处。②行恢刺法时，宜用细针，不可刺入下颌关节中。③不宜用瘢痕灸法、火针法。
附　　注	手足三阳经筋交会。

面神经 面神经虽系混合神经，但主要含支配面部表情肌的运动纤维和包含有副交感纤维和感觉纤维的中间神经。面神经出茎乳孔，经腮腺分数支支配面肌、耳部肌及枕肌等。在耳垂前，可出现结筋病灶点，即牵正次。

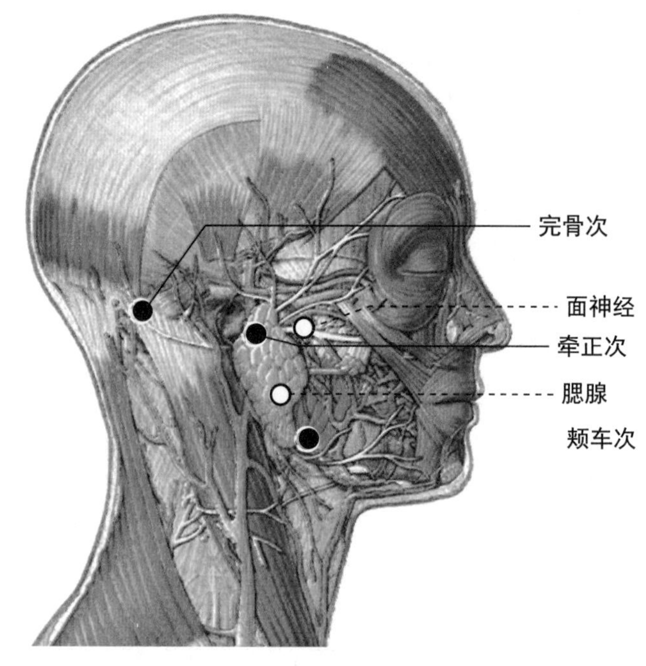

颊车次

位　　置	在面部，当下颌角咬肌抵止处。
局部解剖	皮肤—皮下组织—咬肌。布有耳大神经支，面神经下颌支。
主　　治	面颊疼痛，牙痛，头痛。
注意事项	①筋结点在咬肌粗隆处。②行恢刺法时，应沿咬肌肌纤维方向，向前上方举针。
附　　注	手足阳明、太阳经筋交会。

牵正次

位　　置	在面部，当耳垂前，下颌骨后缘处。
局部解剖	皮肤—皮下组织—腮腺—面神经干—咬肌。布有面神经皮支、三叉神经下颌支。
主　　治	口眼㖞斜。
注意事项	①筋结点在腮腺中。②行恢刺法时，应沿面神经干走行方向，向前横向举针。③不宜用粗针，不宜用瘢痕灸法、火针法。
附　　注	足三阳、手太阳、手少阳经筋交会。

眼轮匝肌　其围绕眼裂周围皮下，为椭圆形扁肌，深面紧贴眶部骨膜及睑筋膜浅面。肌束呈弧形，在外眦处上下部纤维相互交错并止于皮肤，部分纤维移行邻近诸肌，如额肌、上唇方肌、睑提肌、睑外侧韧带等。有闭目、降眉、提颊、眨眼、扩张泪囊等作用。眼轮匝肌受面神经颞支和颧支支配。

颧面神经　入眶外侧壁上的颧眶孔，穿颧骨外侧面的上部，再穿眼轮匝肌，至颊部皮肤。

上颌神经皮支　经眶下裂入眶，称眶下神经，沿眶下沟、眶下管向前，出眶下孔至面部，分布至下睑、颧部、鼻外和颞前部皮肤。眶下孔处可出现结筋病灶点，即四白次。颧神经分两支，颧面神经入眶外侧壁上的颧眶孔，穿颧骨外侧面的上部，再穿眼轮匝肌，至颊部皮肤。

下颌神经　是三叉神经最大的分支，自卵圆孔穿出颅骨，入颞下窝，下行于腭帆张肌与翼外肌间，再分支至下唇、颏部、下颌骨外和颞区大部皮肤。其皮支有颊神经，其穿颞肌鞘下部，入口角间皮肤、黏膜及下颌磨牙颊侧牙龈、骨膜和附近黏膜。耳颞神经则穿翼外肌沿下颌关节囊入腮腺上部，并分出多支，至颞部皮肤和咬肌。颏神经自颏孔穿出，在下唇方肌深面分两支，分布于颏、下唇的黏膜与皮肤。出颏孔处结筋病灶点，即夹承浆次。

口周肌　直接与唇、颊的运动有关。其上组包括笑肌、上唇方肌、尖牙肌；下组包括三角肌、下唇方肌、颏肌；另外有颊肌与口轮匝肌。这些肌肉高度分化、相互交错掩盖，也造成其间神经支的多向牵拉。

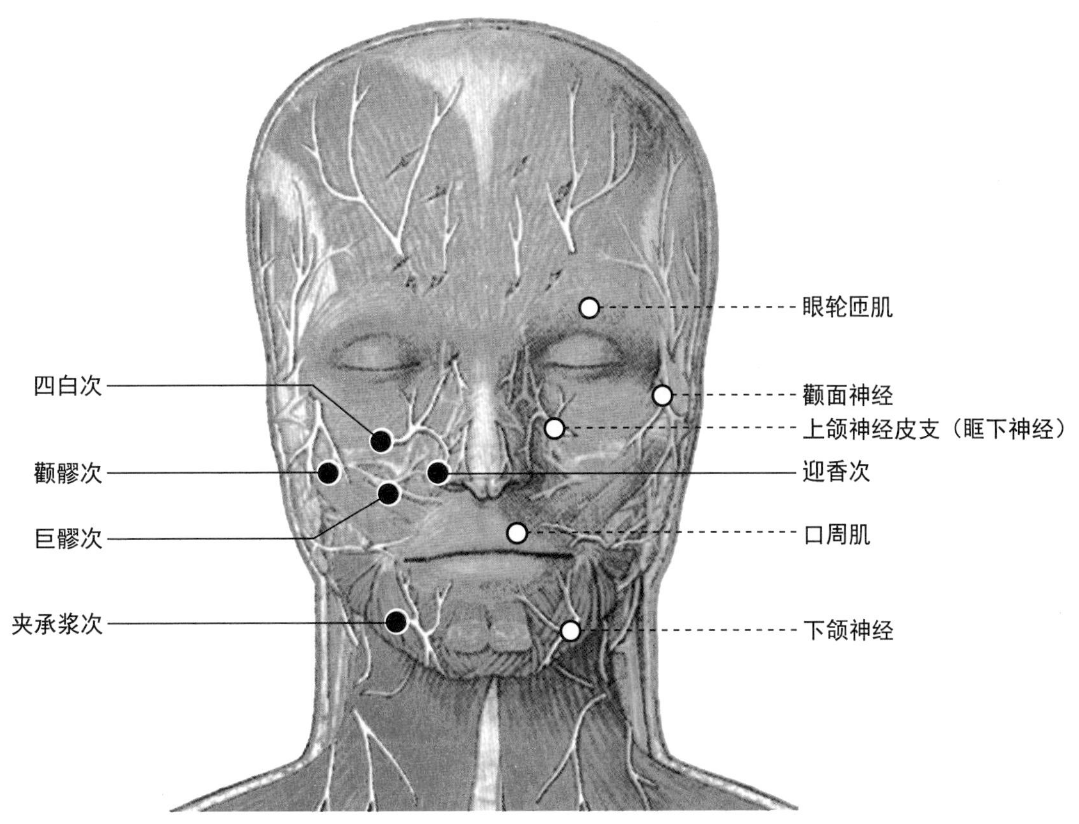

颧髎次

位　　置	在面部，当颧骨下缘中点处。
局部解剖	皮肤—皮下组织—颧肌、咬肌、颞肌。布有上颌神经眶下支，面神经颧支，颊支。深层有三叉神经下颌支。
主　　治	面痛，口歪。
注意事项	①筋结点在颧骨下缘诸肌层中。②行恢刺法时，应沿各肌肌纤维方向举针，宜用细针，防止出血。③不宜用瘢痕灸法、火针法。
附　　注	手足三阳经筋交会。

四白次

位　　置	在面部，当眶下孔处。
局部解剖	皮肤—皮下组织—眼轮匝肌—提上唇肌—眶下孔。布有眶下神经支，面神经颧支。眶下孔内有眶下动静脉穿过。
主　　治	面痛，口歪，视物不清。
注意事项	①筋结点在眶下孔处。②行恢刺法时，应沿眶下神经走行，向下举针。③宜用细针，针后需按压 3min 以上，以防出血。④不宜采用瘢痕灸法、火针法。
附　　注	手足阳明、足太阳经筋交会。

巨髎次

位　　置	在面部，当鼻面沟中点处。
局部解剖	皮肤—皮下组织—提上唇肌、提口角肌。布有上颌神经的眶下神经、面神经颊支。
主　　治	面痛，鼻塞，流泪，流涕，面肌麻痹。
注意事项	①筋结点在鼻面沟皮下层。②行恢刺法时，宜沿提上唇肌肌纤维方向，向外上或内下举针。③针刺后注意压迫止血。
附　　注	手足阳明、足太阳经筋交会。

迎香次

位　　置	在面部，当鼻面沟与鼻唇沟间，鼻翼直下处。
局部解剖	皮肤—皮下组织—提上唇肌。布有眶下神经支、面神经支。
主　　治	面痛，面肌麻痹，鼻塞，流涕。
注意事项	①筋结点在皮下筋膜与肌肉层。②行恢刺法时，应沿提上唇肌肌纤维方向，向外上或内下举针。③针刺后，注意压迫止血。
附　　注	手足阳明、足太阳交会。

夹承浆次

位　　置	在面部，当颏唇沟中点外侧，口角直下交点处。
局部解剖	皮肤—皮下组织—口轮匝肌、降下唇肌、颏肌—颏骨颏孔。布有下牙槽神经、颏神经。深部为颏孔。
主　　治	颏面疼痛，下齿疼痛，口歪。
注意事项	①筋结点在颏骨颏孔处。②行恢刺法时，宜用细针。③不宜用瘢痕灸法、火针法。
附　　注	手足阳明、足太阳经筋交会。

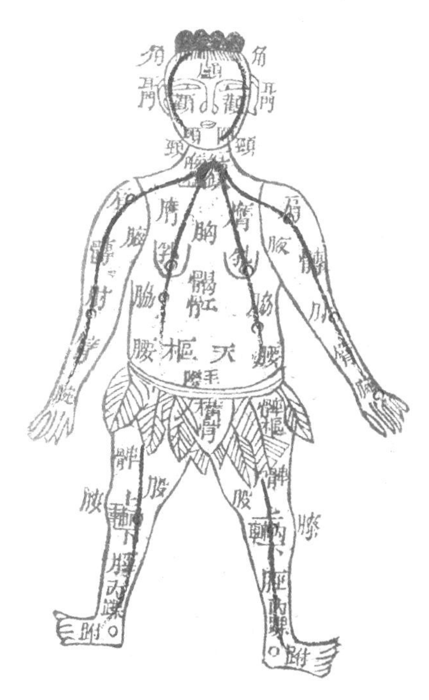

第2章 颈项部解剖与筋结点

项韧带 为胸椎棘上韧带向颈部的延续，呈三角形的弹力纤维膜。其底部向上，附着于枕外嵴和枕外隆凸；尖部向下，与寰椎后结节及下6位颈椎棘突尖部相连，其后缘游离且肥厚，为斜方肌的附着部。故在颈椎棘突尖部容易出现结筋病灶点，即颈椎棘突$_{1\sim7}$，其中第1～2、第5～6棘突最为常见。

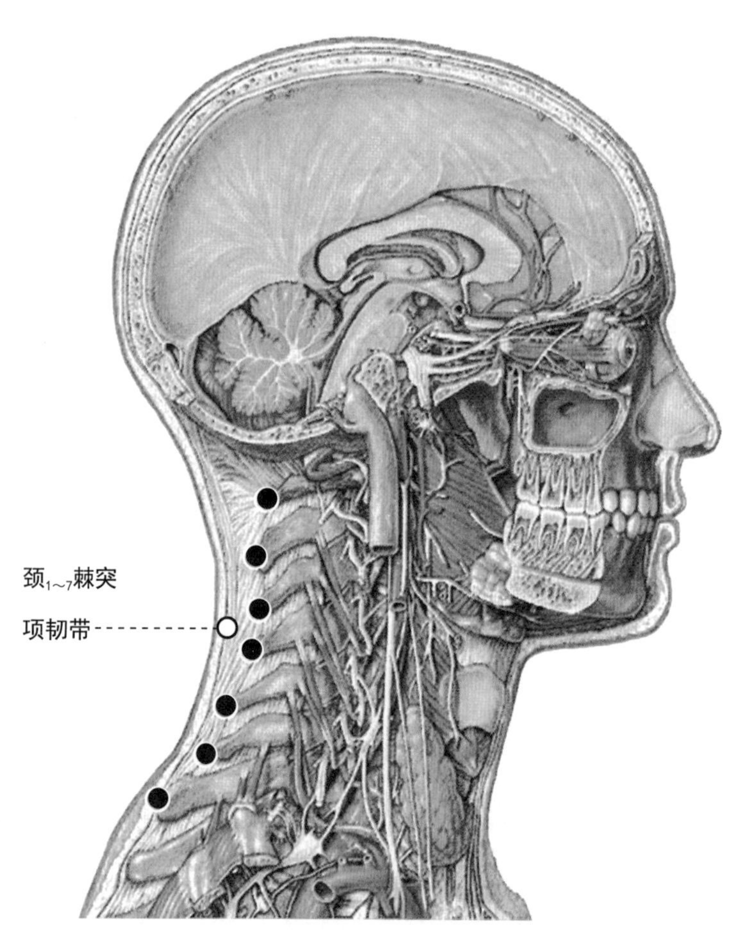

颈$_7$棘突

位　置	在颈部，当颈$_7$棘突顶端处。
局部解剖	皮肤—皮下组织及脂肪垫—斜方肌腱膜、菱形肌腱膜、后上锯肌腱膜、项韧带。布有颈$_7$脊神经后支。深部为椎管。
主　治	颈背疼痛，头痛，头晕。
注意事项	①筋结点在棘突顶端、上下缘与外缘处。②行恢刺法时，应选细针，中线筋结点向上或向下举针，外缘筋结点应向外横向举针。③不可深刺，防止损伤脊髓。

颈$_6$棘突

位　置	在颈部，当第 6 颈椎棘突顶端处。
局部解剖	皮肤—皮下组织—斜方肌腱膜、菱形肌腱膜、项韧带。布有颈$_6$脊神经后支。深部为椎管。
主　治	颈项及肩背疼痛，头痛，头晕。
注意事项	①筋结点在棘突顶端、上下缘与外缘处。②行恢刺法时，应选细针，中线筋结点向上或向下举针，外缘筋结点应向外横向举针。③不可深刺，防止损伤脊髓。

颈$_5$棘突

位　置	在颈部，当第 5 颈椎棘突顶端处。
局部解剖	皮肤—皮下组织—斜方肌腱膜、菱形肌腱膜、项韧带。布有颈$_5$脊神经后支。深部为椎管。
主　治	颈肩疼痛，头痛，头晕。
注意事项	①筋结点在棘突顶端，上下缘与外缘处。②行恢刺法时，应选细针，中线筋结点向上或向下举针，外缘筋结点应向外横向举针。③不可深刺，防止损伤脊髓。

颈$_4$棘突

位　　置	在背部，当第 4 颈椎棘突顶端处。
局部解剖	皮肤—皮下组织—斜方肌腱膜、菱形肌腱膜、项韧带。布有颈$_4$脊神经后支。深部为椎管。
主　　治	颈肩疼痛，头痛，头晕。
注意事项	①筋结点在棘突顶端、上下缘与外缘处。②行恢刺法时，应选细针，中线筋结点向上或向下举针，外缘筋结点应向外横向举针。③不可深刺，防止损伤脊髓。

颈$_3$棘突

位　　置	在背部，当第 3 颈椎棘突顶端处。
局部解剖	皮肤—皮下组织—斜方肌腱膜、项韧带。布有颈$_3$脊神经后支。深部为椎管。
主　　治	颈肩疼痛，头痛，头晕。
注意事项	①筋结点在棘突顶端，上下缘与外缘处。②行恢刺法时，应选细针。中线筋结点向上或向下举针，外缘筋结点应向外横向举针。③不可深刺，防止损伤脊髓。

颈$_2$棘突

位　　置	在颈部，当第 2 颈椎棘突顶端处。
局部解剖	皮肤—皮下组织—斜方肌腱膜、项韧带。布有颈$_2$脊神经后支。深部为椎管。
主　　治	颈肩疼痛，头痛，头晕。
注意事项	①筋结点在棘突顶端、上下缘与外缘处。②行恢刺法时，应选细针。中线筋结点向上或向下举针，外缘筋结点应向外横向举针。③不可深刺，防止损伤脊髓。

颈$_1$棘突

位　置	在颈部，当第 1 颈椎棘突顶端处。
局部解剖	皮肤—皮下组织—斜方肌腱膜、项韧带。布有颈$_1$脊神经后支。深部为椎管，布有椎动脉，上方为枕骨大孔。
主　治	颈肩疼痛，头痛，头晕。
注意事项	①筋结点在棘突顶端、上下缘与外缘处。②行恢刺法时，应选细针。中线筋结点向上或向下举针，外缘筋结点应向外横向举针。③不可深刺，防止损伤脊髓。

头夹肌　大部肌束起自项韧带下部以及第 3 胸椎棘突，肌纤维斜向外上，止于上项线的外侧处。部分肌束止于乳突后缘，其乳突止点可出现结筋病灶点，即风池次、完骨次。

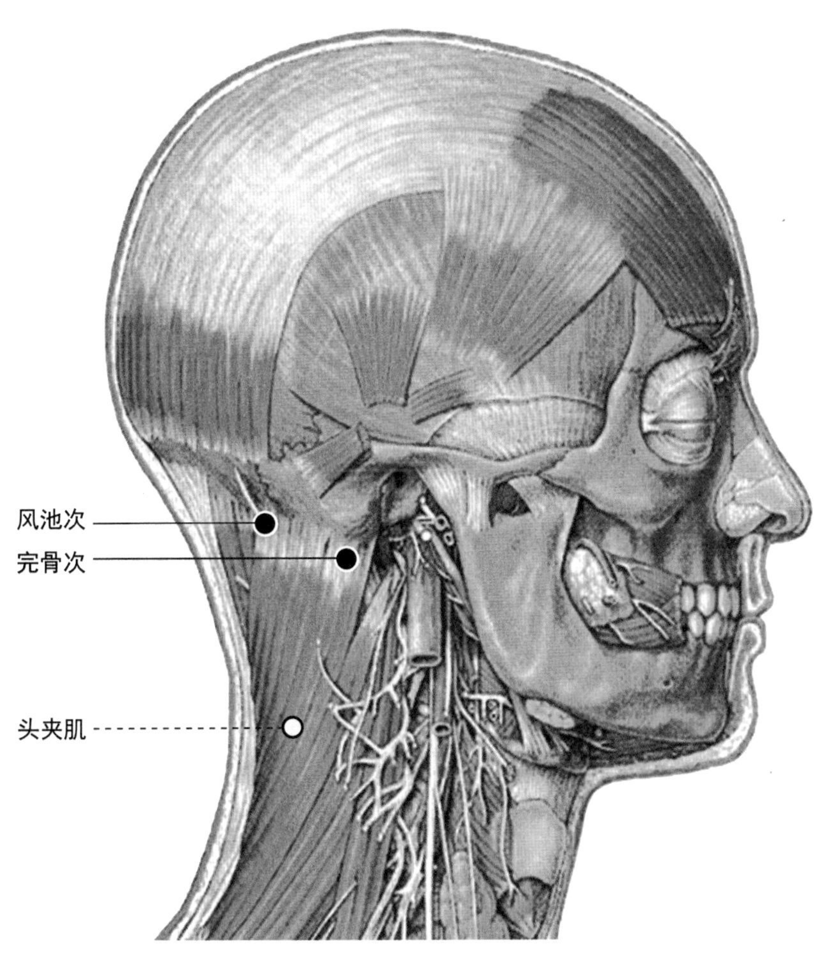

夹 肌 夹肌分为头夹肌和颈夹肌，起自项韧带的下半、第7颈椎棘突、上部胸椎棘突及棘上韧带，纤维向上向外，头夹肌止于颞骨乳突后缘及枕骨上项线；颈夹肌止于上3个颈椎横突后结节。前者在胸锁乳突肌的深面。后者在肩胛提肌的深面。夹肌主要有侧屈、旋颈功能。夹肌起点即各棘突点，止点即乳突，枕骨项线、夹肌与胸锁乳突肌、肩胛提肌交会点常出现结筋病灶点。

第3枕神经 由第3颈神经后支的皮支分出，穿过斜方肌，分布于顶上部和枕外隆凸附近皮肤，其结筋病灶点常出现在天柱次处。

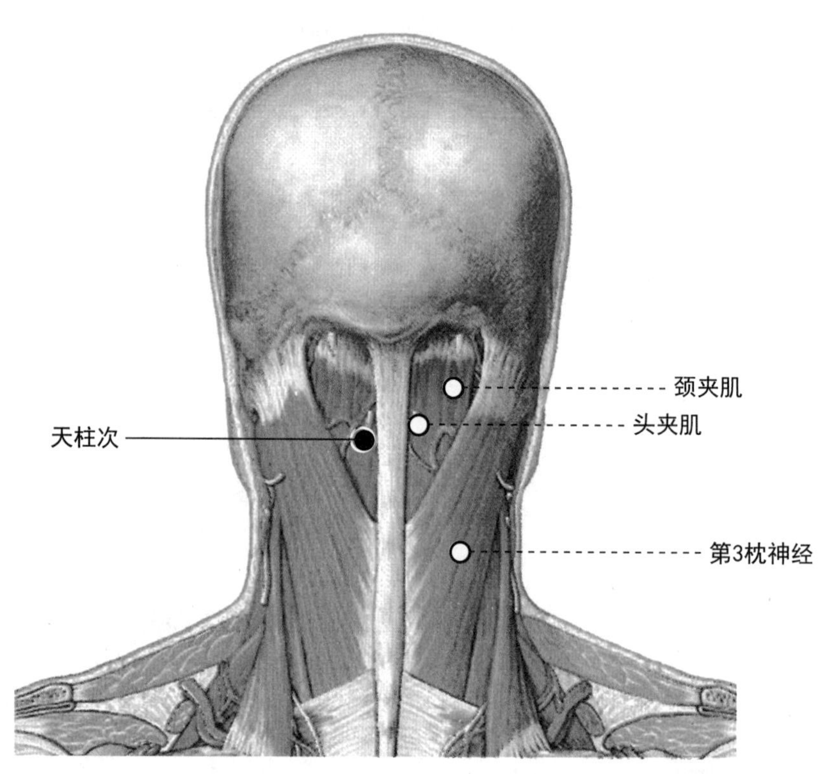

天柱次

位　置	在颈部，当寰枢椎旁，斜方肌、颈夹肌隆起处。
局部解剖	皮肤—皮下组织—项筋膜—斜方肌、头夹肌、半棘肌、椎枕肌—颈椎横突。布有第3颈神经后支、枕大神经。
主　治	颈项疼痛，头痛，头晕，心悸，颈肩疼痛。
注意事项	①浅层筋结点在项筋膜层，深部筋结点在头夹肌、半棘肌、颈夹肌各层。②行恢刺法时，应沿枕大神经走行方向，向上或向下举针。③筋结点表面常布有毛发，消毒前应剪除。
附　注	足太阳、少阳、手太阳、少阳经筋交会。

前斜角肌 起自第 3 ~ 6 颈椎横突前结节，肌纤维斜向外下方，止于第 1 肋骨内侧缘的斜角肌结节。

中斜角肌 位于前斜角肌后方，起自第 2 ~ 7 颈椎横突后结节，肌纤维斜向外下，止于第1肋骨上面的中斜角肌结节处。

后斜角肌 起自第 5 ~ 7 颈椎横突后结节，肌纤维向外下方，止于第 2 肋外侧面中部粗隆。

肩胛提肌 在斜方肌深面起自上 4 位颈椎横突，向外下止于肩胛内侧角。有上提和内旋肩胛骨的作用，其损伤可在颈椎横突和肩胛内角出现结筋病灶点，即颈$_{1\sim4}$横突、天髎次。

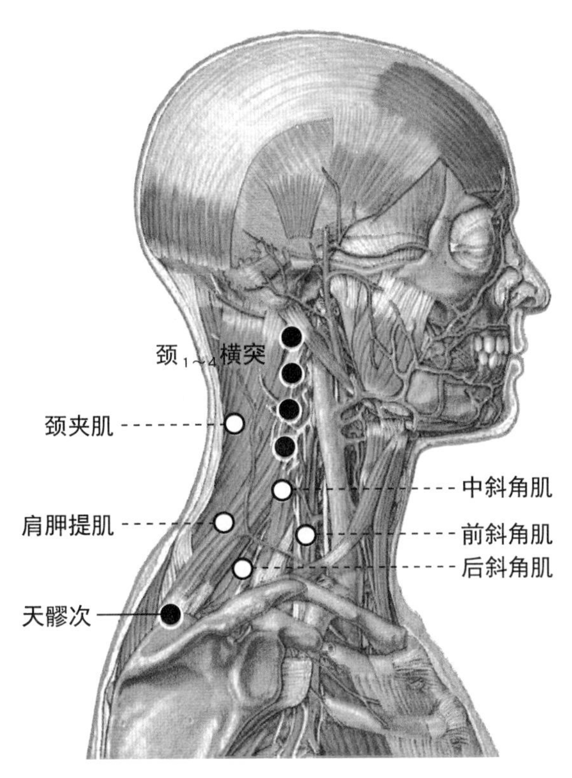

颈$_{1\sim4}$横突

位　　置	在颈部，当颈$_{1\sim4}$横突顶端处。
局部解剖	皮肤－皮下组织－斜方肌、肩胛提肌－头夹肌、颈夹肌－颈椎横突－前、后、中斜角肌。布有颈$_{1\sim4}$脊神经后支。深部为颈神经根和臂丛神经。
主　　治	颈肩疼痛，肩臂手指麻木，上肢异样感，鱼际肌萎缩。
注意事项	①浅层筋结点在头夹肌、颈夹肌及项筋膜层。深层筋结点在颈$_{1\sim4}$横突浅面和外端，肩胛提肌起点及斜角肌起止点处。②行恢刺法时，应沿诸肌肌纤维方向举针。不宜深刺，如遇有触电感时，应提针，改变方向或停止操作。
附　　注	手足太阳、少阳、经筋交会。

椎枕肌 分两对直肌和两对斜肌，位于头半棘肌深面，作用于寰枕及寰枢关节。头后大直肌起自第2颈椎棘突，肌束斜向外上，止于枕骨下项线外侧部。头后小直肌起于寰椎后结节，肌纤维向上，止于下项线内侧部。头上斜肌起自寰椎横突，肌纤维向内上，止于下项线上方外侧部。头下斜肌起自第2颈椎棘突，向外上方，止于寰椎横突，其结筋病灶点，即天柱次、风池次。

枕大神经 为第2颈神经后支的皮支，在距枕外隆凸外侧约2.5cm处，穿斜方肌和深筋膜，分布于头后大部分皮肤，并与枕小神经交通。上述两神经支穿斜方肌可出现结筋病灶点，即风池次。

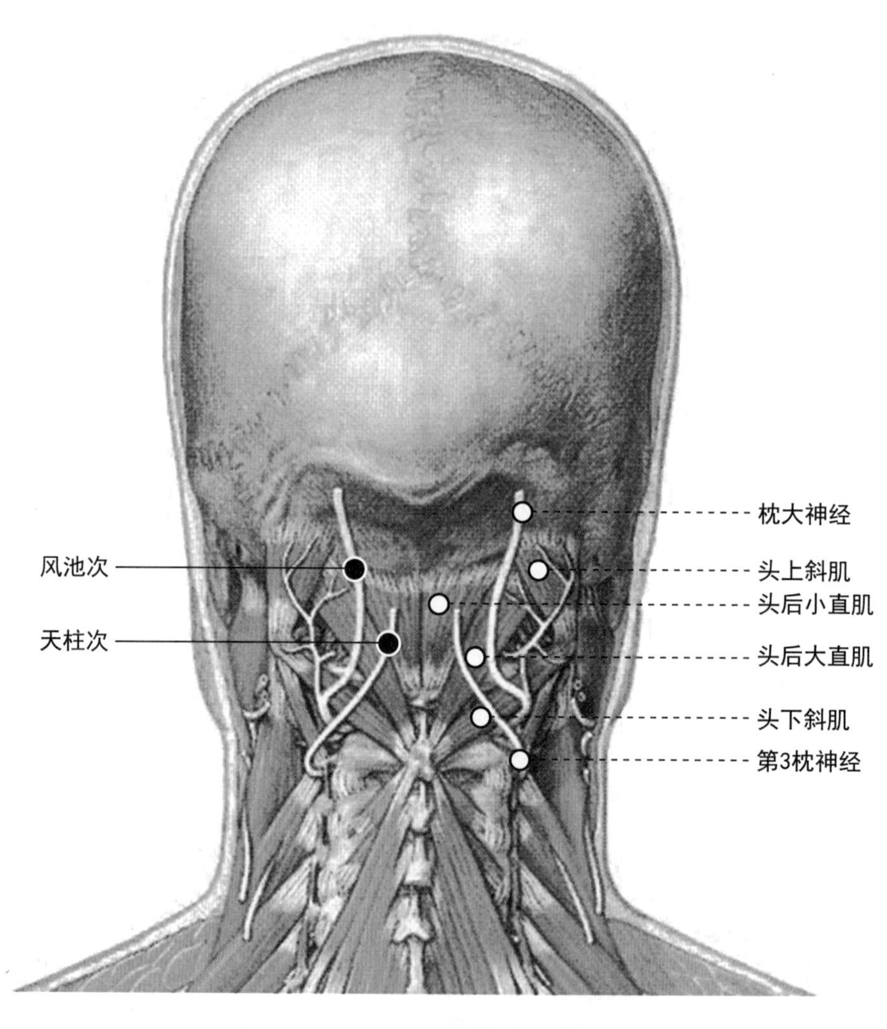

前斜角肌　起自第 3 ～ 6 颈椎横突前结节，肌纤维斜向外下方，止于第 1 肋骨内侧缘的斜角肌结节，其起点结筋病灶点，即颈$_{3\sim6}$横突；止点结筋病灶点，即缺盆次。

中斜角肌　位于前斜角肌后方，起自第 2 ～ 7 颈椎横突后结节，肌纤维斜向外下，止于第1肋骨上面的中斜角肌结节处。其结筋病灶点为颈$_{2\sim7}$横突和缺盆次。

后斜角肌　起自第 5 ～ 7 颈椎横突后结节，肌纤维向外下方，止于第 2 肋外侧面中部粗隆。其止点结筋病灶点为气户次。

臂　丛　由颈$_{5\sim8}$和胸$_{1}$神经的前支组成。臂丛的 5 个神经根在斜角肌间隙中通过。第 5、6 颈神经合成上干，第 7 颈神经单独成为中干，第 8 颈神经与胸$_{1}$神经合成下干。此三干向下外方在锁骨后侧经过，各干又分成前后股，再组合成外侧束、内侧束、后束，分别支配上肢各部的感觉和肌肉运动。

锁骨上窝部为臂丛神经干经过的部位。锁骨中 1/3 的后侧，为臂丛神经束经过的部位；锁骨下动脉跨过第 1 肋骨上缘，位于臂丛与前斜角肌之间。锁骨的中 1/3 后上缘前方有前斜角肌，内后方是第7颈椎横突，后方是中斜角肌，下方为第 1 肋骨上缘。

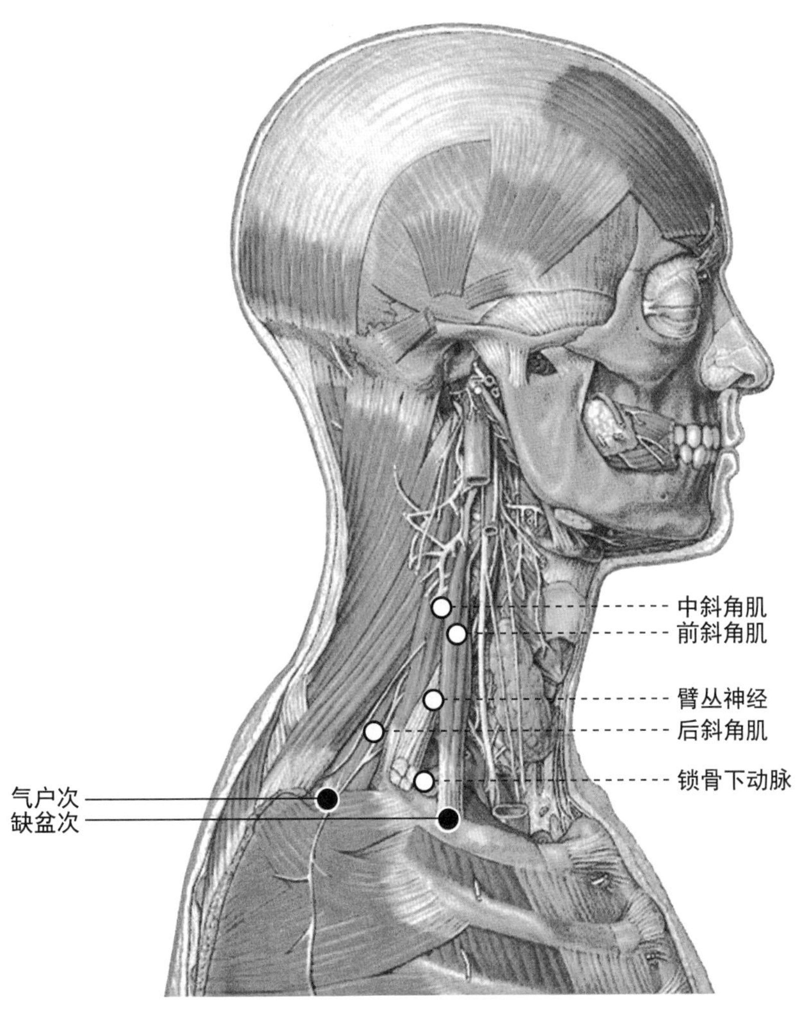

缺盆次

位　　置	在颈部，锁骨上窝内，当第 1 肋斜角肌结节处。
局部解剖	皮肤－皮下组织－颈筋膜－前斜角肌、臂丛神经、第 1 肋。布有锁骨上神经。深部为胸腔。
主　　治	胸痛，颈肩痛，胸闷，上肢麻木、无力。
注意事项	①筋结点在第 1 肋斜角肌结节处。②禁用毫针、火针、水针注射等法，防止刺入胸腔。③宜采用推拿法，对筋结点行强力推拿和弹拨法。
附　　注	足三阳、手太阴经筋交会。

胸锁乳突肌　起始部分两个头，胸骨头为圆形短腱，起自胸骨柄前面。锁骨头为肌性，起自锁骨内侧 1/3 处。两部分肌纤维会合向后上方，止于乳突外侧面及上项线的外侧部。

胸锁乳突肌起止点及肌腹，有结筋病灶点天鼎次、气舍次、天突旁。

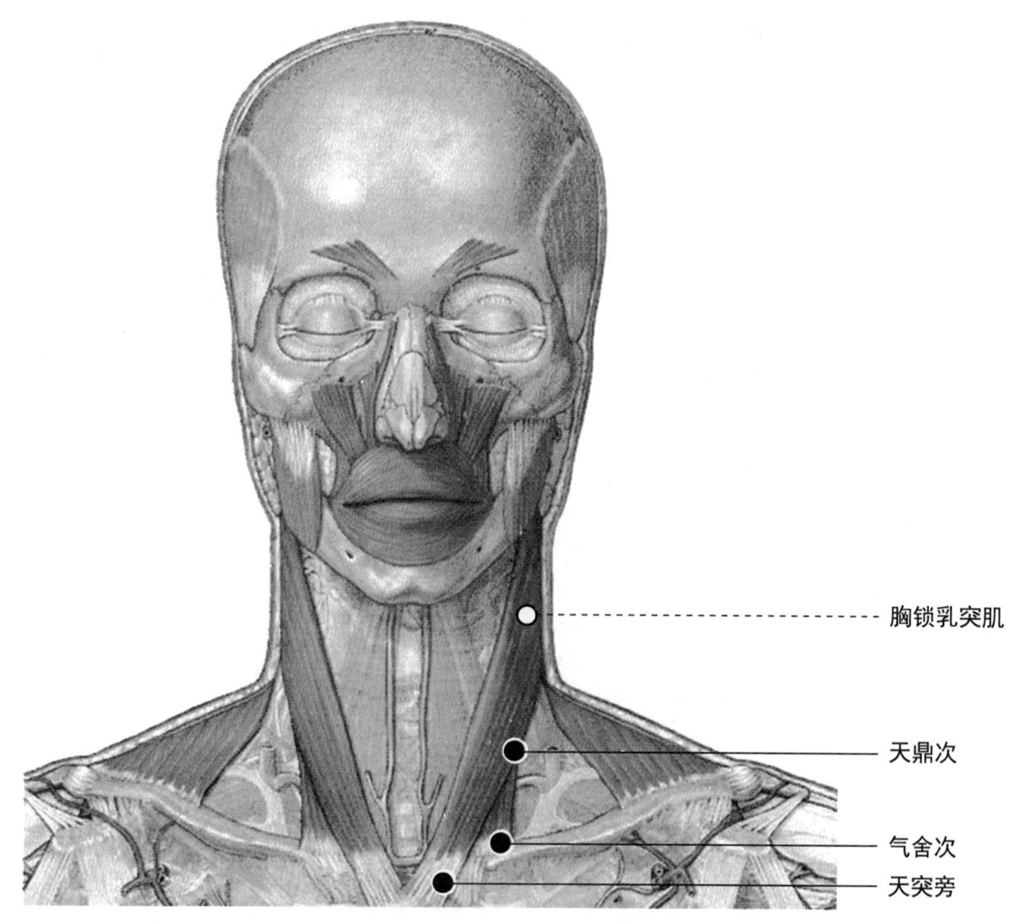

气舍次

位　　置	在颈部，当锁骨中内 1/3 交点，锁骨上缘，胸锁乳突肌锁骨头止点处。
局部解剖	皮肤—皮下组织—颈阔筋膜—胸锁乳突肌锁骨头、锁骨。布有锁骨上内侧神经、颈横神经、面神经颈支。深层为胸腔、星状神经节。
主　　治	颈项疼痛，项强，胸闷，头痛。
注意事项	①筋结点在胸锁乳突肌锁骨头上的止点处。②行恢刺法时，应沿胸锁乳突肌肌纤维方向，向上举针。③各种针法均不应超越锁骨上缘。不可深刺进入胸腔。
附　　注	足少阳、阳明经筋交会。

天突旁

位　　置	在颈根部，当胸骨切迹上缘锁骨端。
局部解剖	皮肤—皮下组织—颈阔筋膜—胸锁乳突肌胸骨头、胸骨体。布有锁骨上皮神经。深层为胸腔。
主　　治	颈项疼痛，胸闷，气短，梅核气。
注意事项	①筋结点在胸锁乳突肌胸骨头与胸骨抵止点处。②行恢刺法时，应沿胸骨头肌纤维方向，向外上举针。③各种针法均不宜深刺，不可超越胸骨内缘。不可深入胸腔。
附　　注	足少阳、阳明经筋交会。

天鼎次

位　　置	在侧颈部，当胸锁乳突肌胸骨头与锁骨头结合部。
局部解剖	皮肤—皮下组织—颈阔筋膜—胸锁乳突肌。布有锁骨上神经、颈横神经。深层为颈总动脉、静脉。
主　　治	颈项疼痛，头痛，斜颈。
注意事项	①筋结点在胸锁乳突肌胸骨头与锁骨头联合处。②行恢刺法时，应沿胸锁乳突肌肌纤维方向，向上或下举针。③任何针法不宜深刺超越胸锁乳突肌，不可损伤深面的颈总动静脉。
附　　注	足少阳、阳明经筋交会。

斜方肌 起自上项线、枕外隆凸、项韧带等，上部肌束向外下，止于锁骨外侧端。其收缩时可上提肩胛的外侧角，使肩胛骨下角向外旋转。两侧斜方肌同时收缩，可使头颈后伸。颈肩的损伤或劳损可使斜方肌起止点出现结筋病灶点，即风池次、巨骨次等。

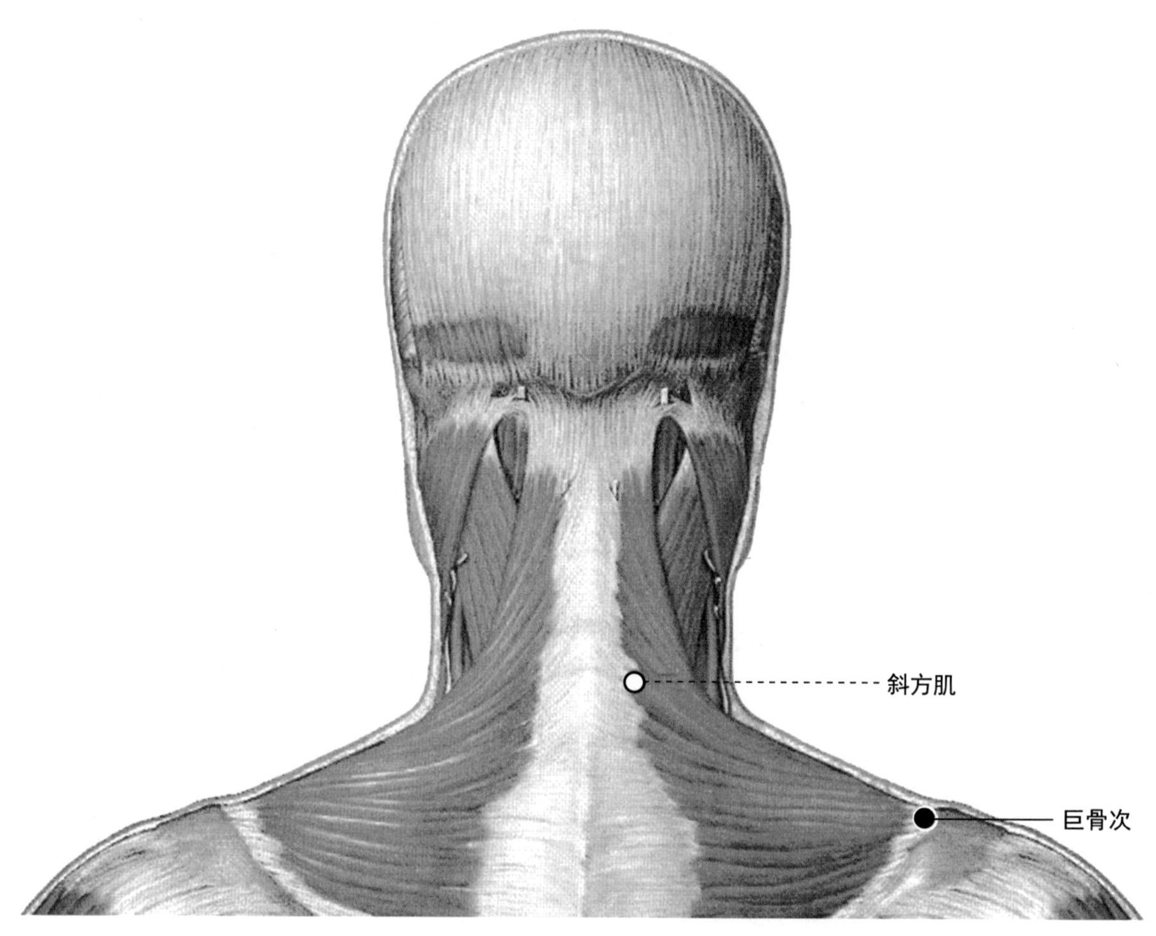

第3章 肩部解剖与筋结点

大圆肌 起自肩胛骨腋缘下部、下角及冈下筋膜，其作用与背阔肌功能相似，使肱骨后伸、旋内及内收，其起点损伤即为下肩痛点。

肱三头肌 长头起于肩胛骨盂下粗隆，其结筋病灶点，即臑俞次。其肌束下行，经小圆肌前、大圆肌后面，然后位于外侧头内侧，并掩盖部分内侧头。

肩胛下角 为背阔肌覆盖，两者间布有肩胛下角滑液囊，是足太阳经筋支脉与手太阳经筋交会点，其损伤则出现结筋病灶点，即银口次。

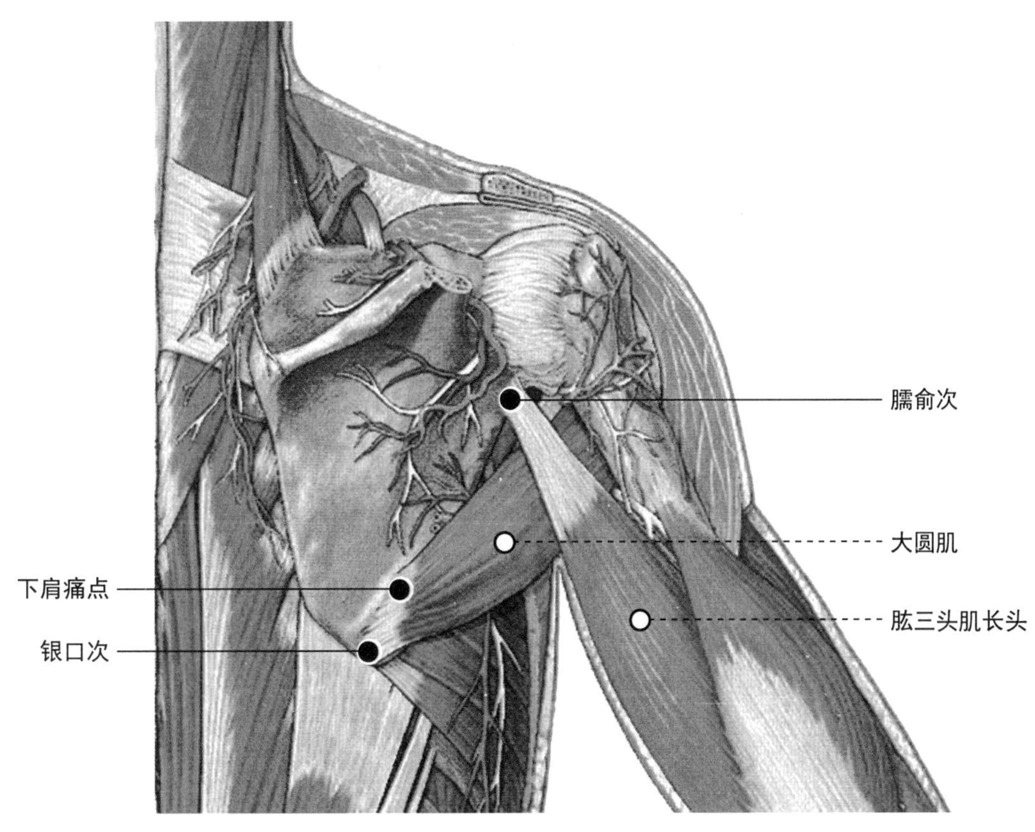

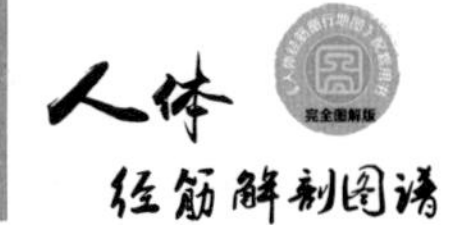

臑俞次

位　　置	在肩后部，当肩胛骨外侧份肩关节盂下缘。
局部解剖	皮肤—皮下组织—臂筋膜—三角肌后束—肱三头肌长头—肩胛骨。布有臂外侧皮神经。
主　　治	肩关节疼痛。
注意事项	①筋结点在肱三头肌长头的肩胛骨外缘抵止处。②行恢刺法时，应沿肱三头肌长头肌腱方向，向下举针。
附　　注	手足太阳、少阳经筋交会。

下肩痛点

位　　置	在肩背部，当肩胛骨外侧缘下份。
局部解剖	皮肤—皮下组织—肩胛上筋膜—冈下肌、大圆肌—肩胛骨。布有胸神经背侧皮支，深层为胸腔。
主　　治	肩周疼痛。
注意事项	①筋结点在大圆肌的肩胛骨外缘起点处。②行恢刺法时，应沿大圆肌肌纤维方向，向外上举针。不可深刺，避免进入胸腔。
附　　注	手足太阳、少阳经筋交会。

银口次

位　　置	在肩背部，当肩胛骨下角处。
局部解剖	皮肤—皮下组织—胸背筋膜—背阔肌及滑液囊—肩胛骨。布有胸神经皮支，深层为胸腔。
主　　治	肩背疼痛，胸痛。
注意事项	①筋结点在肩胛骨下角滑液囊处。②行恢刺法时，应沿背阔肌肌纤维方向，向外上方举针。不可深刺，避免进入胸腔。
附　　注	手足太阳、少阳经筋交会。

肱三头肌　起自肩胛盂下粗隆和肱骨内外侧。内外侧头分别起自肱骨桡神经沟的上下缘，其损伤可引起桡神经的伤害。三头形成扁腱，大部分止于鹰嘴，部分止于肘关节囊和前臂筋膜。上述肌群的起止点及桡神经沟、肌间隔常出现结筋病灶点。

小圆肌　系长圆形肌，起自肩胛骨腋缘背面上2/3，斜行向上外，位于冈下肌腱之下，止于大结节之下份，形成肩袖的后份，在肩关节囊的后方紧密愈着不易分离，有外旋肩关节的作用，受腋神经颈$_{5\sim6}$支配，其起点结筋病灶点即肩痛点次。

大圆肌　位于冈下肌与小圆肌的下侧，其下缘为背阔肌遮盖，整个肌肉呈柱形，比小圆肌强大。起自肩胛骨腋缘下部和下角的背面及冈下筋膜。肌束向外上集中，经过肱三头肌长头。前面移行成扁腱，在背阔肌腱下，附着于肱骨小结节嵴。且两腱之间夹有背阔肌滑囊。在肱骨内侧面与该肌腱间有大圆肌滑囊。此肌可使肱骨后伸、旋内及内收。该肌受肩胛下神经（颈$_{5\sim7}$）支配。

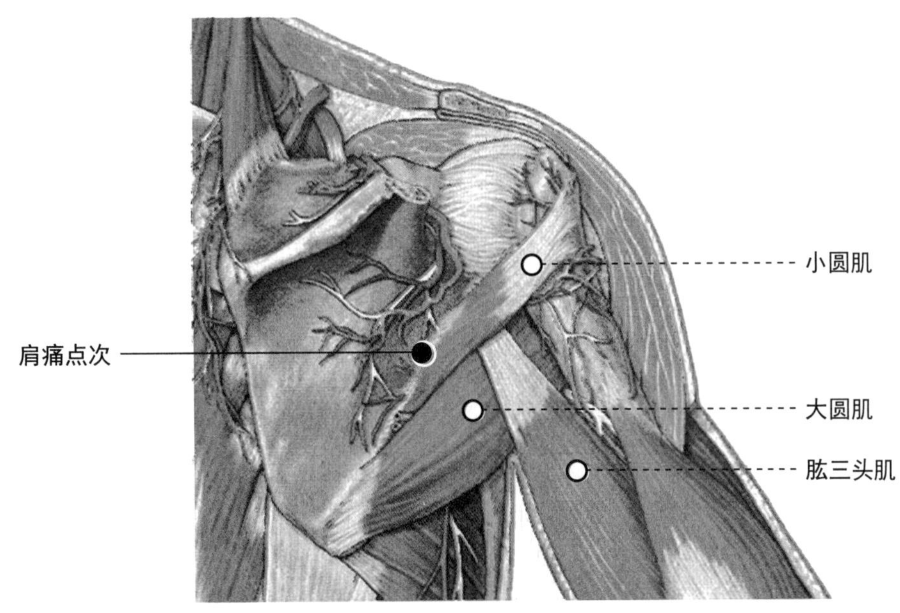

肩痛点次

位　　置	在肩背部，当肩胛骨腋缘上份。
局部解剖	皮肤—皮下组织—肩胛上筋膜—背阔肌—冈下肌、小圆肌—肩胛骨。布有胸神经皮支，深层为胸腔。
主　　治	肩周疼痛。
注意事项	①筋结点在小圆肌的肩胛骨外缘起点处。②行恢刺法时，应沿小圆肌肌纤维方向，向外上举针。不可深刺，避免进入胸腔。
附　　注	手足太阳、少阳经筋交会。

肱三头肌 长头起于肩胛骨盂下粗隆，其结筋病灶点，即臑俞次。其肌束下行，经小圆肌前、大圆肌后面，然后位于外侧头内侧，并掩盖部分内侧头。在大圆肌腱下尚有一滑囊，这些特殊组织结构损伤，可出现结筋病灶点，即为肩贞次。

小圆肌 自肩胛骨腋缘的上 2/3 背面，有牵拉肱骨向后及旋外作用。其起点结筋病灶点即肩痛点次。

大圆肌 自肩胛骨腋缘下部、下角及冈下筋膜，其作用与背阔肌功能相似，使肱骨后伸、旋内及内收，其起点损伤即为下肩痛点。

肩胛下角 背阔肌覆盖，两者间布有肩胛下角滑液囊，是足太阳经筋支脉与手太阳经筋交会点，其损伤则出现结筋病灶点，即银口次。

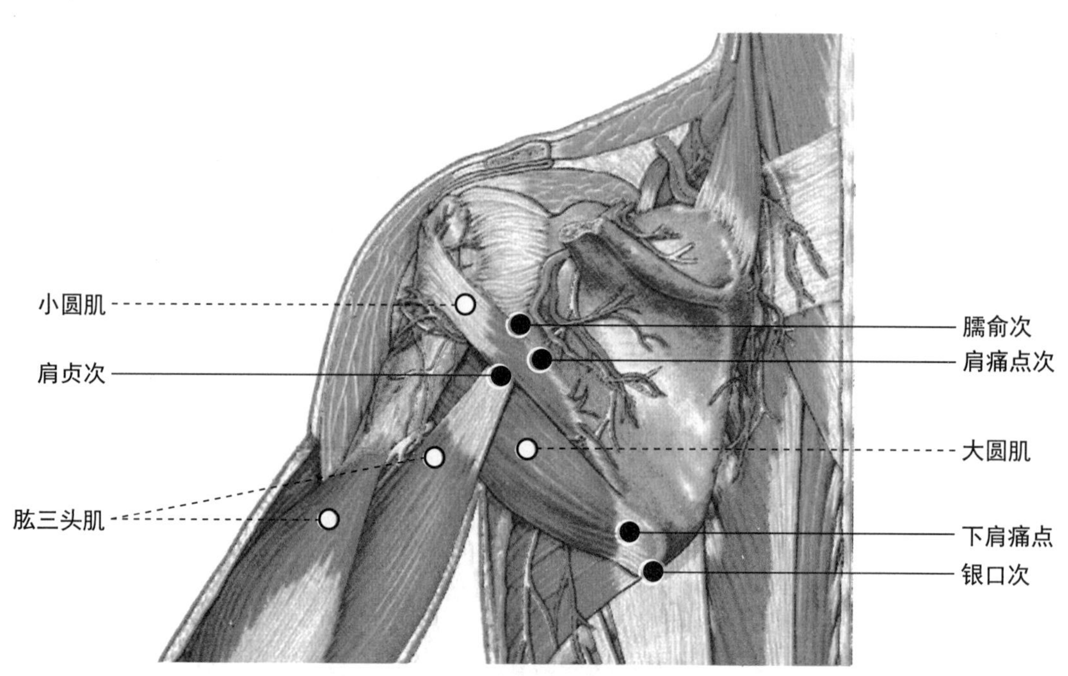

肩贞次

位　　置	在腋后部，当大小圆肌与肱三头肌长头交错处。
局部解剖	皮肤—皮下组织—臂筋膜—大圆肌、小圆肌、肱三头肌、背阔肌及滑液囊。布有臂外侧皮神经，深层外侧有桡神经通过。
主　　治	肩臂部疼痛，肩上举后伸疼痛，腰背疼痛。
注意事项	①筋结点在肱三头肌长头与大、小圆肌交界处，或在背阔肌滑液囊处。②行恢刺法时，应沿所在各肌肌纤维方向举针。
附　　注	手足太阳、少阳经筋交会。

三角肌　三束分别起自锁骨外侧1/3外缘、肩峰外侧端、肩胛冈下唇和冈下筋膜。三角肌中束起点的损伤可出现结筋病灶点肩峰。其皮下有肩峰皮下滑液囊，中层有三角肌中束，肌下有肩峰下滑液囊，囊下为冈上肌腱。三角肌肌束向下方逐渐集中，止于肱骨外侧面的三角肌粗隆，该肌深面有一恒定的较大滑液囊，是常见的结筋病灶点消烁次。

桡神经　经肱三头肌长头和内侧之间，向后走行。至肱骨背侧的桡神经沟内，紧贴螺旋形沟中，走在肱三头肌内侧头和外侧头之间。在肱骨下1/3处，穿过外侧肌间隔。在肱肌与肱桡肌之间，过肘并入前臂掌侧，其在肱骨外上髁平面处，分成深（骨间背神经）、浅两支，深支在旋后肌内，绕过桡骨外侧面。上述入沟点、出沟点、穿筋膜点、旋后肌内段等，在经筋损伤时，皆可出现相应的结筋病灶点，引起痹痛。

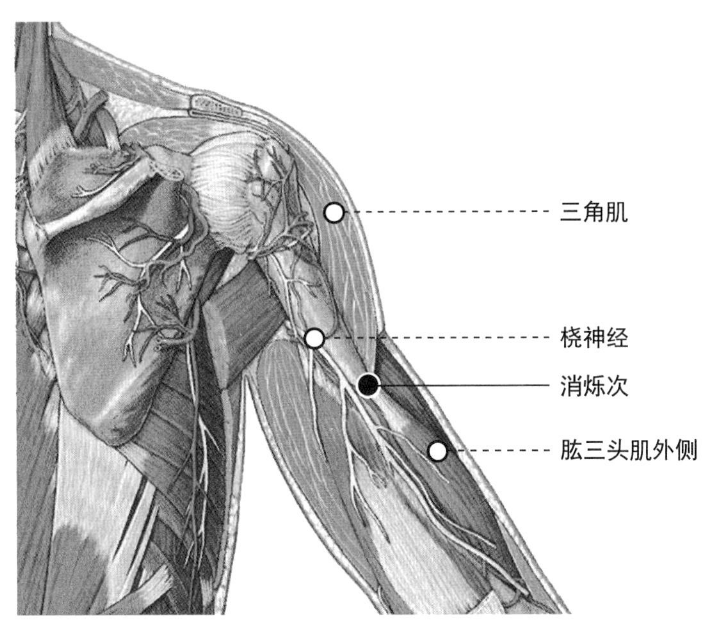

消烁次

位　置	在上臂外侧，当三角肌止点前。
局部解剖	皮肤—皮下组织—臂筋膜—三角肌、肱三头肌腱—三角肌腱下滑液囊、桡神经沟—肱骨。布有臂后侧皮神经。其下有桡神经干通过。
主　治	上臂疼痛，手麻痛，肩周疼痛，颈肩疼痛。
注意事项	①浅层筋结点在三角肌层，肱三头肌肌纤维于肌腱结合部。深层筋结点在三角肌滑囊处，或在下方的桡神经沟处。②行恢刺法时，应沿相关肌层肌纤维方向，向上举针。如有触电感时，应提针并改变方向操作。
附　注	手三阳、足太阳经筋交会。

肩峰下滑液囊 常与三角肌滑液囊相通，故亦称肩峰三角肌下滑膜囊。位于肩峰下与冈上肌腱之间，冈上肌腱与关节囊上部相愈合，构成囊底。其功能是在肩外展时，使大结节在肩峰下运动灵活。

三角肌 分三束分别起自锁骨外侧1/3外缘、肩峰外侧端、肩胛冈下唇和冈下筋膜。三角肌中束起点的损伤可出现结筋病灶点肩峰。其皮下有肩峰皮下滑液囊，中层有三角肌中束，肌下有肩峰下滑液囊，囊下为冈上肌腱。

冈下肌 起自冈下窝及肩部筋膜，形似三角形，向上外形成扁腱构成肩袖的后部，至肩关节后方与之愈合不易分离，止于大结节中部骨面，有外旋肩关节的作用。冈下肌的血供来自锁骨下动脉的甲状腺干的分支，即肩胛上动脉，它与来自臂丛的肩胛上神经（颈$_5$～颈$_6$）共同经肩胛大切迹至冈下窝，在冈下肌深面分支供应冈下肌。

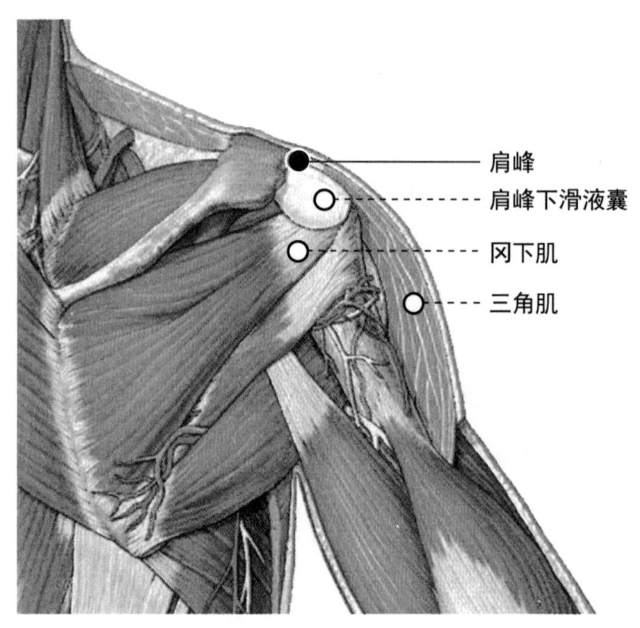

肩峰

位　　置	在肩外侧，当肩峰端处。
局部解剖	皮肤－皮下组织－皮下滑液囊－肩周筋膜－三角肌中束－肩峰下滑液囊－冈上肌腱－肩关节。布有锁骨上外侧神经。
主　　治	肩关节疼痛，肩外展痛，颈肩疼痛，肩背痛。
注意事项	①浅层筋结点在皮下滑液囊处。中层筋结点在三角肌中束肌质层。深层筋结点在肩峰下滑液囊处。②行恢刺法时，应沿三角肌肌纤维方向，向下举针。不宜深刺，避免误入关节腔。
附　　注	手三阳、足太阳经筋交会。

三角肌 分三束分别起自锁骨外侧1/3外缘、肩峰外侧端、肩胛冈下唇和冈下筋膜。三角肌中束起点的损伤可出现结筋病灶点肩峰。其皮下有肩峰皮下滑液囊，中层有三角肌中束，肌下有肩峰下滑液囊，囊下为冈上肌腱。三角肌后束起点及其与斜方肌间有滑液囊相隔，即结筋病灶点冈上。中后束与肩峰后部相抵处，其结筋病灶点即肩髎次。三角肌束向下方逐渐集中，止于肱骨外侧面的三角肌粗隆，该肌深面有一恒定的较大滑液囊，是常见的结筋病灶点消烁次。

冈下肌 起于冈下窝和冈下筋膜，冈下窝的结筋病灶点即天宗次。肌纤维向外上集中，经关节囊的后面，止于肱骨大结节和关节囊。其腱与关节囊之间有一滑液囊，肩胛冈外侧与肩关节囊胛间有一韧带，韧带下有肩胛上神经穿过，是常见的结筋病灶点，即冈外。

斜方肌 在胸背部，起自全部胸椎棘突，肌纤维横行或斜向上，止于肩峰、肩胛冈内外侧。

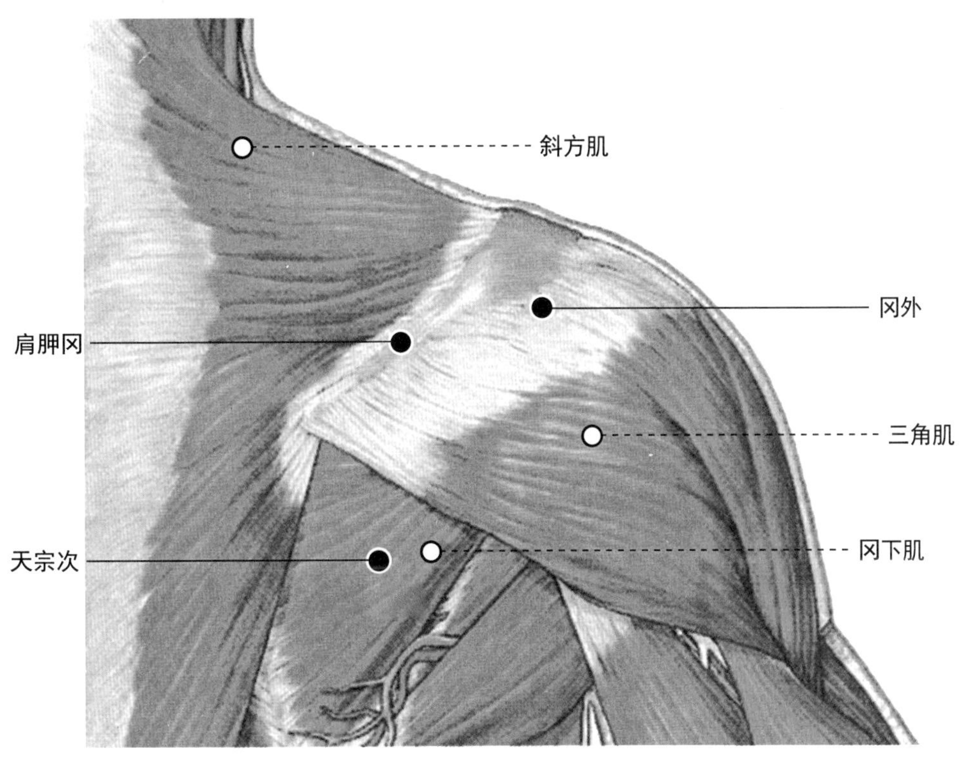

冈外

位　　置	在肩后侧，当肩胛冈外份下缘处。
局部解剖	皮肤—皮下组织—皮下滑液囊—肩周筋膜—肩胛下横韧带—肩胛上神经、血管—肩胛骨。布有肩胛上及上臂后外侧皮神经。
主　　治	肩周疼痛，肩背疼痛，颈项疼痛。
注意事项	①浅层筋结点在肩胛冈外侧皮下滑液囊处。深层筋结点在肩胛下横韧带层。②行恢刺法时，应沿肩胛上神经及血管走行方向，向下举针。
附　　注	手三阳、足太阳经筋交会。

天宗次

位　　置	在肩背部，当冈下窝中。
局部解剖	皮肤—皮下组织—胸腰筋膜—冈下肌—肩胛骨。布有胸神经背侧支。
主　　治	肩周疼痛，肩背疼痛，颈肩上肢麻木，疼痛。
注意事项	①筋结点在冈下筋膜层或肌层。②行恢刺法时，应沿冈下肌肌纤维方向，向外上方举针。
附　　注	手少阳、手太阳、足太阳经筋交会。

肩胛冈

位　　置	在肩后侧，当肩胛骨肩胛冈上。
局部解剖	皮肤—皮下组织—斜方肌—斜方肌下滑液囊—肩胛冈。布有胸$_2$、胸$_3$脊神经后支。
主　　治	颈肩疼痛，肩臂疼痛。
注意事项	①筋结点在肩胛冈斜方肌深面。②行恢刺法时，应沿斜方肌肌纤维方向，向内上或外下方举针。
附　　注	手三阳、足太阳经筋交会。

冈上肌　起冈上窝及冈上筋膜，肌束斜向外上方，经肩峰及喙肩韧带的深面，止于肱骨大结节上方，并与肩关节愈着，主上臂的外展起动。其起点为曲垣次，肌腹处为秉风次，肩峰下滑液囊处的肩峰是常见的结筋病灶点。

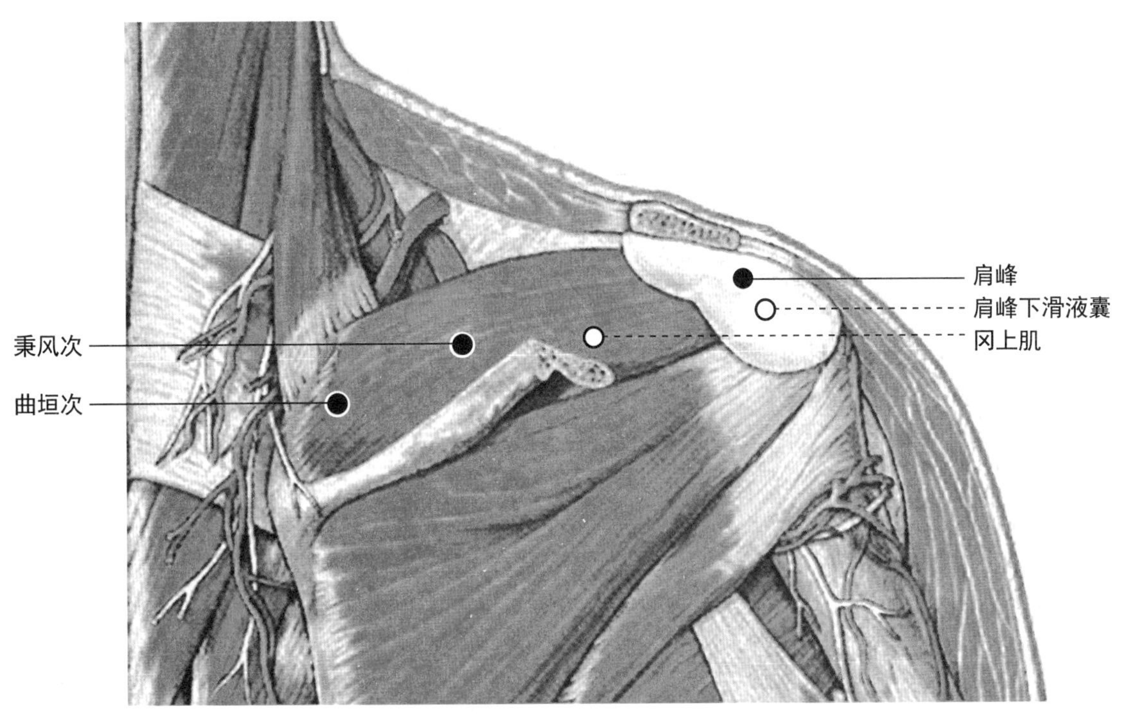

秉风次

位　　置	在肩背部，当冈上窝中。
局部解剖	皮肤—皮下组织—肩胛上筋膜—冈上肌—肩胛骨。布有锁骨上神经。
主　　治	肩周疼痛，肩外展痛，颈肩疼痛。
注意事项	①筋结点在冈上筋膜或冈上肌层。②行恢刺法时，应沿冈上肌肌纤维方向，向内或向外举针。
附　　注	手阳明、少阳、太阳经筋交会。

曲垣次

位　　置	在肩部，当肩胛骨冈上窝内缘处。
局部解剖	皮肤—皮下组织—肩胛上筋膜—冈上肌起始部—肩胛上窝。布有胸神经皮支。
主　　治	肩周疼痛，肩外展疼痛，颈肩疼痛。
注意事项	①筋结点在肩胛上窝内缘，冈上肌起始部。②行恢刺法时，应沿冈上肌肌纤维方向，向外举针。
附　　注	手阳明、少阳、太阳经筋交会。

三角肌前束 起自锁骨外1/3前缘，肌纤维向外下集中，抵止肱骨体外侧面的三角肌粗隆。其可使肱骨外展并能前屈、旋内。三角肌中束与前束间，因肌纤维走向不同，功能稍异，尤其是峰前缘可出现结筋病灶点，即肩髃次。

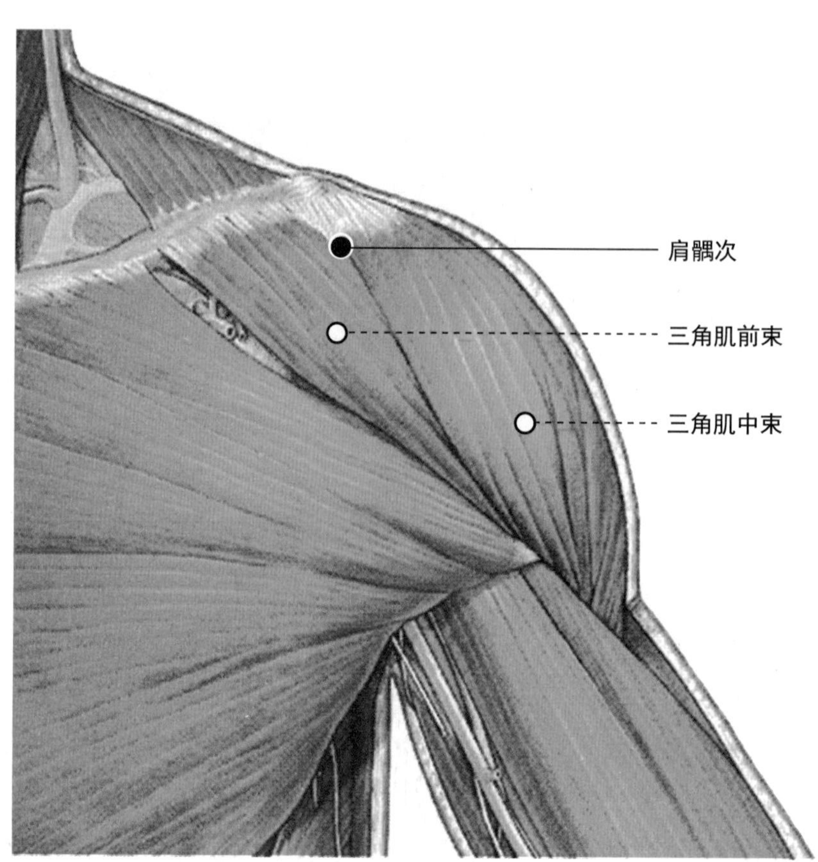

肩髃次

位　　置	在肩部，肩峰前方锁骨外端三角肌前束抵止处。
局部解剖	皮肤－皮下组织－臂筋膜－三角前、中束－肩关节。布有臂外侧皮神经。
主　　治	肩周疼痛，胸闷。
注意事项	①筋结点在肩峰前缘，三角肌前中束间。②行恢刺法时，应沿三角肌肌纤维方向，向下举针。不宜深刺。
附　　注	手阳明、少阳、太阴、厥阴、足太阳、少阳经筋交会。

在肩锁关节囊处，有巨骨次；循斜方肌前束上于颈部，可在肌腹近颈根处有肩井次等结筋病灶点。

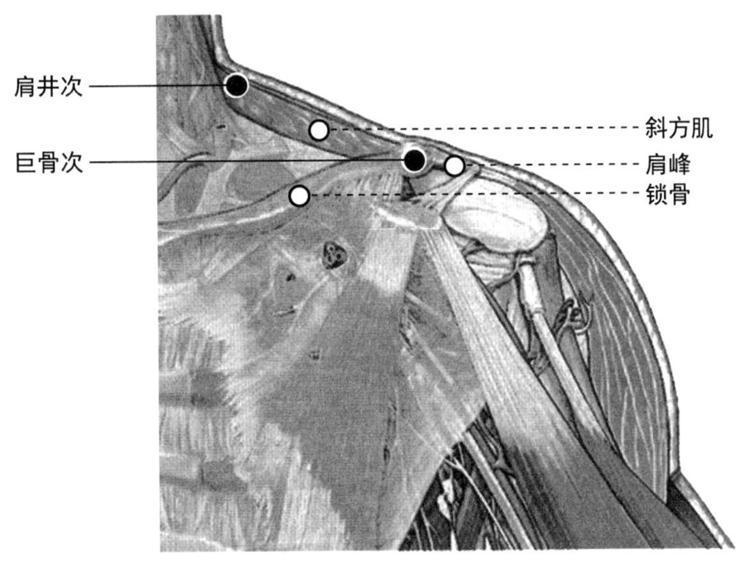

肩井次

位　　置	在颈根部，当肩胛内上角直上，斜方肌上束与肩胛提肌交界处。
局部解剖	皮肤—皮下组织—颈筋膜—斜方肌—肩胛提肌—颈椎。布有锁骨上皮神经、颈神经皮支。前内侧为胸腔，有椎动脉、颈总动脉通过。
主　　治	颈肩疼痛，胸闷，头晕，头痛，肩背疼痛。
注意事项	①筋结点在颈根部，斜方肌上束与肩胛提肌交界处。②行恢刺法时，应沿肩胛提肌肌纤维方向，向上举针。③不可向前下方深刺，防止误入胸腔，防止误伤颈总动脉、椎动脉。
附　　注	手阳明、少阳、太阳、足太阳、少阳经筋交会。

巨骨次

位　　置	在肩前部，当肩锁关节处。
局部解剖	皮肤—皮下组织—胸筋膜—肩锁关节囊—肩锁关节。布有锁骨上皮神经。
主　　治	肩关节疼痛，胸痛，胸闷。
注意事项	①筋结点在肩锁关节处。②行恢刺法时，应沿肩锁关节囊向外举针。
附　　注	手阳明、少阳、足太阳经筋交会。

肩胛上神经 其行程极为恒定，其走行于肩胛上切迹、肩胛大切迹（冈盂切迹）的位置相对较固定，所以在肩带肌以及肩胛骨运动时很易受到牵拉，凡上肢过度前伸或超体位交叉内收（如排球运动员做扣球动作，拔河拉物动作等），均超越正常运动幅度，都有可能使肩胛上神经过度紧张，导致肩胛上神经损伤，使其支配肌肉产生疼痛，结筋病灶点出现在肩胛上。

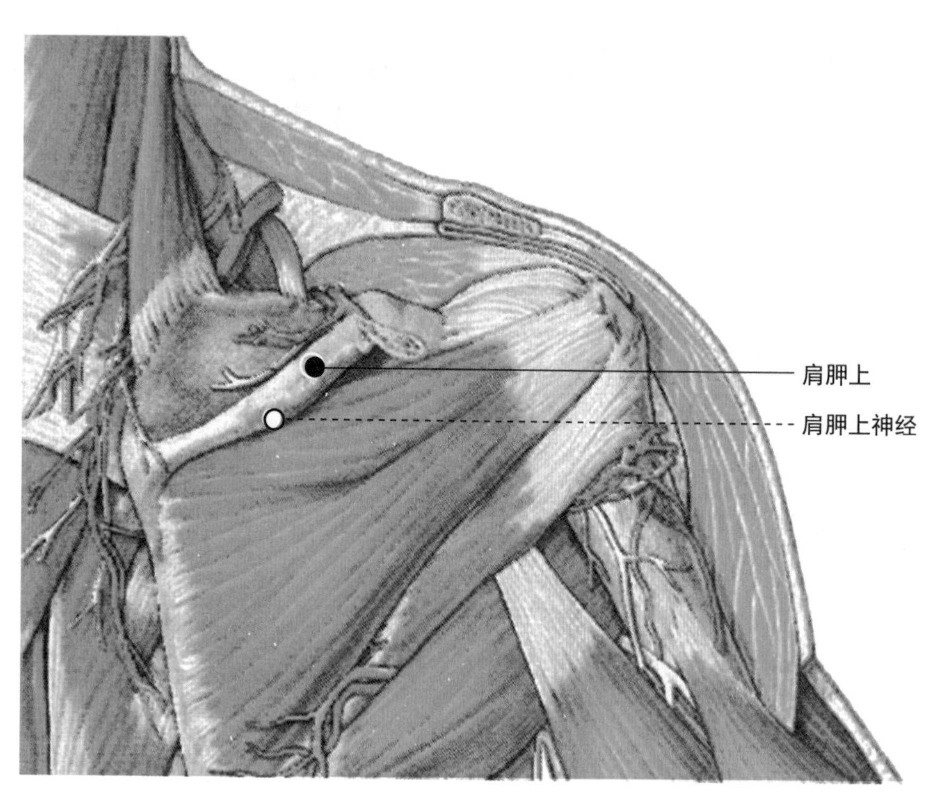

肩胛上

位　　置	在肩部，当肩胛骨上缘，喙突与肩胛内角之间。
局部解剖	皮肤－皮下组织－肩胛上筋膜－斜方肌－肩胛上横韧带－肩胛上神经－肩胛骨上缘。布有锁骨上皮神经。其前方为胸腔。
主　　治	肩周疼痛，肩胛区疼痛，颈项疼痛。
注意事项	①筋结点在肩胛横韧带处。②诸针法不宜深刺。③宜采用按摩推拿，弹拨肩胛上韧带处筋结点。
附　　注	手阳明、少阳、足太阳经筋交会。

肱二头肌　位于上臂前面皮下，小部分被三角肌和胸大肌遮盖。其长头以长腱起始于肩胛骨的盂上粗隆及关节盂的后缘，此处损伤而出现结筋病灶点，即抬肩次。长腱经结节间沟、结节间韧带下穿出肩关节囊，其周围被结节间滑液鞘包围，此处损伤而出现结筋病灶点者，即肩内陵次。肱二头肌短头起自肩胛骨喙突尖，其下有喙突滑囊，是常见的结筋病灶点，即中府次。肱二头肌长短两头在肱骨中点处相互愈合形成纺锤状肌腹，向下移行为肌腱，经肘关节前面横纹，此处损伤而出现结筋病灶点者，即尺泽次。其向下抵止于桡骨粗隆后部，其间有一恒定的肱二头肌桡骨滑液囊。此处损伤而出现结筋病灶者，即泽前次。

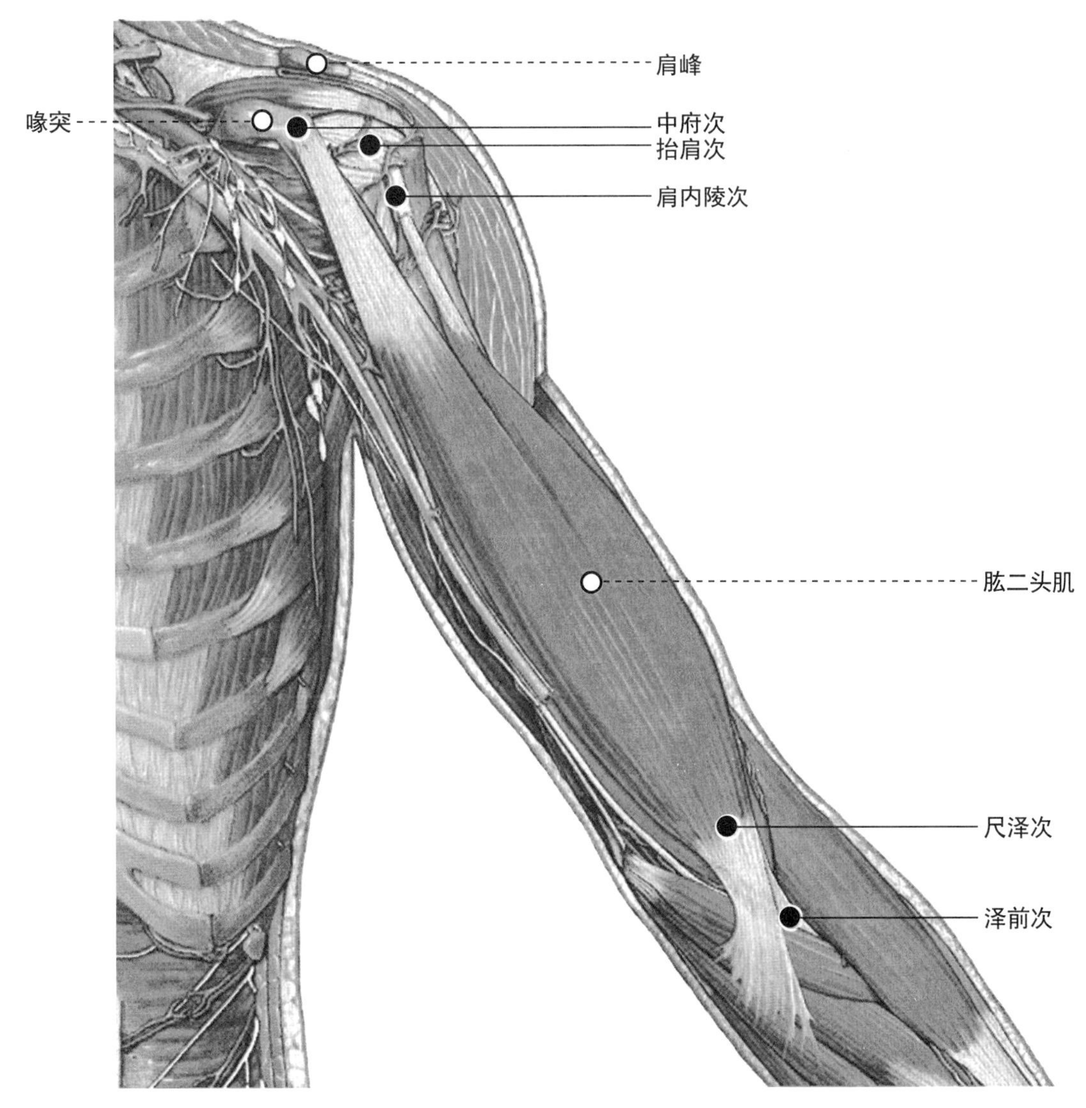

中府次

位　　置	在肩前部，当锁骨中外 1/3 交点下缘，肩胛骨喙突尖端。
局部解剖	皮肤—皮下组织—胸筋膜—胸大肌—胸小肌、喙肱肌、肱二头肌短头—喙突滑液囊—喙突。布有锁骨上神经、肋间神经。内侧为胸腔，内上方为臂丛及锁骨下动静脉。
主　　治	肩周疼痛，前胸疼痛，胸闷，上肢麻木，无力，上肢外展疼痛。
注意事项	①筋结点在喙突滑液囊处。②行恢刺法时，应沿肱二头肌短头腱方向，向外下举针，不宜向内，避免损伤臂丛神经及锁骨下动静脉。不宜深刺，防止误入胸腔。③诸针法遇有触电感时，应提针并改变方向操作，避免损伤臂丛神经。
附　　注	手太阴、厥阴、足太阳、少阳经筋交会。

抬肩次

位　　置	在肩前部，当肩关节盂上缘处。
局部解剖	皮肤—皮下组织—上臂筋膜—三角肌—肩关节囊—肱二头肌长头腱—关节盂。布有锁骨上皮神经、臂外侧皮神经。
主　　治	肩关节疼痛，胸闷，胸痛。
注意事项	①浅层筋结点在上臂筋膜与三角肌间，或三角肌前束肌质间，深层筋结点在肱二头肌长头抵止处。②浅层筋结点行恢刺法时，应沿三角肌肌束方向，向内上或外下举针。宜用毫针法、推拿法。
附　　注	手太阴、厥阴、阳明经筋交会。

肩内陵次

位　　置	在肩前部，当肱骨结节间沟中。
局部解剖	皮肤—皮下组织—上臂筋膜—三角肌—结节间横韧带—肱二头肌长头腱鞘—肱二头肌腱—肱骨结节间沟。
主　　治	肩上举疼痛，肩后伸、外展疼痛。
注意事项	①浅层筋结点在臂筋膜与肩三角肌肌束间。深层筋结点在结节间沟横韧带与肱二头肌长头腱鞘间。②行恢刺法时，应沿三角肌肌束方向，或肱二头肌长头肌腱方向，向上或向下举针。③行水针注射疗法时，应将药液注入肱二头肌长头腱鞘内。
附　　注	手太阴、厥阴、阳明经筋交会。

胸大肌 在胸廓前上部浅层，肌束分3个部分，上份起自锁骨内侧，此处损伤而出现结筋病灶点者，即气户次。胸大肌抵止于胸骨前面第1～6肋软骨、胸骨前韧带及腹直肌前鞘，此处损伤而出现结筋病灶点者，即俞府次、彧中次、神藏次、灵墟次、神封次、步廊次、幽门次等。其止点在肱骨大结节嵴，腱下有多个滑液囊，是常见的结筋病灶点，即天府次。

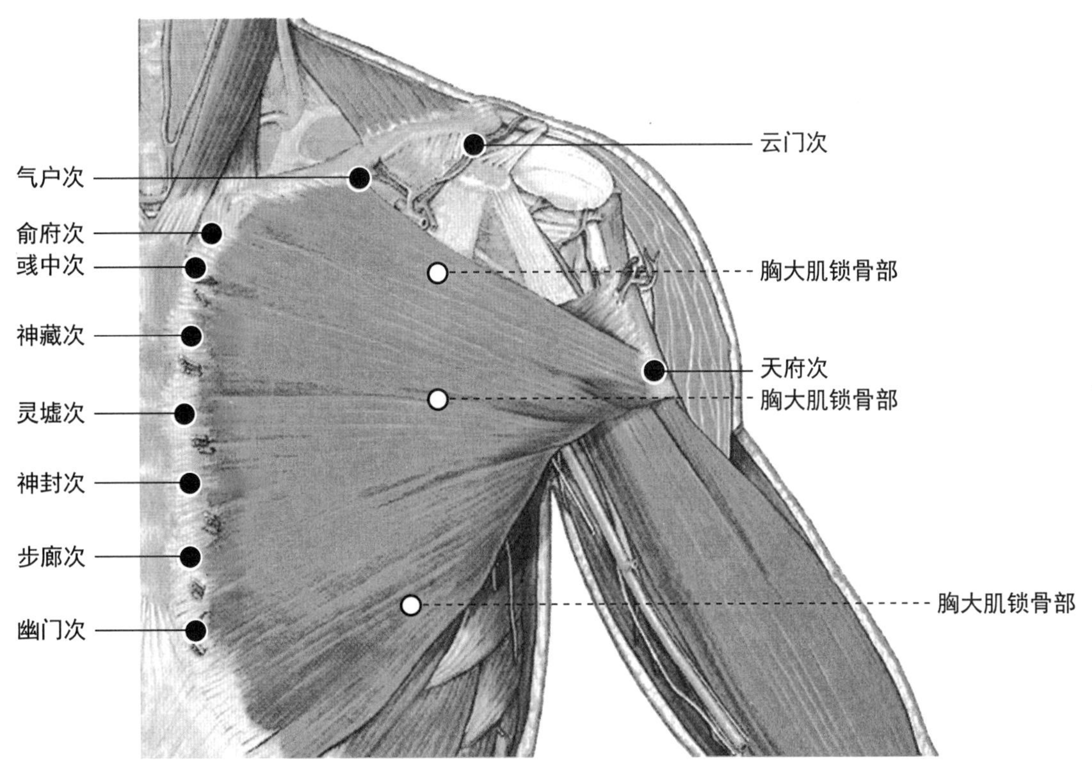

云门次

位　　置	在前胸部，当锁骨中外1/3交点，锁骨下缘外侧处。
局部解剖	皮肤—皮下组织—胸筋膜—胸大肌—喙锁韧带、喙肩韧带、韧带间滑液囊。布有锁骨中间皮神经、胸第1肋间神经。内侧为臂丛神经与锁骨下动静脉，深层为胸腔。
主　　治	肩周疼痛，胸闷，胸痛。
注意事项	①筋结点有喙肩、喙突韧带及韧带间滑液囊处。②行恢刺法时，应沿喙肩韧带向外举针。沿喙锁韧带，向外上举针，不宜深刺，避免误入胸腔。不宜向内举针，避免损伤锁骨下动静脉和臂丛神经。③诸针法遇有触电感时，应提针并改变方向操作，避免损伤臂丛神经。
附　　注	手太阴、厥阴、足太阳、少阳经筋交会。

气户次

位　置	在胸部，当锁骨中外 1/3 交点，锁骨下缘处。
局部解剖	皮肤—皮下组织—胸筋膜—胸大肌—锁骨下肌、喙锁韧带、肋锁韧带。布有锁骨上神经。深层为锁骨下动脉，胸腔。
主　治	胸痛，胸闷，气短，肩痛。
注意事项	①筋结点在锁骨下肌肌腹层。②行恢刺法时，应沿锁肌下肌肌腹方向，横行向内或向外举针。③各种针法均不可超越锁骨下肌。以防损伤其下的锁骨下动脉，不可进入胸腔。
附　注	足少阳、太阳、手太阴经筋交会。

喙肱肌 位于上臂上 1/2 的前内侧，居肱二头肌短头的深面内侧，起于肩胛骨喙突尖。肌束斜向外下，附着于肱骨中部内侧面、肱骨小结节嵴的下部和内侧肌间隔。此肌作用于肩关节，有屈臂和内收上肢的作用。其起点即中府次，其止点又为肱肌起点，其结筋病灶点即肱中次。其肌腹痉挛痛性条索，即举肩次。

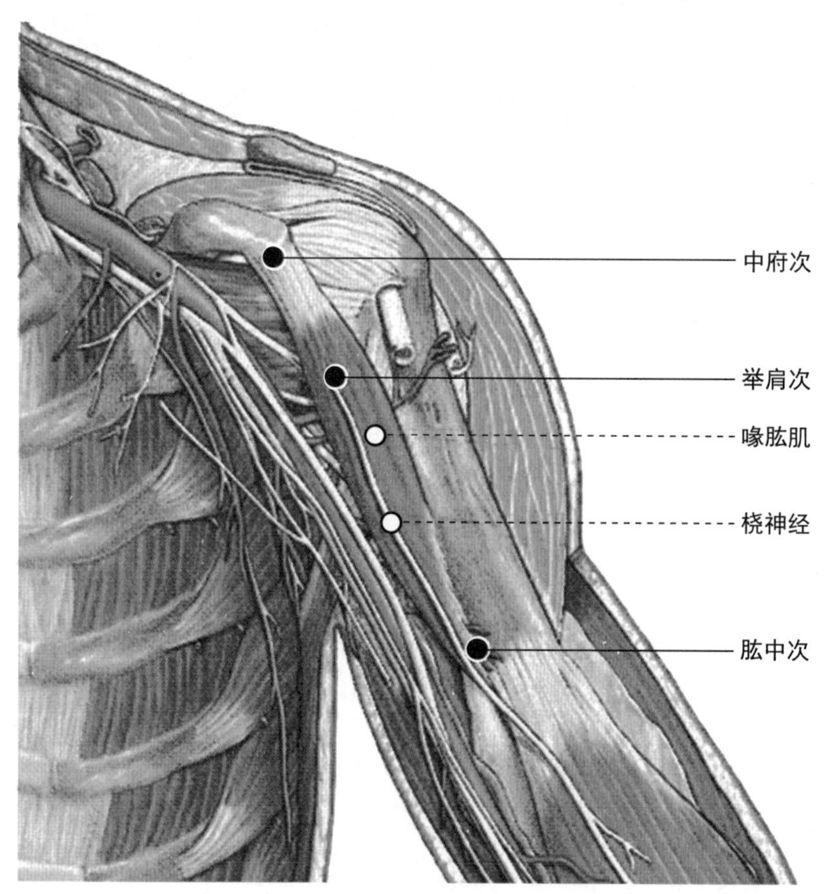

举肩次

位　置	在腋前部，当喙肱肌肌腹处。
局部解剖	皮肤—皮下组织—臂筋膜—喙肱肌—肩胛下肌腱及滑液囊—肱骨。布有上臂内侧皮神经，内侧有腋动脉、腋静脉、正中神经通过。
主　治	肩关节痛，肩及肘关节牵扯痛，肩后伸疼痛。
注意事项	①浅层筋结点在喙肱肌肌腹层，深层筋结点在外上方，肩胛下肌腱下滑液囊处。②行恢刺法时，应沿喙肱肌肌纤维方向，向下举针。③不宜向内深刺，防止误入胸腔。
附　注	手厥阴、太阴、少阴、足太阳经筋交会。

肱中次

位　置	在上臂部，当肱骨屈面中点处。
局部解剖	皮肤—皮下组织—上臂筋膜—肱二头肌—肱肌、喙肱肌—肱骨。布有臂内侧皮神经。深部为肘关节。
主　治	上臂疼痛，肩痛连肘，肘痛连腕。
注意事项	①浅层筋结点在上臂筋膜层，深层筋结点在肱肌与喙肱肌交会处。②行恢刺法时，应沿肱肌肌纤维方向，向下举针。
附　注	手三阴经筋交会。

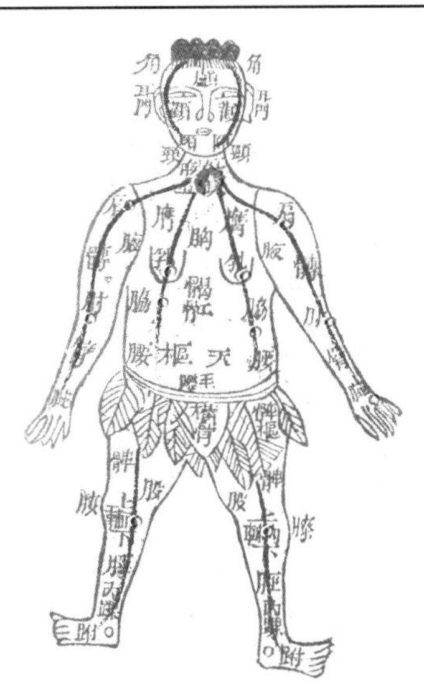

胸小肌 位于胸大肌深面，起自第3～5肋与肋软骨结合部骨前面，即库房次、屋翳次、膺窗次、乳根次，肌纤维向外上集中，止于肩胛骨喙突。当起点固定时，可牵拉肩胛骨前伸、下降和下回旋。其止点结筋病灶点，即中府次。

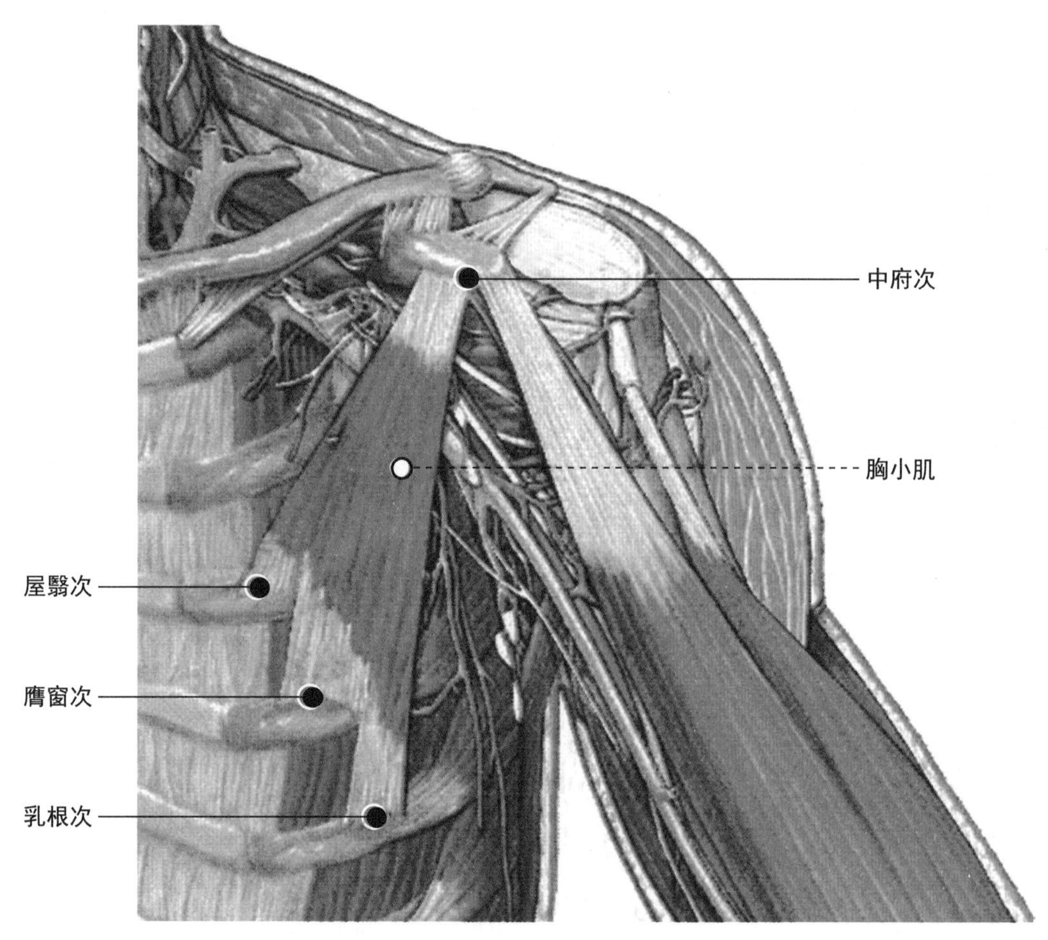

肩胛下肌　位于肩胛下窝内，前面与前锯肌相贴。起于肩胛骨前面。肌纤维斜向外上，移行成扁腱，经肩关节囊前面，抵止于肱骨小结节。其上被喙肱肌肌腹覆盖。其腱与关节囊间有肩胛下肌滑液囊，是常见的结筋病灶点，即举肩次。其收缩可使肱骨旋内，当关节运动时，可向前牵拉肩关节囊。

喙肱韧带　连结于喙突与肱骨大结节之间，有保护肱骨头不向前脱位的作用。

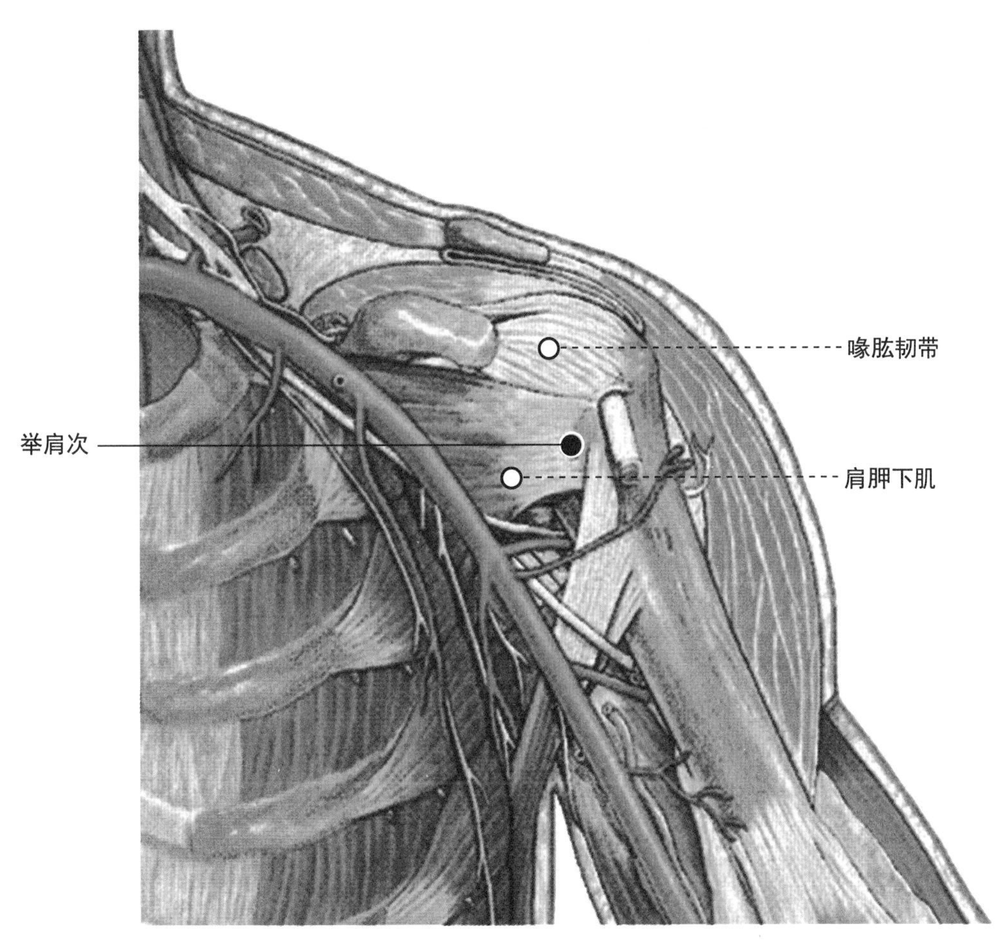

肱二头肌内侧沟 是肱二头肌与肱三头肌的分界，两肌运动方向相反，互相摩擦，容易造成损伤，而且沟中有腋动静脉和腋神经通过，容易出现结筋病灶点，即青灵次。

肱三头肌 起自肩胛盂下粗隆和肱骨内外侧。内外侧头分别起自肱骨桡神经沟的上下缘，其损伤可引起桡神经的损伤。三头形成扁腱，大部分止于鹰嘴，部分止于肘关节囊和前臂筋膜。上述肌群的起止点及桡神经沟、肌间隔常出现结筋病灶点。

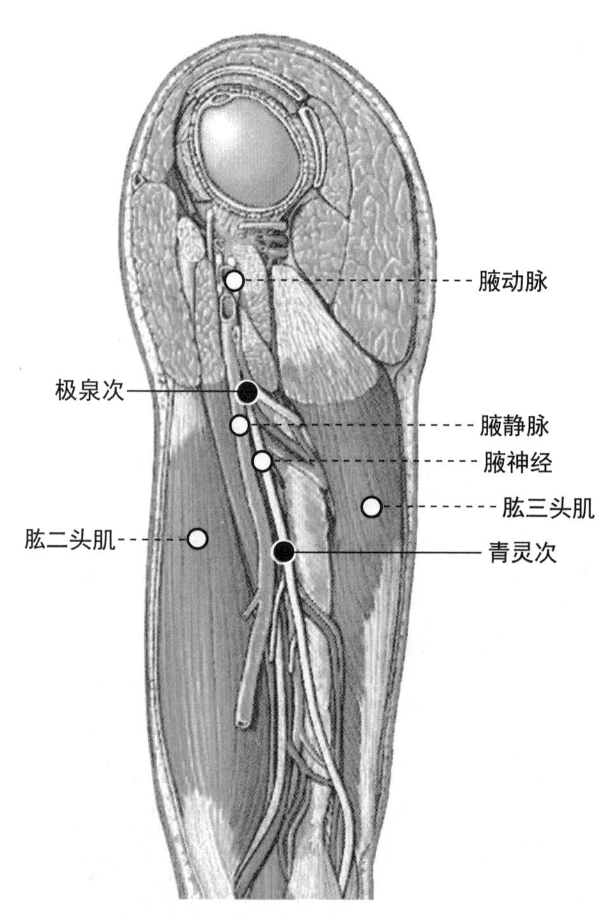

青灵次

位　　置	在上臂尺侧中部，当肱二头肌、肱三头肌肌间沟中。
局部解剖	皮肤－皮下组织－上臂筋膜－上臂内侧肌间沟、肱二头肌、肱三头肌－正中神经、尺神经、肱动脉、肱静脉。深部为肱骨。布有臂内侧皮神经。
主　　治	肩臂疼痛，臂肘前臂疼痛，异样感，前臂无力，麻木。
注意事项	①筋结点在臂筋膜下，上臂内侧肌间沟处。②行恢刺法时，应沿肌间隙中神经与血管走行方向，向下或向上举针。
附　　注	手三阴、太阳经筋交会。

极泉次

位　　置	在腋窝顶部，当腋动脉搏动处。
局部解剖	皮肤—皮下组织—腋窝筋膜—胸小肌、臂丛、腋动静脉、肩胛下肌、肱二头肌—肱骨。内侧为胸腔。布有臂内侧皮神经。
主　　治	肩关节疼痛，颈肩臂麻木、疼痛，无力，手指及腕臂异样感。
注意事项	①筋结点在腋筋膜层。②取筋结点时，应使上臂呈外展位，沿肱二头肌短头肌腱触及动脉搏动点周围的筋结点。慎用针刺疗法。宜强力推拿法治疗。
附　　注	手三阴、三阳，足太阳、少阳经筋交会。

前锯肌　在胸廓侧面，起于第1～9肋的外侧面，止于肩胛骨内缘和下角的前面。肋骨固定时，使肩胛骨前伸、上回旋，与斜方肌共同作用，使上臂上举。当肩胛骨固定时，下部肌纤维收缩可提肋，协助深呼吸。该肌劳损则出现胸壁痹痛，尤其是靠近上臂处。上肢活动时症状加重，重者深呼吸亦疼痛。在天溪次出现结筋病灶点。

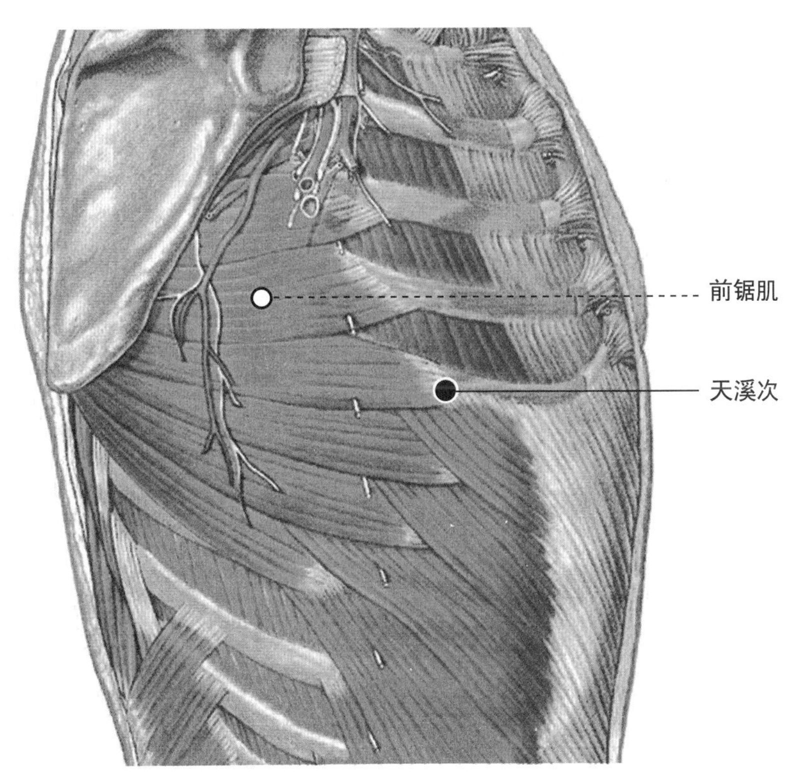

第4章 肘部解剖与筋结点

肱三头肌 起自肩胛盂下粗隆及肱骨桡神经沟上下缘，止于尺骨鹰嘴，主肘关节后伸。在强力伸肘或被动屈肘时，可引起其起止点受力而损伤，出现结筋病灶点，即臑俞次、天井次、消烁次、肘尖次、小海次。

肱三头肌在行至肘部时，为减轻末端的摩擦与受力情况，在肘部有多个滑囊加以保护，位于肘后鹰嘴皮下滑囊能抗击肘部触地时对肘与肱三头肌腱的损伤，但长期反复的肘支撑必然要损伤鹰嘴滑液囊，从而出现结筋病灶点，即肘尖次。同时，肱三头肌腱下滑液囊位于肌腱与鹰嘴之间，还有韧带与骨之间滑液囊、肌腱与韧带之间滑液囊。它们分别保护肘与肌腱。当肘外伤或肱三头肌牵拉时，这些肘后滑囊首先会承受伤害，也容易形成结筋病灶点，即天井次。

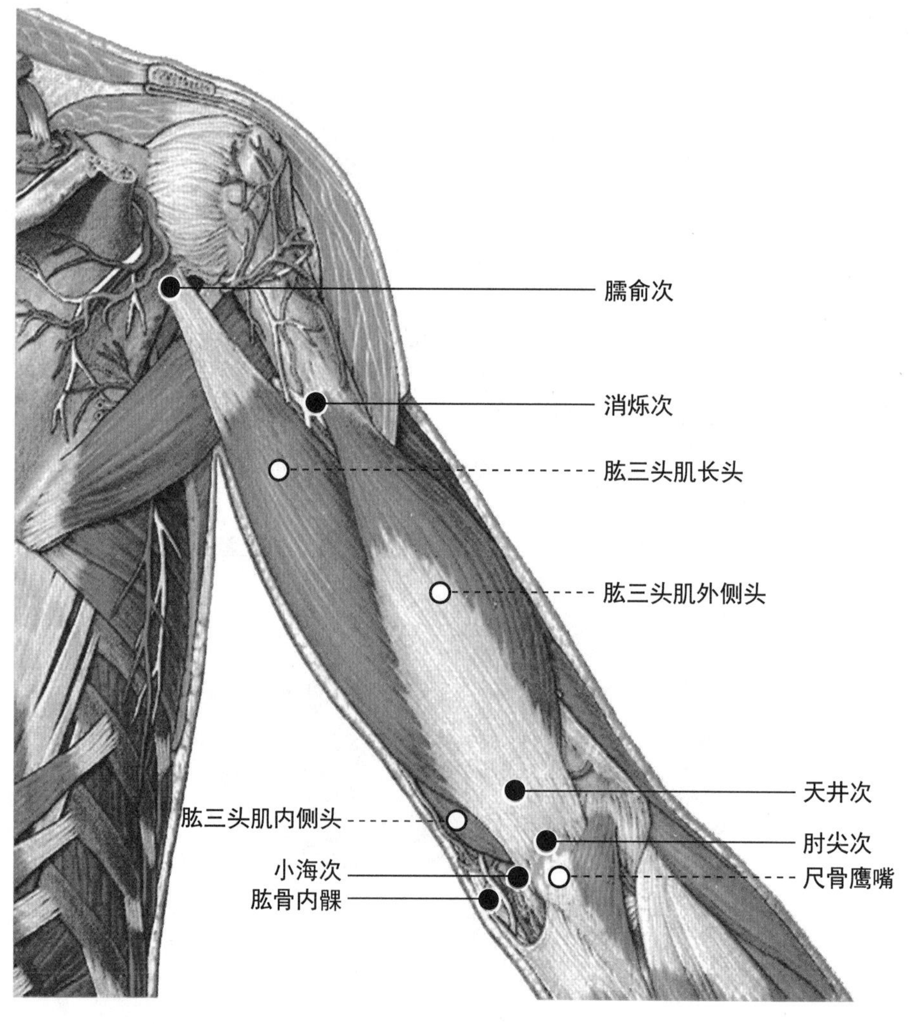

肘尖次

位　　置	在肘部，当尺骨鹰嘴处。
局部解剖	皮肤－皮下组织－皮下滑液囊－肘筋膜－肱三头肌腱－尺骨鹰嘴。布有臂后侧皮神经。
主　　治	肘部疼痛。
注意事项	①筋结点在皮下滑液囊或肱三头肌腱处。②行恢刺法时，应沿肱三头肌腱纤维方向，向下举针。
附　　注	手三阳经筋交会。

天井次

位　　置	在肘部，当尺骨鹰嘴上缘处。
局部解剖	皮肤－皮下组织－臂筋膜－肱三头肌腱－腱间滑液囊－肱三头肌腱－腱下滑液囊－肱骨。布有臂后侧皮神经。
主　　治	肘部疼痛。
注意事项	①浅层筋结点在腱间滑液囊处。深层筋结点在腱下滑囊处。②行恢刺法时，应沿肱三头肌腱纤维方向，向下举针。③宜从肌腱边缘进针，避免损伤肌腱。
附　　注	手三阳经筋交会。

肱骨内髁

位　　置	在肘部屈面，当肱骨内上髁处。
局部解剖	皮肤－皮下组织－肘筋膜－尺侧腕屈肌、掌长肌、桡侧腕屈肌、指总屈肌、旋前圆肌、肘肌等诸肌腱－肱骨内上髁。
主　　治	肘关节疼痛，书写肘痛，屈腕疼痛。
注意事项	①筋结点在肱骨内上髁诸屈肌附着处。②行恢刺法时，应沿诸屈肌肌纤维方向，向下举针。③注意尺神经异位者，避免尺神经损伤。
附　　注	手少阴、厥阴、太阳经筋交会。

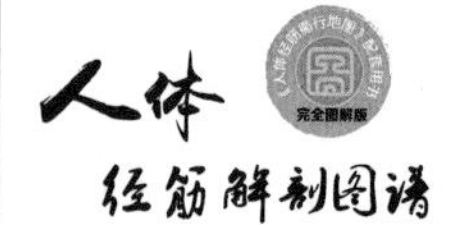

小海次

位　　置	在肘尖侧，当肘尖与肱骨内上髁之间。
局部解剖	皮肤—皮下组织—前臂筋膜—尺神经沟—肘关节。布有臂内侧皮神经。尺神经沟中有尺神经通过。
主　　治	肘关节疼痛，前臂疼痛，麻痹，无力，异常感。
注意事项	①筋结点在前臂筋膜层。②行恢刺法时，应沿尺神经方向，向下举针。如遇有触电感出现时，应提针并改变方向进针，避免损伤尺神经。
附　　注	手太阳、少阳、少阴经筋交会。

旋后肌 起于肱骨外上髁，肘关节桡侧副韧带、环状韧带和尺骨旋后肌嵴，止于桡骨中上 1/3 骨干的外侧面。功能是使前臂旋后。桡神经在肱骨外上髁以上约 4cm 处分为深浅两支进入旋后肌（桡管中段）。桡神经深支经旋后肌浅纤维弓进入旋后肌两层之间的神经间隙（桡管下段）中，并继续下行至手。当旋后肌损伤，牵拉、劳损时，会压迫桡神经深支，出现伸指肌功能异常和萎缩，其结筋病灶点即四渎次、手三里次。

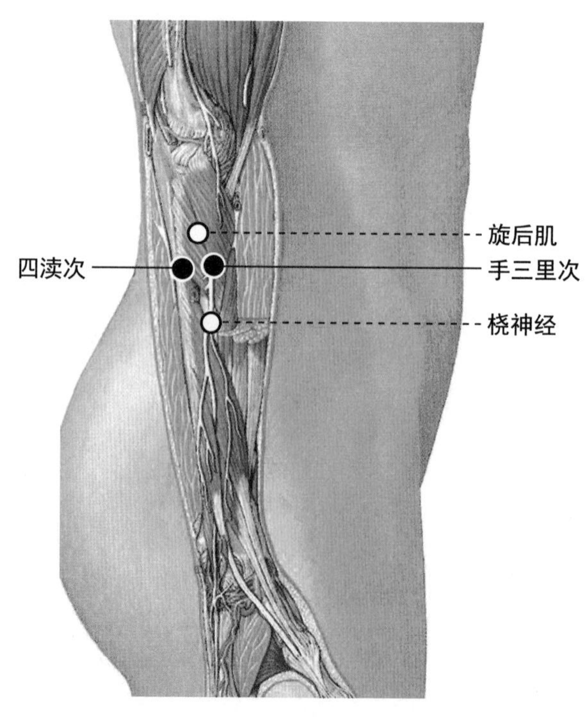

四渎次

位　置	在前臂背侧，当尺桡骨间，前臂旋后肌与指伸肌交界处。
局部解剖	皮肤—皮下组织—臂筋膜—指伸肌、肘肌—旋后肌。布有前臂后皮神经。
主　治	前臂疼痛，手麻痹，无力。
注意事项	①筋结点在旋后肌、肘肌、指伸肌交界处。②行恢刺法时，应沿指伸、旋后肌肌纤维方向，向下举针，不宜深刺，避免损伤骨间背神经与血管。
附　注	手三阳经筋交会。

手三里次

位　置	在前臂桡侧，当指总伸肌与旋后肌交界处。
局部解剖	皮肤—皮下组织—前臂筋膜—桡侧腕长、短伸肌—指总伸肌—旋后肌腱弓—桡骨。有桡神经深支通过，布有前臂皮神经。
主　治	前臂疼痛，前臂及指腕疼痛，肘关节疼痛，肩关节疼痛。
注意事项	①筋结点在旋后肌腱弓层，或在诸指伸肌交界间。②行恢刺法时，应沿桡神经走行方向，向上或向下举针。
附　注	手阳明、少阳经筋交会。

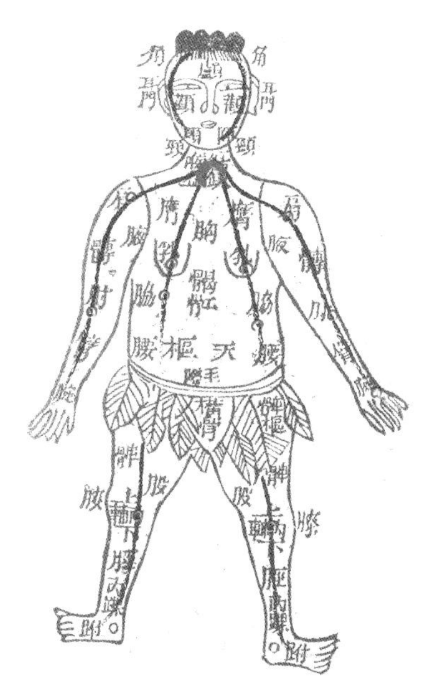

桡侧腕长伸肌 位于前臂桡侧缘皮下，近侧部的大部分在肱桡肌与桡侧腕短伸肌间的浅面，肌腹呈长纺锤形，于肱桡肌起点的下方起自肱骨外上髁和臂外侧肌间隔。肌纤维向下移行于长腱，该腱自上而下位于拇长展肌腱、拇短伸肌腱和拇长伸肌腱的深面而与之斜向交叉，经腕背侧韧带的深面至手背，止于第2掌骨底的背侧。此肌收缩时，主要是伸腕，同时协助屈肘和使手外展，并有使前臂旋后的作用。

桡侧腕短伸肌 也是梭形肌，位于前臂外侧皮下，桡侧腕长伸肌的深侧，指总伸肌的浅面，肌腹较桡侧腕长伸肌略短。起自肱骨外上髁和前臂骨间膜，肌束向下移行成长而扁的肌腱，位于桡侧腕长伸肌腱的内侧，止于第3掌骨底的背侧。于其止点处，腱与第2掌骨基底部背侧之间，有桡侧腕短伸肌囊。此肌有伸腕并协助手外展的作用。

拇短伸肌 紧贴拇长展肌的外侧，为较小的梭形肌。在拇长展肌起点的下方起自桡骨面及其邻近的骨间膜，肌纤维斜向下外方移行于长腱，紧贴拇长展肌腱的外侧下行，其行程与拇长展肌腱相同，止于拇指第1节指骨底的背侧。此肌收缩时，伸拇指第1节指骨，并使拇指外展。

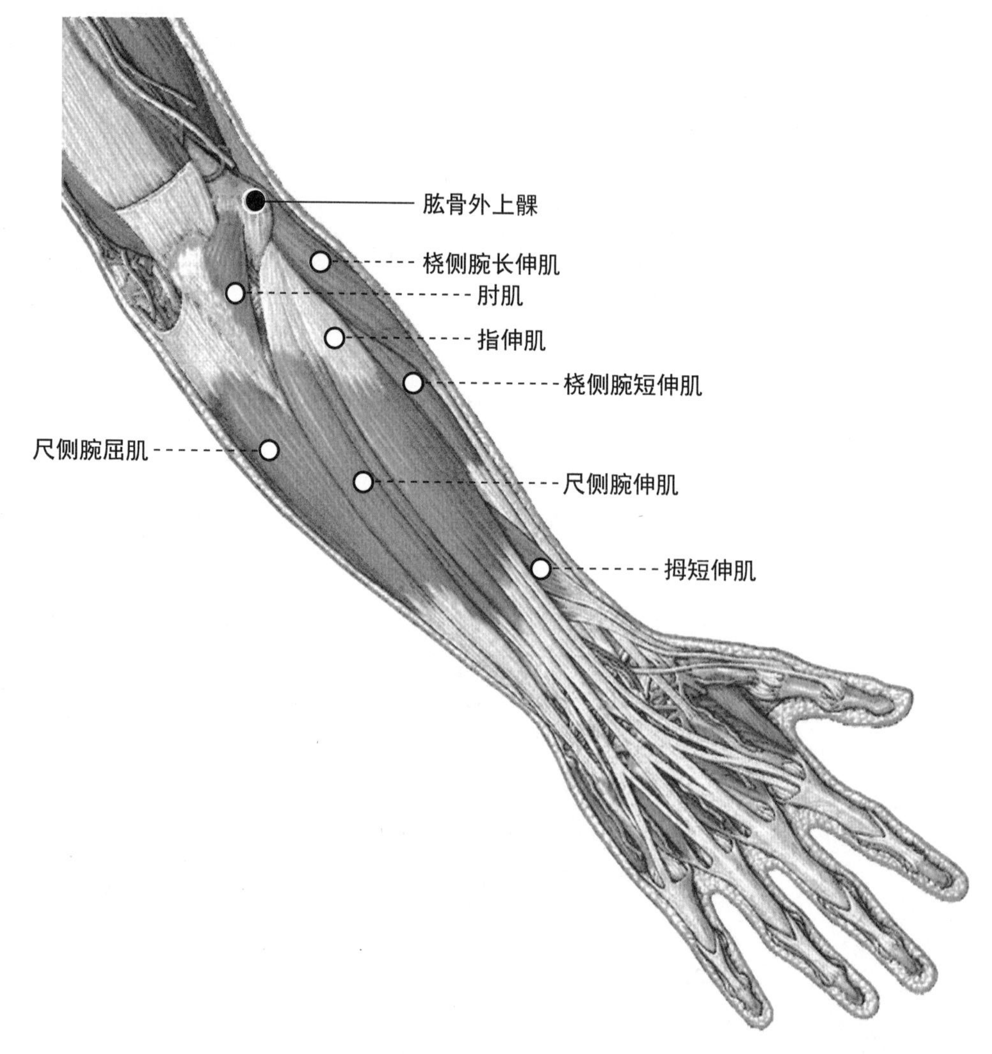

尺侧腕伸肌 位于前臂尺侧最浅之肌，在尺骨后内侧下行至尺骨小头上方不远处，完全形成扁腱，经腕背侧韧带深面，止于第5掌骨底的尺侧。主要伸腕及协助手内收。

尺侧腕屈肌 分两头，起于肱骨内上髁、前臂筋膜和尺骨鹰嘴、尺骨背面上2/3缘。两头之间形成腱弓，尺神经从中间通过。肌纤维向下移行成短腱，经腕横韧带深面附着于豌豆骨，并续为豆钩韧带和豆掌韧带。其抵止点腱下常有小滑液囊。

肘　肌 位于肘关节之下后，与尺侧腕伸肌相邻，为肱三头肌的延续，起于肱骨外上髁后方，止于尺骨后侧鹰嘴部，受桡神经支配，有协助伸肘的作用。

前臂伸肌 指伸肌、尺侧腕伸肌、小指伸肌、桡侧腕短伸肌、桡侧腕长伸肌共同起自肱骨外上髁。诸肌延至前臂下部，形成四条肌腱，经腕背伸肌支持带深面，抵止于第2～5指指骨背面，有伸腕伸指功能。

前臂伸肌除伸拇长、短肌与外展拇长肌外，伸腕、伸指肌都起自肱骨外上髁。主屈肘的肱桡肌也起于外上髁。所以伸腕、伸指动作都会在肱骨外上髁产生集中应力，造成急性或慢性劳损。屈肘状态，虽然伸肌对外上髁的牵拉应力消失，但是，主屈肘的肱桡肌又对肱骨外上髁出现牵拉，产生应力。所以，肱骨外上髁在伸肘或屈肘运动中，都会受到牵拉，非生理性的肘关节活动，特别是伸指腕活动常造成肘外侧手阳明经筋损伤而出现结筋病灶点，即肱骨外髁。

肱骨外髁

位　置	在肘部，当肱骨外上髁处。
局部解剖	皮肤—皮下组织—肘筋膜—桡侧腕长伸肌、指总伸肌、肘肌、桡侧腕长、短伸肌—肱骨外上髁。布有前臂皮神经。
主　治	前臂疼痛，肘关节疼痛，上肢无力。
注意事项	①筋结点在肱骨外上髁处。②行恢刺法时，当沿伸肌肌纤维方向，向下举针。③有骨膜肥厚的，可短刺骨膜以松解之。
附　注	手阳明、少阳经筋交会。

旋前圆肌 起自肱骨内上髁和前臂筋膜，止于桡骨外侧面中部，有旋前和屈肘作用。在肘窝和前臂上段，正中神经在肱二头肌腱膜下穿过，并在旋前圆肌二头之间的腱弓下穿越进入前臂，继而经过指浅屈肌的前缘下行至腕管。旋前圆肌腱弓劳损，肥厚粘连，常激惹正中神经而出现结筋病灶点，即泽前次。旋前圆肌下缘压痛，即臂中次。

肱桡肌 位于前臂掌侧面外侧皮下，为扁长梭状肌。起自肱骨外上髁上方和外侧肌间隔，肌腹向下，移行成肌腱，止于桡骨茎突基底部。由于此肌越过肘关节的前方，起止点又远离肘关节的运动轴，是有力的屈肘肌。当前臂旋前时，该肌有旋后作用。而前臂旋后时，又有旋前作用。其内侧自上而下与肱二头肌、肱肌、旋前圆肌和桡侧腕屈肌，深层与桡侧腕长伸肌相邻。强力屈肘常损伤肱桡肌起点，出现结筋病灶点。肱二头肌腱与肱桡肌在肘平面交错点处，亦可出现结筋病灶点。

肱二头肌 位于上臂前面皮下，小部分被三角肌和胸大肌遮盖。其长头以长腱起始于肩胛骨的盂上粗隆及关节盂的后缘，此处损伤而出现结筋病灶点，即抬肩次。长腱经结节间沟、结节间韧带下穿出肩关节囊，其周围被结节间滑液鞘包围，此处损伤而出现结筋病灶点者，即肩内陵次。肱二头肌短头起自肩胛骨喙突尖，其下有喙突滑囊，是常见的结筋病灶点，即中府次。肱二头肌长短两头在肱骨中点处相互愈合形成纺锤状肌腹，向下移行为肌腱，经肘关节前面横纹，此处损伤而出现结筋病灶者，即尺泽次。其向下抵止于桡骨粗隆后部，其间有一恒定的肱二头肌桡骨滑液囊。此处损伤而出现结筋病灶点者，即泽前次。

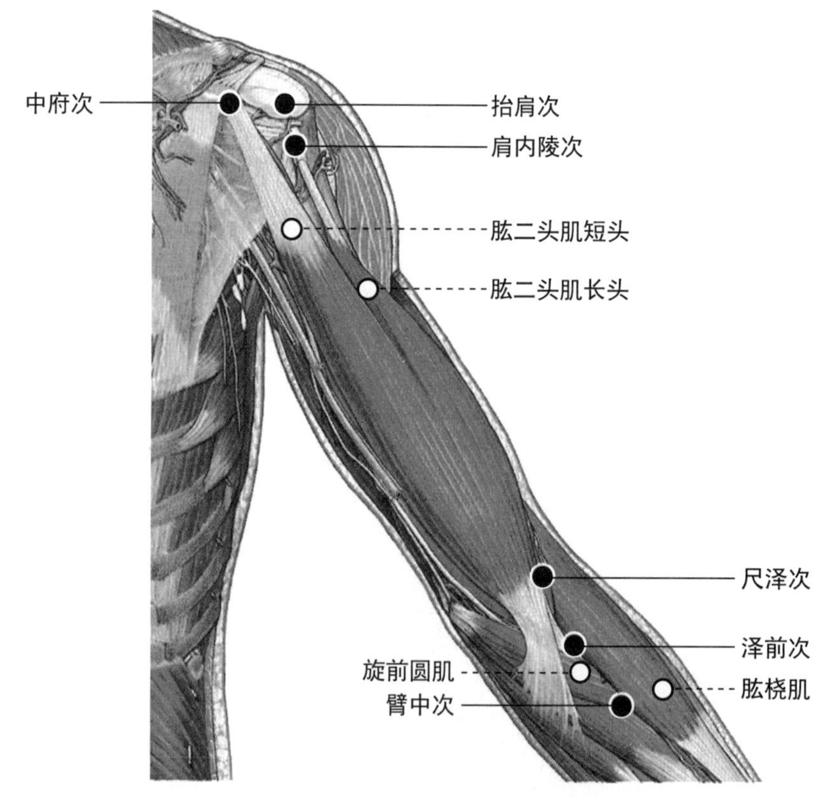

泽前次

位　置	在前臂掌侧面，当桡骨粗隆处。
局部解剖	皮肤—皮下组织—前臂筋膜—桡侧腕屈肌、肱二头肌腱—肱二头肌腱下滑液囊、尺桡间滑液囊—桡骨粗隆。布有前臂外侧皮神经。
主　治	前臂疼痛，肩关节疼痛，肘关节疼痛。
注意事项	①筋结点在肱二头肌腱下滑液囊或骨间滑液囊处。②行恢刺法时，应沿肱二头肌腱纤维方向，向上或向下举针。③不宜深刺，避免损伤前臂血管和神经。
附　注	手太阴、厥阴经筋交会。

尺泽次

位　置	在肘屈侧面，当肱二头肌腱桡侧，肘横纹上。
局部解剖	皮肤—皮下组织—前臂、肘筋膜—肱二头肌腱—肘关节囊—肘关节。布有前臂外侧皮神经、深部有桡神经通过。
主　治	肘关节疼痛，肘及上臂、肩关节牵引痛。
注意事项	①筋结点在肘筋膜层，肱二头肌腱桡侧缘。②行恢刺法时，应沿肱二头肌腱方向，向上或向下举针。不宜深刺，不可误入关节腔。
附　注	手太阴、厥阴、阳明经筋交会。

臂中次

位　置	在前臂屈面中点，当旋前圆肌下缘处。
局部解剖	皮肤—皮下组织—前臂筋膜—桡侧腕屈肌、掌长肌、指总屈肌—旋前圆肌、正中神经、桡动脉、桡静脉。布有前臂外侧皮神经。
主　治	前臂疼痛，前臂旋转疼痛。
注意事项	①筋结点在旋前圆肌与诸屈肌交界处。②行恢刺法时，应沿诸屈肌肌纤维方向，向上或向下举针。
附　注	手三阴经筋交会。

肱　肌　位于肱二头肌深面，为羽状肌，起自肱骨前面下半部，止于尺骨粗隆。由臂丛神经的肌皮神经支配，有协助屈肘的功能。肱肌起点与喙肱肌止点比邻，其收缩方向相反，肱肌止点与正中神经穿越旋前圆肌腱弓处比邻，可加重旋前圆肌腱弓对正中神经的卡压损害，故可在起止点见到结筋病灶点肱中次、曲泽次、泽下次。

尺神经　沿肱骨中部下行，然后穿过内侧肌间隔，在肱三头肌内侧头前面行至肱骨内上髁背面的尺神经沟内，再进入前臂掌侧，伴尺侧血管下行至腕、指。肘部经筋损伤卡压尺神经可出现结筋病灶点而引起疼痛。

正中神经　在臂中部伴腋动脉下行，至肘部，经旋前圆肌两头之间，进入前臂，紧贴指浅屈肌深面下行，由桡侧腕屈肌腱与掌长肌腱间浅出，至掌指。尺神经与正中神经在上述肌间穿行点，皆可因经筋损伤而引起伤害出现痹痛。

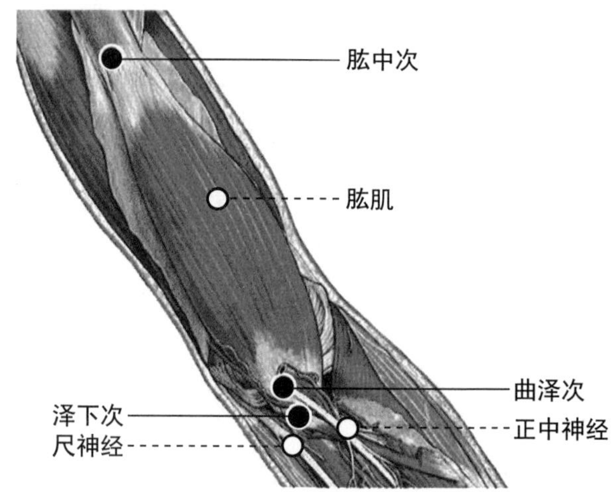

泽下次

位　　置	在肘部屈面，当尺桡骨间，中上 1/3 处。
局部解剖	皮肤－皮下组织－前臂筋膜－指长屈肌、肱肌、旋前圆肌－尺骨。深部有前臂动脉、静脉，正中神经。布有前臂皮神经。
主　　治	前臂疼痛，肘疼痛，前臂腕指麻木。
注意事项	①筋结点在指长屈肌与旋前圆肌层。②行恢刺法时，应沿指屈肌肌纤维方向，向外上或向下方向举针。
附　　注	手三阴经筋交会。

曲泽次

位　　置	在肘部，当肘横纹中，肱二头肌尺侧缘。
局部解剖	皮肤－皮下组织－肘筋膜－肱二头肌腱、肱动脉、肱静脉、正中神经－肘关节。布有肌皮神经、前臂内侧皮神经。深部为肘关节。
主　　治	肘关节疼痛。
注意事项	①筋结点在肘筋膜与肱二头肌交界处。②行恢刺法时，应沿肱二头肌腱方向，向上或向下举针。不宜针向尺侧，避免损伤正中神经及肱动静脉。
附　　注	手三阴经筋交会。

尺侧腕屈肌 分两头，起于肱骨内上髁、前臂筋膜和尺骨鹰嘴、尺骨背面上2/3缘。两头之间形成腱弓，尺神经从中通过。肌纤维向下移行成短腱，经腕横韧带深面附着于豌豆骨，并续为豆钩韧带和豆掌韧带。其抵止点腱下常有小滑液囊。当尺侧腕屈肌损伤后，常会引起肱骨内上髁附着部、腱弓间、腕横韧带卡压点及豌豆骨前滑液囊、腕尺管的病变，而出现结筋病灶点，即肱骨内上髁、小海次、神门次。

旋前圆肌 起自肱骨内上髁和前臂筋膜，止于桡骨外侧面中部，有旋前和屈肘作用。

桡侧腕屈肌 位于前臂前面中部皮下，外侧为旋前圆肌和肱桡肌，内侧为掌长肌，是一块典型的梭状肌。它有粗壮的肌腹，起自肱骨内上髁和前臂筋膜，肌纤维向外下方移行于细长的腱。其腱穿经腕横韧带下面，沿大多角骨沟到手掌，止于第2～3掌骨基底部的掌侧面。

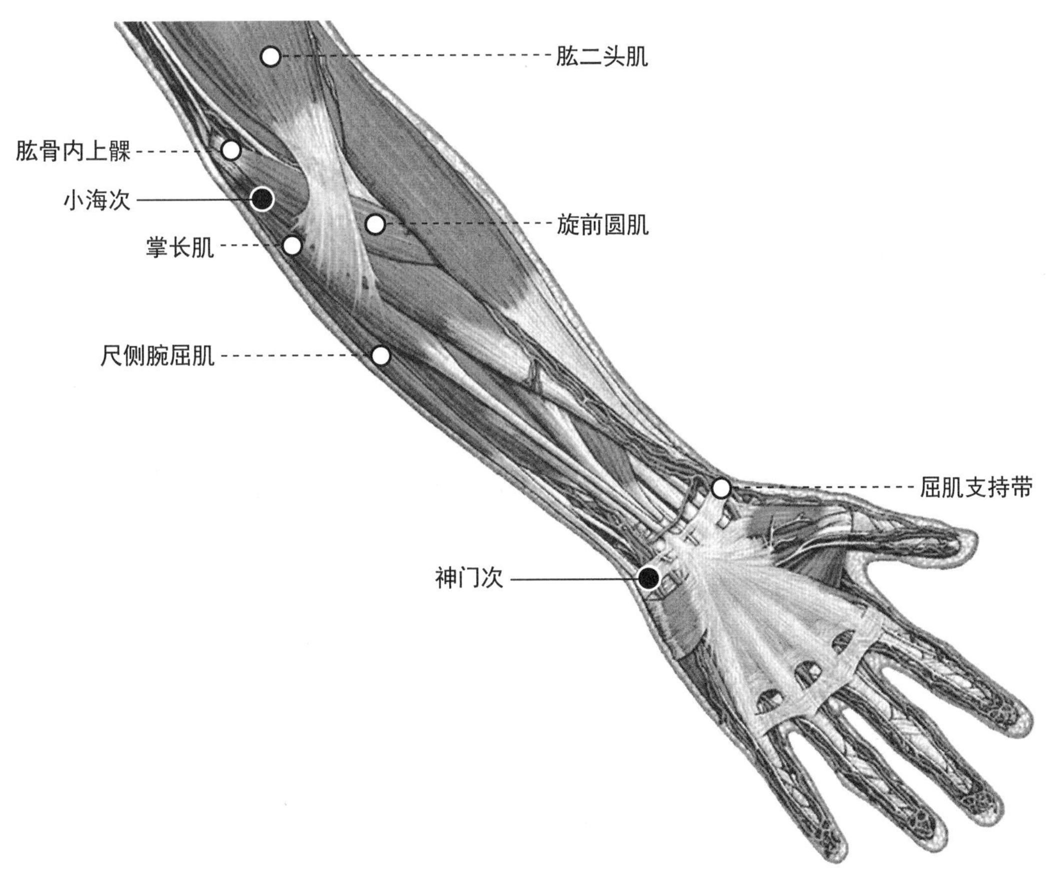

第5章 指腕部解剖与筋结点

尺侧腕屈肌 为一长形的半羽状肌，位于尺侧，止端成腱，止于豌豆骨、第5掌骨及钩骨。有屈腕功能。受尺神经（颈$_8$～胸$_1$）支配。

小指展肌 位于手内侧缘皮下，起自豌豆骨和豆钩韧带，肌纤维斜向下内，止于小指第1指骨底内侧，一部分移行于小指的指背腱膜。小指展肌起始部参与钩骨肌管的构成，其间有尺神经和血管通过。小指展肌及钩骨肌管损伤时可压迫激惹尺神经而出现腕部痹痛，出现筋结病灶点腕骨次、阳谷次。

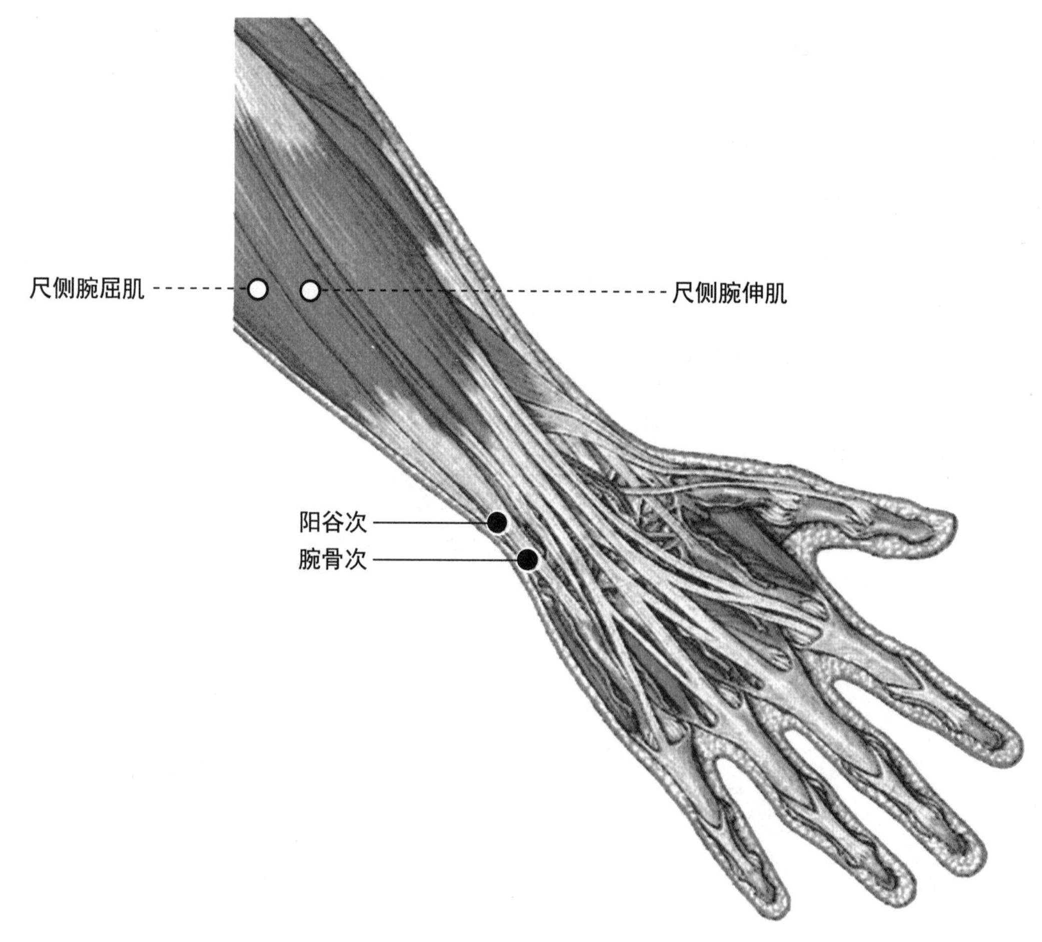

阳谷次

位置	在手腕尺侧部，当尺骨茎突隆起处。
局部解剖	皮肤—皮下组织—前臂筋膜—腕背侧韧带—尺侧腕伸肌—尺侧副韧带—腕关节。布有尺神经背支。
主治	腕关节疼痛，腕无力。
注意事项	①筋结点在尺侧腕伸肌、腕尺侧副韧带、背侧横韧带间或三角骨底抵止处。②行长圆针恢刺法时，应沿腕伸肌腱方向，向上举针。举针幅度宜小，避免损伤腕横韧带，不宜过深，避免误入腕关节。
附注	手太阳、少阳、少阴经筋交点。

腕骨次

位置	在手掌侧，腕豌豆骨、钩状骨间。
局部解剖	皮肤—皮下组织—掌筋膜—小鱼际肌、豆钩韧带、腕掌侧韧带、尺动静脉及神经支—豌豆骨、钩状骨。布有尺神经掌支。
主治	腕关节疼痛，腕指疼痛，手指麻木，异样感，小鱼际萎缩、无力。
注意事项	①筋结点在掌深筋膜下，豆钩韧带及腕掌侧韧带组成的尺管中。②行长圆针恢刺法时，应沿尺神经掌支走行方向，向上举针。
附注	手太阳、少阳、少阴经筋交会。

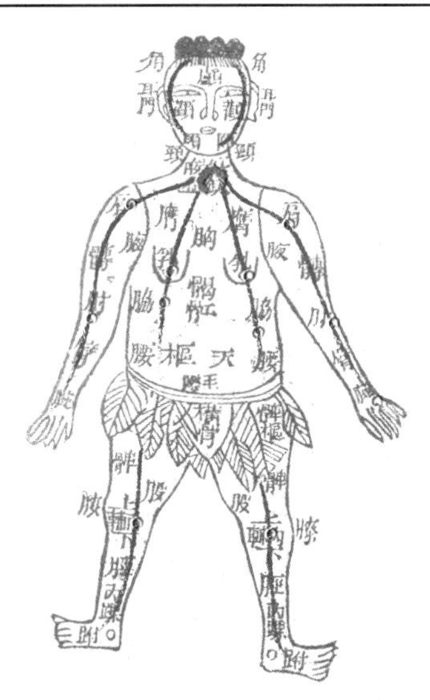

指伸肌、尺侧腕伸肌、小指伸肌、桡侧腕短伸肌、桡侧腕长伸肌共同起自肱骨外上髁。诸肌延至前臂下部，形成四条肌腱，经腕背伸肌支持带深面，抵止于第 2 ~ 5 指指骨背面，有伸腕伸指功能，当以上诸肌部分或全部在腕背横韧带处磨损时，可出现痹痛，此即阳池次。

尺侧腕屈肌 位于前臂内侧缘皮下，指浅屈肌的内侧，为长而扁平的半羽状肌。起自肱骨内上髁和前臂筋膜，分两头，一头是尺骨头，一头起自尺骨鹰嘴和尺骨背侧缘上 2/3。两头之间有尺神经通过。肌纤维向下移行于短腱，经腕横韧带深面，附着于豌豆骨，并续于豆钩韧带和豌豆掌韧带。在其止点处，常发现一小滑液囊，称尺侧腕屈肌囊，此肌为强大的屈肌，同时协助屈肘并使腕向尺侧屈（或倾）。尺侧腕屈受尺神经（颈$_7$）支配。尺侧腕屈肌损伤可引起肱骨内髁处痹痛，肘尺管及腕管和尺侧腕屈肌囊的痹痛，出现肘、腕功能障碍。

尺侧腕伸肌 位于前臂尺侧最浅之肌，在尺骨后内侧下行至尺骨小头上方不远处，完全形成扁腱，经腕背侧韧带深面，止于第 5 掌骨底的尺侧。主要伸腕及协助手内收。

拇短伸肌 位于拇长展肌之内侧。起自桡骨体背面拇长展肌之下，与拇长展肌腱同行，参与鼻咽窝外侧界，止于拇指第 1 节指骨底之背面，有伸拇指并协助伸腕及手外展功能。受桡神经（颈$_5$、颈$_6$）支配。易出现结筋病灶点列缺次、阳溪次。

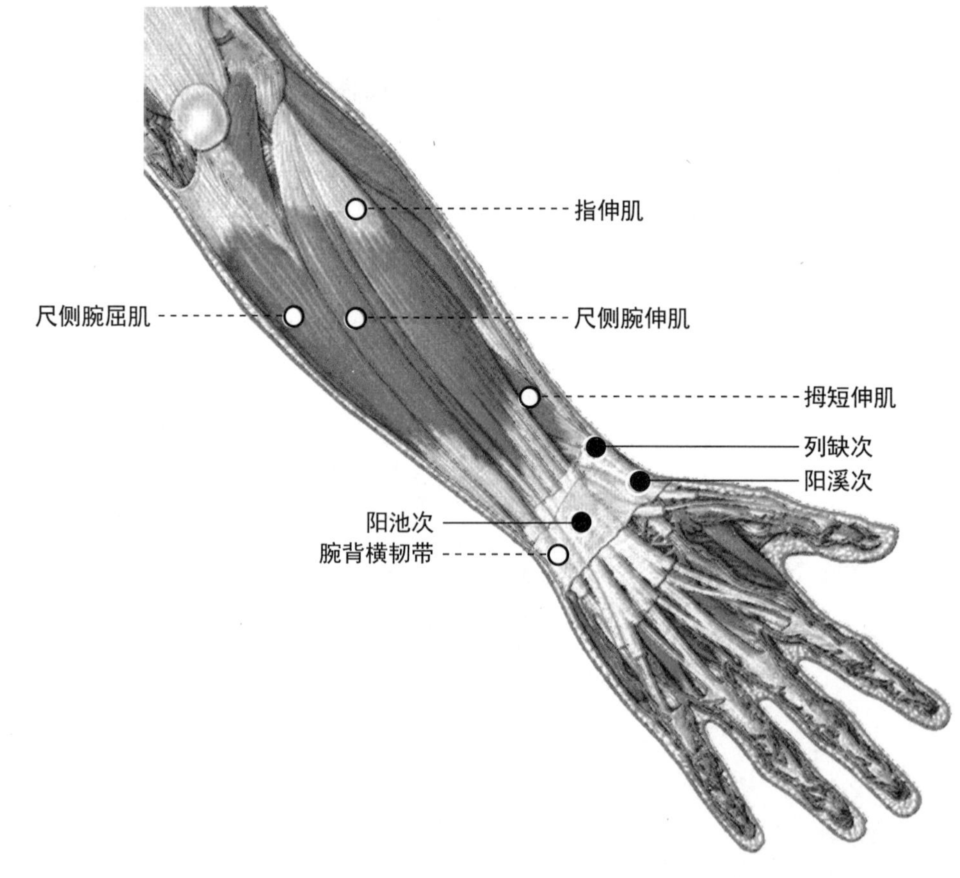

列缺次

位　　置	在腕背侧，当桡骨茎突凹陷中。
局部解剖	皮肤－皮下组织－前臂筋膜－拇短伸肌腱、拇指展肌腱及腱鞘、拇短伸肌、拇指展肌腱－桡骨茎突。布有前臂外侧皮神经、桡神经背侧支。
主　　治	腕部疼痛，腕痛引前臂及拇指疼痛，腕无力。
注意事项	①筋结点在拇短伸肌、拇指展肌腱鞘处。②行长圆针恢刺法时，应沿拇指展肌腱及桡神经浅支走行方向，向下举针。
附　　注	手阳明、少阳、太阴经筋交会。

阳溪次

位　　置	在腕背侧，当腕横纹桡侧端。
局部解剖	皮肤－皮下组织－前臂筋膜－桡侧腕副韧带－拇指展肌、拇短伸肌腱－腕关节。
主　　治	腕部疼痛，腕无力。
注意事项	①筋结点在腕横韧带、腕桡侧副韧带层。②行长圆针恢刺法时，应沿拇指展肌及桡侧副韧带纤维方向，向上或向下举针。③不宜深刺误入关节腔。
附　　注	手阳明、少阳、太阴经筋交会。

阳池次

位　　置	在腕背侧，当腕背侧横纹中点处。
局部解剖	皮肤－皮下组织－腕背伸横韧带－伸指肌腱鞘－指总伸肌腱－腕关节。布有前臂皮神经。
主　　治	腕关节疼痛。
注意事项	①筋结点在腕横韧带及伸指肌腱腱鞘层。②行长圆针恢刺法时，应沿伸指肌腱方向，向下或下举针。举针幅度宜小，避免损伤腕背侧横韧带。
附　　注	手三阳经筋交会。

桡侧腕长伸肌 起于肱骨外上髁肱桡肌起点之下方，外侧肌间隔，下行形成扁腱经腕背在拇长展肌、拇短伸肌腱之深面形成鼻咽窝底，止于第2掌骨底。有伸腕和协助手外展功能。受桡神经（颈$_5$、颈$_6$）支配。

桡侧腕短伸肌 位于桡侧腕长伸肌之深面，与指总伸肌、小指固有伸肌及尺侧腕伸肌借一伸肌总腱起于肱骨外上髁、外侧肌间隔、桡侧副韧带、向下移行于扁腱，经拇长展肌、拇短伸肌腱的深面，在腕背亦参与构成鼻咽窝底，止于第3掌骨底，功能同桡侧腕长伸肌。受桡神经（颈$_5$、颈$_6$）支配。

腕横韧带 腕横韧带为坚韧的横行纤维，联结腕尺侧隆起和腕桡侧隆起，该韧带与腕骨沟共同构成一个骨性纤维管，即腕管。管内通过指深浅屈肌腱、正中神经等。

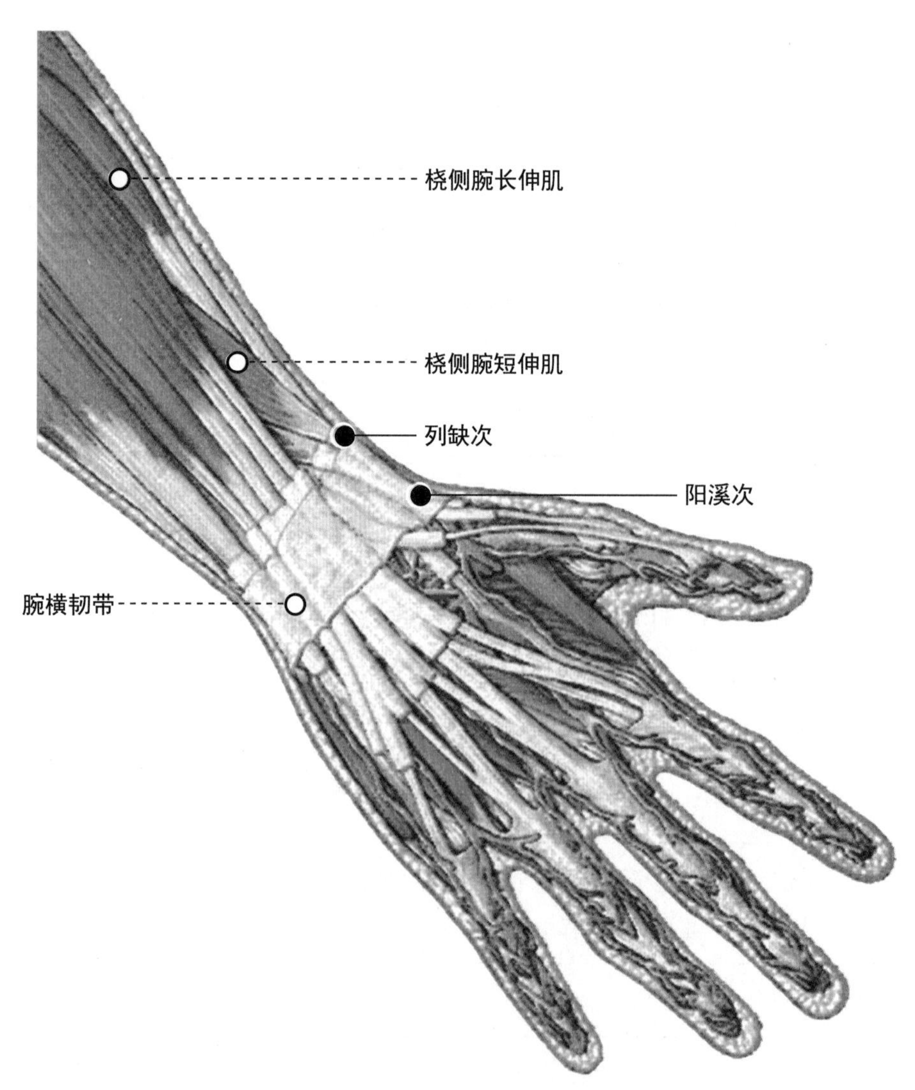

拇长屈肌　起自桡骨前面中部，指浅屈肌起点与旋前方肌止点之间和邻近的骨间膜。有时可有小肌束起自肱骨内上髁和尺骨。肌纤维向远端移行成长腱，通过腕管至手。在拇短屈肌浅头、拇短屈肌深头、拇收肌之间，进入拇指的骨性纤维管和拇指腱鞘，止于拇指末节掌面。该肌在内侧腕管内，包以拇长屈肌腱鞘。在拇指骨性纤维管内，包括拇指腱滑液鞘。有屈拇指和协助屈腕功能。当该肌损伤，尤其是其肌腱通过腕、掌指关节前两籽骨间狭窄处劳损时，可引起拇指或腕痹痛，屈指屈腕功能障碍。其结筋病灶点分别为掌指$_1$及太渊次。

拇短展肌　位于手掌鱼际外侧皮下，拇短屈肌的外侧，遮盖着拇指对掌肌和拇短屈肌的一部分，为长三角形的扁肌。起自腕横韧带和舟骨结节，肌纤维斜向下外方，附着于拇指近侧指骨底的桡侧和桡侧子骨。此肌收缩时，使拇指外展。

腕横韧带　为坚韧的横行纤维，联结腕尺侧隆起和腕桡隆起，该韧带与腕肌沟共同构成一个骨性纤维管，即腕管。管内通过指浅屈肌腱、指深屈肌腱、拇长屈肌腱和正中神经。

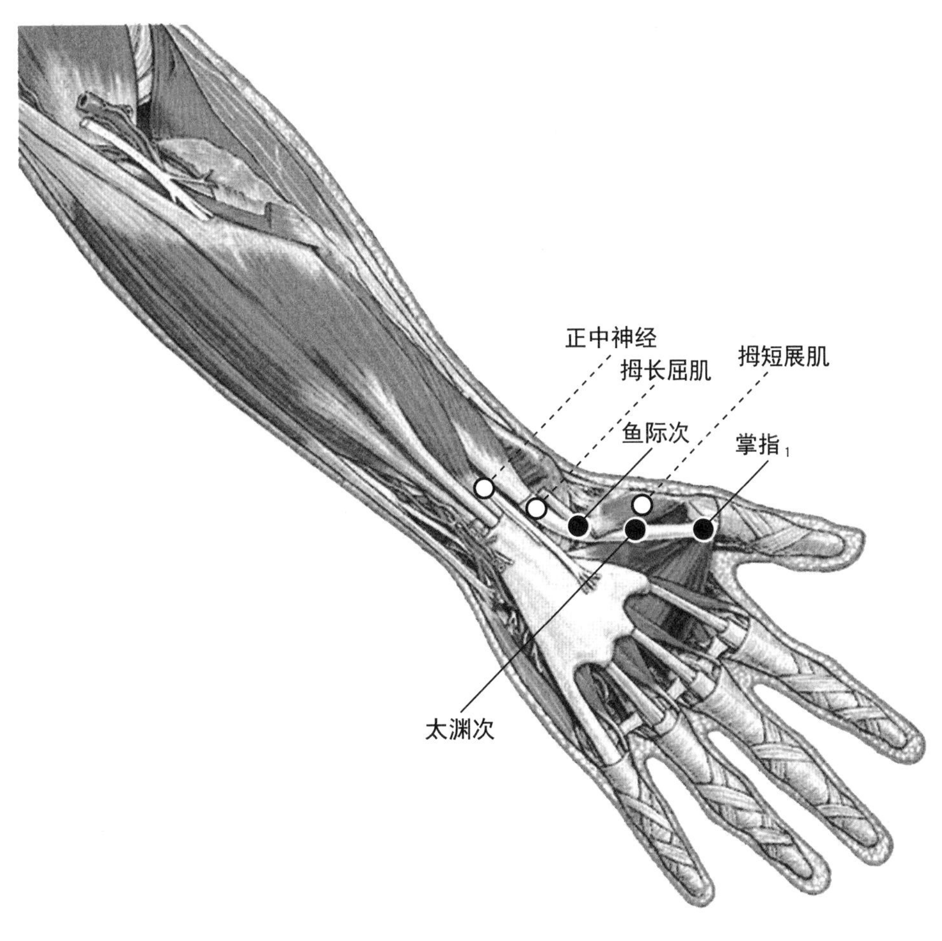

掌指$_1$

位　　置	在手掌部，当第 1 掌指关节拇长屈肌腱鞘处。
局部解剖	皮肤－皮下组织－拇长屈肌腱鞘、内外侧籽骨－拇长屈肌腱－第 1 掌指关节。布有指掌侧神经。
主　　治	拇长屈肌腱鞘炎，弹响指，拇指关节痛，拇指引前臂疼痛。
注意事项	①筋结点在拇掌指关节两籽骨间，拇长屈肌腱鞘处。②行长圆针恢刺法时，应沿拇长屈肌腱方向，向上或向下举针。③用针宜稍粗，刃稍锋，针锋至腱鞘层即可，不宜深至肌腱。避免损伤肌腱。④行水针注射疗法时，宜将药液注入腱鞘内。

太渊次

位　　置	在腕掌侧，当腕横纹桡侧端，桡侧腕屈肌抵止处。
局部解剖	皮肤－皮下组织－前臂筋膜、腕掌侧横韧带－桡侧腕屈肌－腕关节。布有前臂外侧皮神经、桡神经浅支。外侧有桡动脉、静脉。内侧为桡神经、正中神经。
主　　治	腕关节疼痛，腕前臂疼痛，腕无力。
注意事项	①筋结点在腕掌侧横韧带与桡侧腕屈肌交界处。②行长圆针恢刺法时，应沿桡侧腕屈肌腱方向，向上举针。③不可偏向内，更不可横行举针，避免损伤桡动脉、静脉和桡神经。
附　　注	手太阴、厥阴经筋交会。

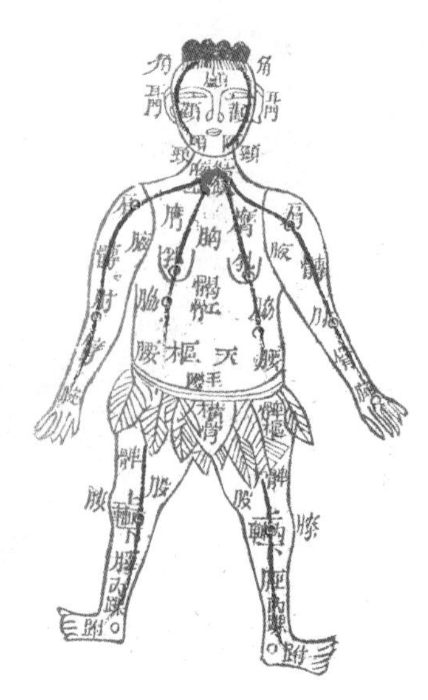

指浅屈肌　位于前四肌的深面，是浅层肌中较阔厚之肌，下行至腕前发出浅深二对肌腱，通常是中指与环指腱位于浅层，示指与小指腱位于深层，分别止于第2～5指中节指骨底两侧，有屈中节指骨、屈腕关节的作用，受正中神经（颈$_{7}$～$_{8}$、胸$_{1}$）支配。在掌指关节掌面的腱鞘处损伤而形成的结筋病灶点，即掌指$_{2～5}$。

拇长屈肌　起自桡骨前面中部，指浅屈肌起点与旋前方肌止点之间和邻近的骨间膜。有时可有小肌束起自肱骨内上髁和尺骨。肌纤维向远端移行成长腱，通过腕管至手。在拇短屈肌浅头、拇短屈肌深头、拇收肌之间，进入拇指的骨性纤维管和拇指腱鞘，止于拇指末节掌面。该肌在内侧腕管内，包以拇长屈肌腱鞘。在拇指骨性纤维管内，包括拇指腱滑液鞘。有屈拇指和协助屈腕功能。当该肌损伤，尤其是其肌腱通过腕、掌指关节前两籽骨间狭窄处劳损时，可引起拇指或腕痹痛，屈指屈腕功能障碍。其结筋病灶点分别为掌指1及太渊次。

腕横韧带　为坚韧的横行纤维，联结腕尺侧隆起和腕桡隆起，该韧带与腕肌沟共同构成一个骨性纤维管，即腕管。管内通过指浅屈肌腱、指深屈肌腱、拇长屈肌腱和正中神经。指浅屈肌腱和指深屈肌腱周围包以指总屈肌腱鞘，拇长屈肌腱周围包以拇长屈肌腱鞘，前者又称腕尺侧囊，后者又称腕桡侧囊，二囊之间经常互相交通。上述两囊的近侧端超越腕横韧带近侧缘以上2.5cm左右。其结筋病灶点即神门次、大陵次、太渊次。

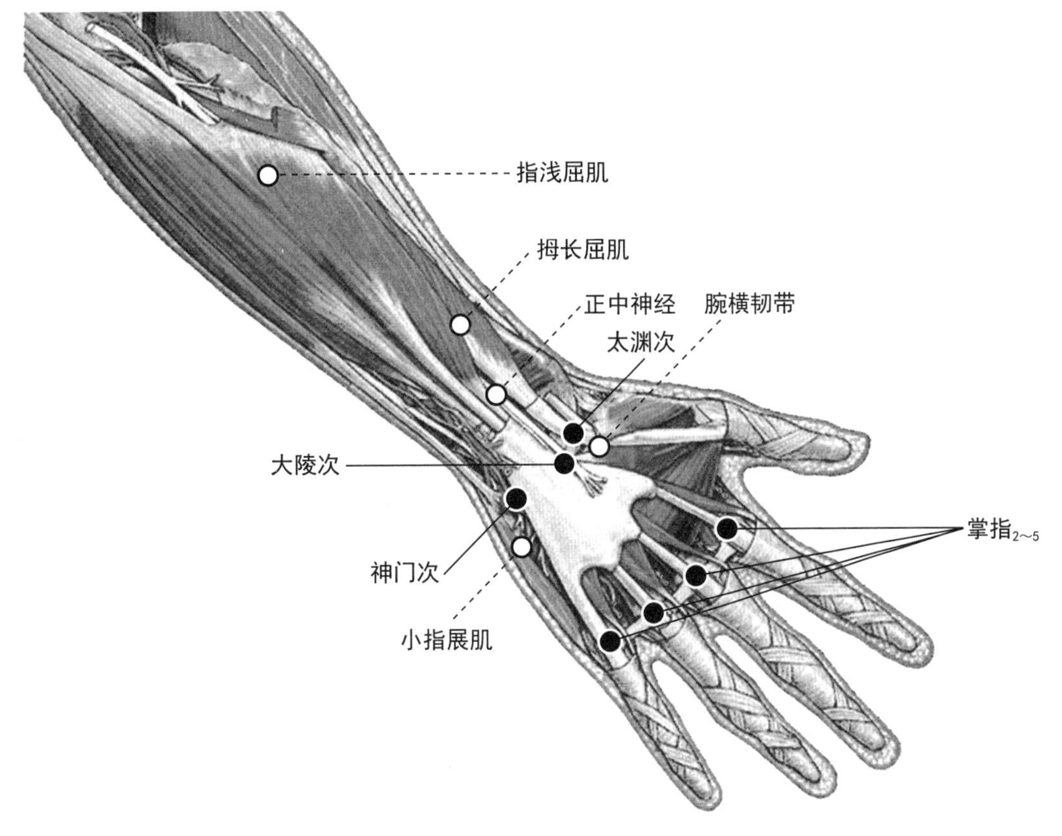

大陵次

位　　置	在腕掌侧面，当腕横纹中点处。
局部解剖	皮肤－皮下组织－掌侧腕横韧带－掌长肌腱，指屈长、短肌腱，正中神经－桡侧腕屈肌腱、腕关节。布有正中神经掌支。
主　　治	腕关节疼痛，腕痛引指痛，手指麻木。
注意事项	①筋结点在掌侧腕横韧带与诸屈肌腱间。②行长圆针恢刺法时，应沿肌腱、神经走行方向，向上或向下举针。③进针时如出现触电感，应提针并改变方向，以避免损伤神经与血管。
附　　注	手三阴经筋交会。

神门次

位　　置	在腕部掌侧，腕横纹尺侧端，尺侧腕屈肌于腕骨的抵止处。
局部解剖	皮肤－皮下组织－前臂筋膜、掌侧腕横韧带－尺侧腕屈肌腱、尺神经、尺动脉、尺静脉。布有尺神经掌支。
主　　治	腕关节疼痛，腕无力，手指麻木，指腕异样感。
注意事项	①筋结点在掌侧腕横韧带下层，尺侧腕屈肌、腕尺侧副韧带抵止处。②行长圆针恢刺法时，应沿尺神经走行方向，向上或向下举针。③不宜向桡侧针刺或举针，防止误伤尺神经与血管。
附　　注	手少阴、厥阴、太阳经筋交会。

掌指$_{2\sim5}$

位　　置	在手掌侧面，当第 2 ～ 4 各掌指关节掌侧面处。
局部解剖	皮肤－皮下组织－掌筋膜－指屈肌腱鞘－指屈肌腱－掌指关节囊－掌指关节。布有指掌固有神经。
主　　治	掌指关节疼痛，屈指肌腱鞘炎，弹响指。
注意事项	①筋结点在各掌指关节浅面指屈肌腱腱鞘处。②行长圆针恢刺法时，应沿屈肌腱方向，向上或向下举针。不宜深刺，避免损伤屈肌腱，不可误入关节腔。③狭窄性腱鞘炎宜用斜刃长圆针，在腱鞘表层作纵行切割样操作。

第6章 胸背部解剖与筋结点

棘间韧带 薄而无力，不如棘上韧带坚韧，附着于棘突间的较深处，主要由致密排列的胶原纤维构成，杂以少数弹性纤维，附着于下一椎弓板之上缘及椎骨棘突的基底，朝上后至上一椎骨的棘突，前与黄韧带融合。

棘上韧带 呈连续的细索状突起，是一条连接棘突的坚强韧带。上端起于颈椎棘突，下端至骶中嵴，为纵行胶原纤维组成。深部纤维连接相邻棘突，浅部纤维越过 3 ～ 4 节，胸椎棘上韧带由弹性纤维膜形成，有保护和限制脊柱过度前屈的作用，起相同作用的还有棘间韧带，其纤维交错起止于相邻棘突的上下缘。当其损伤时，可在损伤部位，即棘突顶端或顶端的上下缘可触及痛性硬结、条索或浮动剥离感，引起胸背部痹痛和功能受限。其结筋病灶点可依所在胸椎棘突命名为胸 $_{1\sim12}$ 棘突。

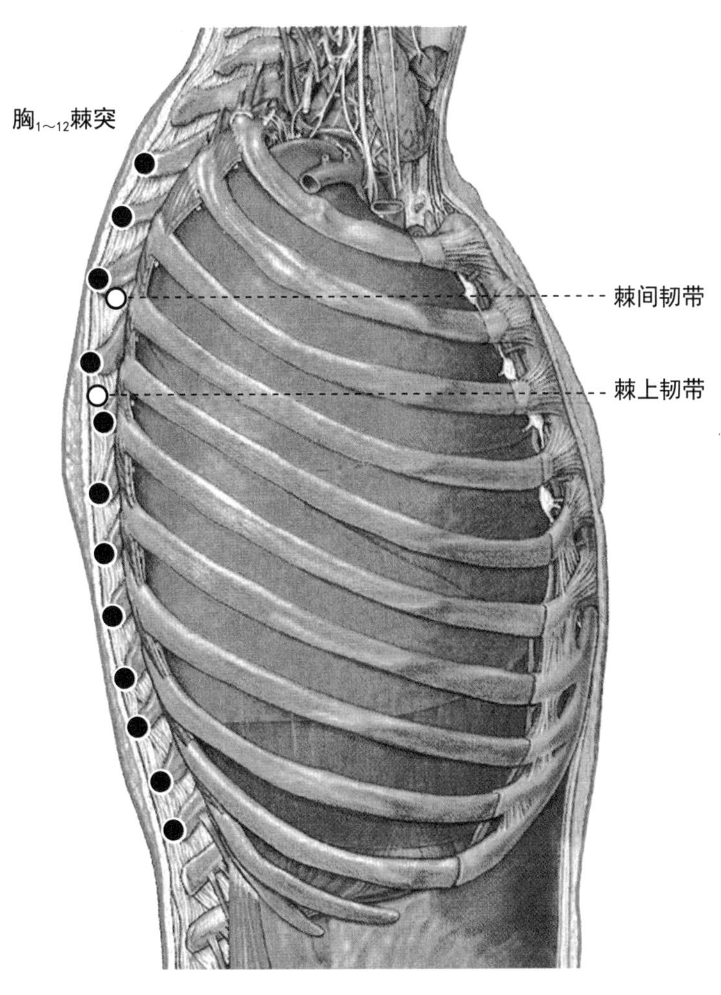

胸$_{12}$棘突

位　　置	在背部，当第 12 胸椎棘突顶端处。
局部解剖	皮肤－皮下组织－斜方肌、背阔肌腱膜、棘上韧带、棘间韧带。布有胸$_{12}$脊神经后支。深部为椎管。
主　　治	腰背疼痛。
注意事项	①筋结点在棘突顶端、上下缘与外侧缘。②行长圆针恢刺法时，中线筋结点应沿棘上韧带方向，向上或向下举针。外侧缘筋结点，应沿斜方肌方向，向外上方举针。

胸$_{11}$棘突

位　　置	在背部，当第 11 胸椎棘突顶端处。
局部解剖	皮肤－皮下组织－斜方肌、背阔肌腱膜、棘上韧带、棘间韧带。布有胸$_{11}$脊神经后支。深部为椎管。
主　　治	腰背疼痛。
注意事项	①筋结点在棘突顶端、上下缘与外侧缘。②行长圆针恢刺法时，中线筋结点应沿棘上韧带方向，向上或向下举针。外侧缘筋结点，应沿斜方肌方向，向外上方举针。

胸$_{10}$棘突

位　　置	在背部，当第 10 胸椎棘突顶端处。
局部解剖	皮肤－皮下组织－斜方肌腱膜、棘上韧带、棘间韧带。布有胸$_{10}$脊神经后支。深部为椎管。
主　　治	胸背疼痛。
注意事项	①筋结点在棘突顶端，上下缘与外侧缘。②行长圆针恢刺法时，中线筋结点应沿棘上韧带方向，向上或向下举针。外侧缘筋结点，应沿斜方肌方向，向外上方举针。

胸$_9$棘突

位　　置	在背部，当第 9 胸椎棘突顶端处。
局部解剖	皮肤—皮下组织—斜方肌腱膜、棘上韧带、棘间韧带。布有胸$_9$脊神经后支。深部为椎管。
主　　治	胸背疼痛。
注意事项	①筋结点在棘突顶端，上下缘与外侧缘处。②行长圆针恢刺法时，中线筋结点应沿棘上韧带方向，向上或向下举针。外侧缘筋结点，应沿斜方肌肌纤维方向，横向举针。

胸$_8$棘突

位　　置	在背部，当第 8 胸椎棘突顶端处。
局部解剖	皮肤—皮下组织—斜方肌腱膜、棘上韧带、棘间韧带。布有胸$_8$脊神经后支。深部为椎管。
主　　治	胸背疼痛。
注意事项	①筋结点在棘突顶端、上下缘与外侧缘处。②行长圆针恢刺法时，中线筋结点应沿棘上韧带方向，向上或向下举针。外侧缘筋结点，应沿斜方肌肌纤维方向，横向举针。

胸$_7$棘突

位　　置	在背部，当第 7 胸椎棘突顶端处。
局部解剖	皮肤—皮下组织—斜方肌腱膜、棘上韧带、棘间韧带。布有胸$_7$脊神经后支。深部为椎管。
主　　治	胸背疼痛。
注意事项	①筋结点在棘突顶端，上下缘与外侧缘处。②行长圆针恢刺法时，中线筋结点应沿棘上韧带方向，向上或向下举针。外侧缘筋结点，应沿斜方肌肌纤维方向，横向举针。

胸$_6$棘突

位　置	在背部，当第 6 胸椎棘突顶端处。
局部解剖	皮肤—皮下组织—斜方肌腱膜、棘上韧带、棘间韧带。布有胸$_6$脊神经后支。深部为椎管。
主　治	胸背疼痛，颈项痛，胸闷，心悸。
注意事项	①筋结点在棘突顶端，上下缘与外侧缘处。②行长圆针恢刺法时，中线筋结点应沿棘上韧带方向，向上或向下举针。外侧缘筋结点应沿斜方肌肌纤维方向，横向举针。

胸$_5$棘突

位　置	在背部，当第 5 胸椎棘突顶端处。
局部解剖	皮肤—皮下组织—斜方肌腱膜、菱形肌腱膜、上后锯肌腱膜、棘上韧带、棘间韧带。布有胸$_5$脊神经后支。深部为椎管。
主　治	胸背疼痛，颈项痛，胸闷，心悸。
注意事项	①筋结点在棘突顶端，上下缘与外侧缘处。②行长圆针恢刺法时，中线筋结点应沿棘上韧带方向，向上或向下举针。外侧缘筋结点应沿斜方肌肌纤维方向，横向举针。

胸$_4$棘突

位　置	在背部，当第 4 胸椎棘突顶端处。
局部解剖	皮肤—皮下组织—斜方肌腱膜、菱形肌腱膜、上后锯肌腱膜、棘上韧带、棘间韧带。布有胸$_4$脊神经后支，深层为椎管。
主　治	胸背疼痛，颈项痛，胸闷，心悸。
注意事项	①筋结点在棘突顶端、上下缘与外侧缘处。②行长圆针恢刺法时，中线筋结点应沿棘上韧带方向，向上或向下举针。外侧缘筋结点应沿斜方肌肌纤维方向，横向举针。

胸$_3$棘突

位　　置	在背部，当第 3 胸椎棘突顶端处。
局部解剖	皮肤—皮下组织—斜方肌腱膜、菱形肌腱膜、上后锯肌腱膜、棘上韧带、棘间韧带。布有胸$_3$脊神经后支。深部为椎管。
主　　治	胸背疼痛，颈项痛，胸痛，胸闷，气短。
注意事项	①筋结点在棘突顶端、上下缘与外侧缘处。②行长圆针恢刺法时，中线筋结点应沿棘上韧带方向,向上或向下举针。外侧缘筋结点应沿斜方肌肌纤维方向,横向举针。

胸$_2$棘突

位　　置	在背部，当第 2 胸椎棘突顶端处。
局部解剖	皮肤—皮下组织—斜方肌腱膜、菱形肌腱膜、上后锯肌腱膜、棘上韧带、棘间韧带。布有胸$_2$脊神经后支。深部为椎管。
主　　治	胸背疼痛，颈项痛，胸痛，胸闷，气短。
注意事项	①筋结点在棘突顶端、上下缘与外侧缘处。②行长圆针恢刺法时，中线筋结点应沿棘上韧带方向,向上或向下举针。外侧缘筋结点应沿斜方肌肌纤维方向,横向举针。

胸$_1$棘突

位　　置	在背部，当第 1 胸椎棘突顶端处。
局部解剖	皮肤—皮下组织—斜方肌腱膜、菱形肌腱膜、上后锯肌腱膜、棘上韧带、棘间韧带。布有胸$_1$脊神经后支。深部为椎管。
主　　治	胸背部疼痛，颈项痛，胸痛，胸闷，气短。
注意事项	①筋结点在棘突顶端、上下缘与外侧缘处。②行长圆针恢刺法时，中线筋结点应沿棘上韧带方向,向上或向下举针。外侧缘筋结点应沿斜方肌肌纤维方向,横向举针。

胸腰筋膜 浅层起自胸、腰骶椎的棘间韧带并逐渐变薄与颈筋膜连续，向下变厚终止于髂骨嵴，向外止于肋骨角，覆盖骶棘肌的浅面。深层位于骶棘肌的前面，分隔骶棘与腰方肌后，附着于腰椎横突、髂嵴和第 12 肋。胸腰筋膜包绕诸多肌肉，这些背肌有强有力的收缩力和负荷功能。肌肉的强力活动和病变容易损伤胸腰筋膜，而出现结筋病灶点。尤其是胸腰筋膜在与胸椎同序列的固有神经、血管孔，其间通过脊神经后支，是薄弱区，是常出现结筋病灶点的部位。

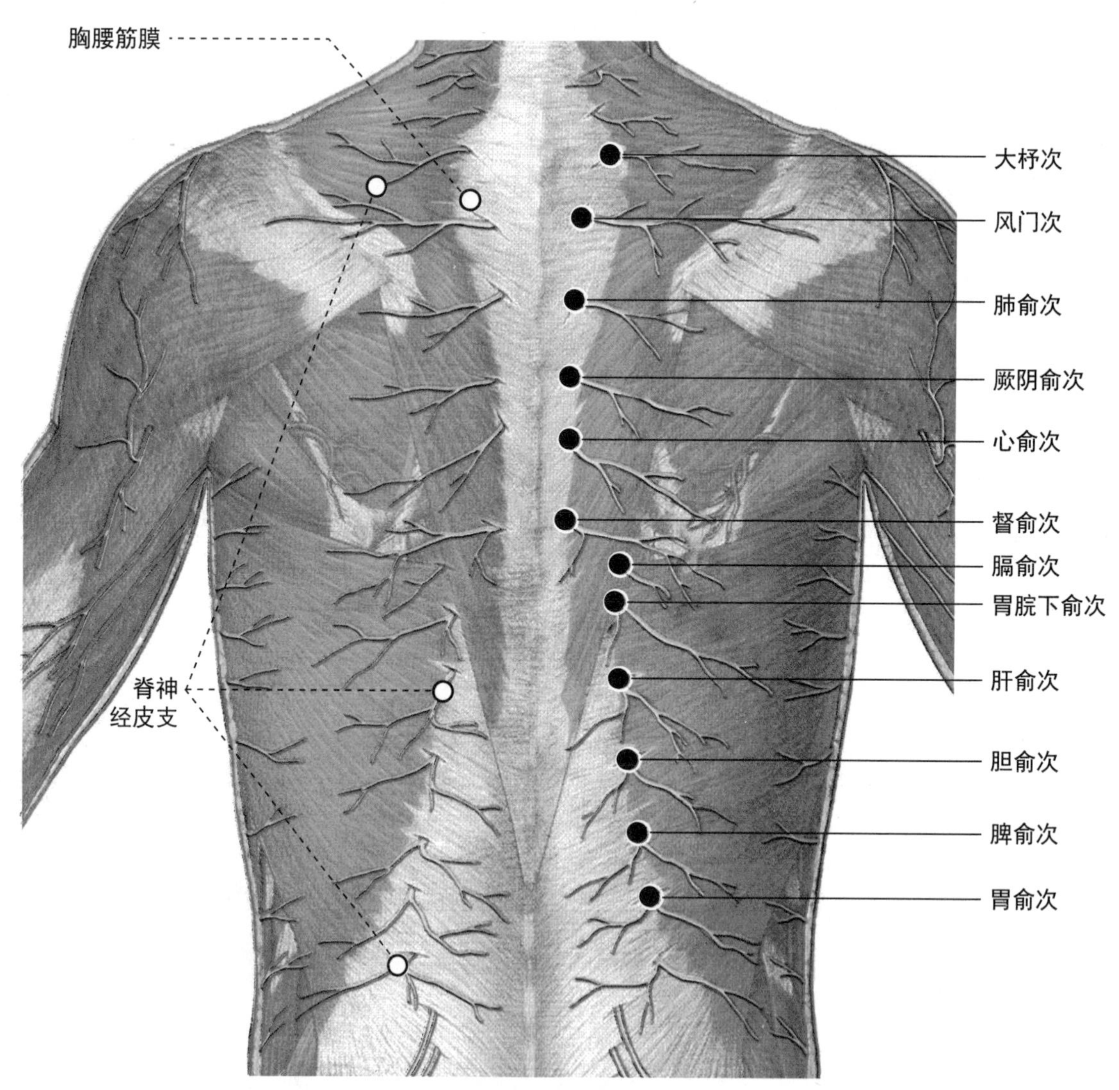

督俞次

位　　置	在背部，当第 6 胸椎棘突旁开，竖脊肌隆起处。
局部解剖	皮肤—皮下组织—胸腰筋膜、胸$_6$脊神经固有神经孔—菱形肌—竖脊肌—肋骨。布有胸$_{5、6}$脊神经后支、肌支。深层为胸腔。
主　　治	胸背疼痛，胸闷，心悸，胸胁疼痛。
注意事项	①浅层筋结点在皮下脂肪层、胸腰筋膜层及固有神经孔处。深层筋结点在斜方肌、菱形肌、竖脊肌各层。②行恢刺法时，应沿相应肌纤维方向，向内上方举针。
附　　注	足太阳、少阴、手太阳经筋交会。

心俞次

位　　置	在背部，当第 5 胸椎棘突旁开，竖脊肌隆起处。
局部解剖	皮肤—皮下组织—胸腰筋膜、胸$_5$脊神经后支固有神经孔—斜方肌—菱形肌—竖脊肌—肋骨。布有胸$_{4、5}$脊神经后支。深部为胸腔。
主　　治	胸背疼痛，胸闷，胸痛，心悸，心前区疼痛。
注意事项	①浅层筋结点在皮下脂肪层、胸腰筋膜层及固有神经孔处。深层筋结点在菱形肌、竖脊肌、上后锯肌各层。②行恢刺法时，应沿相应肌纤维方向举针。
附　　注	足太阳、少阴、手太阳经筋交会。

厥阴俞次

位　　置	在背部，当第 4 胸椎棘突旁开，竖脊肌隆起处。
局部解剖	皮肤—皮下组织—胸腰筋膜、胸$_4$脊神经后支固有神经孔—斜方肌—菱形肌、后上锯肌—竖脊肌—肋骨。布有胸$_{3、4}$脊神经后支、肌支。深部为胸腔。
主　　治	胸背疼痛、胸闷、胸痛、心悸、胸胁疼痛、心前区疼痛、哮喘。
注意事项	①浅层筋结点在皮下脂肪层、胸腰筋膜层及固有神经孔处。深层筋结点在菱形肌、竖脊肌、上后锯肌各层。②行恢刺法时，应沿各肌纤维方向举针。
附　　注	足太阳、少阴、手太阳经筋交会。

肺俞次

位　　置	在背部，当第3胸椎旁开，竖脊肌隆起处。
局部解剖	皮肤—皮下组织—胸腰筋膜、胸$_{3}$脊神经后支固有神经孔—斜方肌、菱形肌、上后锯肌、竖脊肌—肋骨。布有胸$_{2、3}$脊神经后支、肌支，深层为胸腔。
主　　治	胸背疼痛，胸闷，哮喘，心前区疼痛。
注意事项	①浅层筋结点在皮下脂肪层、胸腰筋膜层及固有神经孔处。深层筋结点在菱形肌、上后锯肌、竖脊肌各层。②行恢刺法时，应沿各肌纤维方向举针。
附　　注	足太阳、少阴、手太阳、阳明经筋交会。

风门次

位　　置	在背部，当第2胸椎棘突旁开，竖脊肌隆起处。
局部解剖	皮肤—皮下组织—胸腰筋膜、胸$_{2}$脊神经固有神经孔—斜方肌、菱形肌、后上锯肌、竖脊肌—肋骨。布有胸$_{1、2}$脊神经后支、肌支。深部为胸腔。
主　　治	胸背疼痛，胸闷，心悸，哮喘，心前区疼痛。
注意事项	①浅层筋结点在皮下脂肪层、胸腰筋膜层及固有神经孔处。深层筋结点在菱形肌、后上锯肌、竖脊肌各层。②行恢刺法时，应沿各肌纤维方向举针。
附　　注	足太阳、少阴、手太阳、阳明经筋交会。

大杼次

位　　置	在背部，当第1胸椎棘突旁开，当竖脊肌隆起处。
局部解剖	皮肤—皮下组织—胸背筋膜、胸神经后支固有神经孔—斜方肌、菱形肌、后上锯肌、竖脊肌—肋骨。布有胸$_{1}$脊神经后支、肌支。深层为胸腔。
主　　治	胸背疼痛，颈项疼痛，胸闷，哮喘，心悸。
注意事项	①浅层筋结点在皮下脂肪层、胸腰筋膜层。深层筋结点在菱形肌及竖脊肌等各层。②行恢刺法时，应沿各肌纤维方向，向上或下举针。
附　　注	足太阳、少阴、手太阳、少阳经筋交会。

胃俞次

位　　置	在背部，在第 12 胸椎棘突下旁开，当竖脊肌隆起处。
局部解剖	皮肤—皮下组织—胸腰筋膜—背阔肌腱膜—竖脊肌、多裂肌、回旋肌。布有胸 $_{12}$、腰 $_{1}$ 脊神经后皮支及肌支，深部为腰椎横突及腹腔。
主　　治	腰背部疼痛，胸痛，胁肋疼痛，腹痛。
注意事项	①浅层筋结点在皮下脂肪层、胸腰筋膜层及固有神经孔处。深层筋结点在背阔肌及竖脊肌、下后锯肌各层。②行恢刺法时，应沿竖脊肌肌纤维方向，向上或向下举针。
附　　注	足太阳、少阳、阳明、少阴经筋交会。

脾俞次

位　　置	在背部，在第 11 胸椎棘突旁开，当竖脊肌隆起处。
局部解剖	皮肤—皮下组织—胸腰筋膜—斜方肌腱膜、背阔肌腱膜—竖脊肌—胸椎横突及第 12 肋。布有胸 $_{11、12}$ 脊神经后皮支及肌支，深部为胸腔。
主　　治	胸背部疼痛，胸胁疼痛，腰痛，腹痛。
注意事项	①浅层筋结点在皮下脂肪层、胸腰筋膜层及固有神经孔处。深层筋结点在背阔肌、斜方肌、竖脊肌各层。②行恢刺法时，应沿竖脊肌肌纤维方向，向上或向下举针。
附　　注	足太阳、少阳、阳明、少阴经筋交会。

胆俞次

位　　置	在背部，在第 10 胸椎棘突旁开，当竖脊肌隆起处。
局部解剖	皮肤—皮下组织—胸腰筋膜—斜方肌腱膜—竖脊肌。布有胸 $_{10、11}$ 脊神经后皮支及肌支，深部为胸椎横突及第 10 肋和胸腔。
主　　治	胸背部疼痛，胸胁疼痛，腹痛。
注意事项	①浅层筋结点在皮下脂肪层、胸腰筋膜层及固有神经孔处。深层筋结点在斜方肌及竖脊肌各层。②行恢刺法时，应沿竖脊肌肌纤维方向，向上或向下举针。
附　　注	足太阳、少阳、少阴经筋交会。

肝俞次

位　　置	在背部，在第 9 胸椎棘突旁开，当竖脊肌隆起处。
局部解剖	皮肤－皮下组织－胸腰筋膜－斜方肌腱膜－竖脊肌－第 9 肋。布有胸 $_{8、9}$ 脊神经后皮支及肌支，深部为胸腔。
主　　治	胸背部疼痛，胸胁疼痛。
注意事项	①浅层筋结点在皮下脂肪层、胸腰筋膜层及固有神经孔处。深层筋结点在斜方肌及竖脊肌各层。②行恢刺法时，应沿竖脊肌肌纤维方向，向上或向下举针。
附　　注	足太阳、少阳、少阴经筋交会。

胃脘下俞次

位　　置	在背部，在第 8 胸椎棘突旁开，当竖脊肌隆起处。
局部解剖	皮肤－皮下组织－胸腰筋膜－斜方肌腱膜－竖脊肌－第 8 肋。布有胸 $_{7、8}$ 脊神经后皮支及肌支。深部为胸腔。
主　　治	胸背部疼痛，胸胁疼痛，胸闷，胃痛。
注意事项	①浅层筋结点在皮下脂肪层、胸腰筋膜层及固有神经孔处。深层筋结点在斜方肌及竖脊肌各层。②行恢刺法时，应沿竖脊肌肌纤维方向，向上或向下举针。
附　　注	足太阳、少阳、少阴经筋交会。

膈俞次

位　　置	在背部，当第 7 胸椎棘突旁开，竖脊肌隆起处。
局部解剖	皮肤－皮下组织－胸背筋膜－脊神经后支－竖脊肌－肋骨。布有胸脊神经后支、肌支。深部为胸腔。
主　　治	胸背疼痛、膈肌痉挛、胸闷、胸胁疼痛。
注意事项	①浅层筋结点在皮下脂肪层、胸腰筋膜层及固有神经孔处。深层筋结点在斜方肌及竖脊肌各层。②行恢刺法时，应沿竖脊肌肌纤维方向，向上或向下举针。
附　　注	足太阳、少阳、少阴、手太阳经筋交会。

肩胛提肌　为带状长肌，在斜方肌深面起自上4个颈椎横突后结节，向外下止于肩胛骨的内侧角。此肌收缩时能上提肩胛骨，并使肩胛骨下角向内旋转。肩胛骨固定时，可使头后伸并向对侧仰头。肩胛提肌受肩胛背神经支配。该肌因颈部频繁活动而容易造成劳损，常在其起点、止点及与斜方肌交叉处出现结筋病灶点。

菱形肌　位于斜方肌深面，起自第6、7颈椎及上4个胸椎棘突，纤维向下外，止于肩胛骨的脊柱缘。此肌收缩时能拉肩胛骨向上内，与肩胛提肌共同作用可使肩胛骨旋转。此肌受肩胛背神经支配。

冈上肌　是肩部诸肌中较小的一块。起于冈上窝，向外行经喙肩弓之下，以扁阔之腱止于大结节最上小骨面，且与关节囊紧密结合形成肩袖的顶和肩峰下囊的底。因此，它是肩峰下区极其重要的内容之一。也是肩部容易出现问题的常见部位，且最终发生肩关节功能紊乱，出现结筋病灶点。

冈下肌　起自冈下窝及肩部筋膜，形似三角形，向上外形成扁腱构成肩袖的后部，至肩关节后方与之愈着不易分离，止于大结节中部骨面，有外旋肩关节的作用。冈下肌的血供来自锁骨下动脉的甲状腺干的分支，即肩胛上动脉，它与来自臂丛的肩胛上神经（颈$_5$、颈$_6$）共同经肩胛大切迹至冈下窝，在冈下肌深面分支供应冈下肌。

起自骶骨背面和髂嵴后部，纤维向上分3列，外侧称髂肋肌，近脊柱侧为棘肌，两者之间为最长肌。髂肋肌又分3束：①腰髂肋肌止于下位肋骨脊柱端。②背髂肋肌起自腰髂的止点，上行抵于上第6肋脊柱端。③项髂肋肌起自背髂肋肌止点的内侧，向上止于下段颈椎横突。最长肌亦分两束：①背最长肌分两束向上，内侧束抵止上段腰椎和胸椎横突；外侧束止于所有肋骨近脊肋关节处。②项最长肌起自上段胸椎横突，

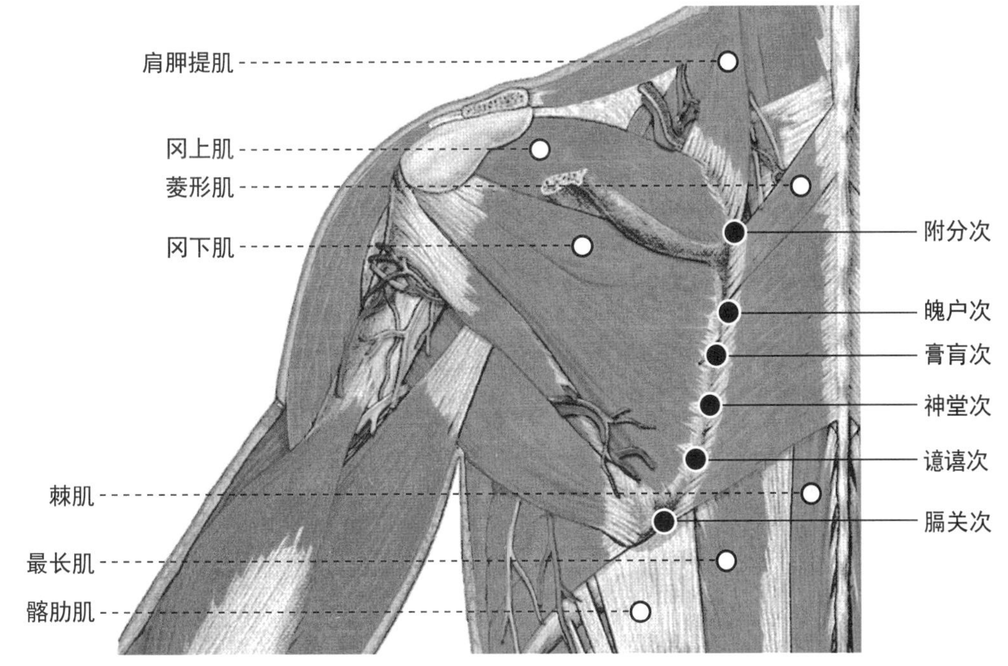

止于颈椎横突。上述各肌在胸背部的起止点接近相应背俞穴投影区。胸背筋膜的皮神经穿出孔也与之相应，故把这些结筋病灶点以相近背俞次命名。

神堂次

位　　置	在背部，当肩胛脊柱缘平第 5 肋处。
局部解剖	皮肤—皮下组织—胸腰筋膜—斜方肌—菱形肌—肩胛骨。布有胸 $_{4、5}$ 脊神经后支、肌支。深部为胸腔。
主　　治	胸背疼痛，胸闷，心悸。
注意事项	①筋结点在菱形肌于肩胛骨脊柱缘抵止处，或在菱形肌深层肋骨面处。②行恢刺法时，应沿菱形肌肌纤维方向，向内上方举针。③不宜深刺，避免误入胸腔。
附　　注	手足太阳经筋交会。

膏肓次

位　　置	在背部，当肩胛脊柱缘平第 4 肋处。
局部解剖	皮肤—皮下组织—胸背筋膜—斜方肌—菱形肌—肩胛骨。布有胸 $_{3、4}$ 脊神经后支、肌支。深部为胸腔。
主　　治	胸背部疼痛，胸闷，心悸，哮喘，咳嗽。
注意事项	①筋结点在菱形肌于肩胛骨脊柱缘抵止处，或在菱形肌深层肋骨面处。②行恢刺法时，应沿菱形肌肌纤维方向，向外上举针。③不宜深刺，避免误入胸腔。
附　　注	手足太阳经筋交会。

魄户次

位　　置	在背部，当肩胛脊柱缘平第 3 肋处。
局部解剖	皮肤—皮下组织—胸腰筋膜—斜方肌—后上锯肌、菱形肌—肩胛骨。布有胸 $_{2、3}$ 脊神经后支、肌支。深部为胸腔。
主　　治	胸背部疼痛，肩背疼痛，颈肩上肢疼痛，胸闷，哮喘。
注意事项	①筋结点在菱形肌于肩胛骨脊柱缘抵止处，或在菱形肌深层肋骨面处。②行恢刺法时，应沿菱形肌肌纤维方向，向外上方举针。③不宜深刺，避免误入胸腔。
附　　注	手足太阳经筋交会。

附分次

位　　置	在背部，当肩胛脊柱缘平第 2 肋处。
局部解剖	皮肤—皮下组织—胸腰筋膜—斜方肌—后上锯肌、菱形肌—肩胛骨。布有胸$_{1、2}$脊神经后支、肌支。深部为胸腔。
主　　治	胸背疼痛，颈项疼痛，哮喘，心悸。
注意事项	①筋结点在菱形肌于肩胛骨脊柱缘抵止处，或在菱形肌深层肋骨面处。②行恢刺法时，应沿菱形肌肌纤维方向，向外上方举针。③不宜深刺，避免误入胸腔。

膈关次

位　　置	在背部，当肩胛骨脊柱缘平第 7 肋处。
局部解剖	皮肤—皮下组织—胸背筋膜—斜方肌—大菱形肌—肩胛骨。布有胸神经皮支。
主　　治	肩前疼痛，胸痛，胸闷。
注意事项	①筋结点在菱形肌的肩胛骨脊柱缘抵止处，或在菱形肌深层肋骨面处。②行恢刺法时，应沿菱形肌肌纤维方向，向内上方举针。不宜深刺，避免误入胸腔。
附　　注	手足太阳、少阳经筋交会。

譩譆次

位　　置	在背部，当肩胛骨脊柱缘平第 6 肋处。
局部解剖	皮肤—皮下组织—胸背筋膜—斜方肌—菱形肌—肩胛骨。布有胸$_{5、6}$脊神经后支、肌支。深部为胸腔。
主　　治	胸背疼痛，胸闷，心悸，肩背疼痛。
注意事项	①筋结点在菱形肌于肩胛骨脊柱缘抵止处，或菱形肌深层肋骨面处。②行恢刺法时，应沿菱形肌肌纤维方向，向内上方举针。不宜深刺，避免误入胸腔。
附　　注	手足太阳经筋交会。

胸小肌 位于胸大肌的深面，为三角形扁肌。胸小肌以 3 或 4 个肌齿起自第 2 至第 5 诸肋骨和肋软骨结合处，向上外方止于肩胛骨喙突，臂丛神经从喙突内下穿过。胸小肌长约 10cm，起始处肌腹宽 8.0cm，止腱宽 1.5cm，肌中、外 1/3 交界处的肌层较厚（5.1mm）。胸小肌收缩时可牵引肩胛骨移向前下内方。若固定肩胛骨，也可以上提肋骨，因而胸小肌也是辅助深呼吸的肌。

前锯肌 在胸廓侧面，起于第 1 ～ 9 肋的外侧面，止于肩胛骨内缘和下角的前面。肋骨固定时，使肩胛骨前伸、上回旋，与斜方肌共同作用，使上臂上举。当肩胛骨固定时，下部肌纤维收缩可提肋，协助深呼吸。该肌劳损则出现胸壁痹痛，尤其是靠近上臂处。上肢活动时症状加重，重者深呼吸亦疼痛。在食窦次、胸乡次、天溪次及胸小肌共同起点处，即乳根次、膺窗次、屋翳次等出现结筋病灶点。

腹外斜肌 在腹前内侧，其起点在第 5 ～ 12 肋表面，止于腹白线、髂嵴等处。有牵引骨盆，侧屈回旋脊柱的作用。当其损伤时，可在起点处出现结筋病灶点。

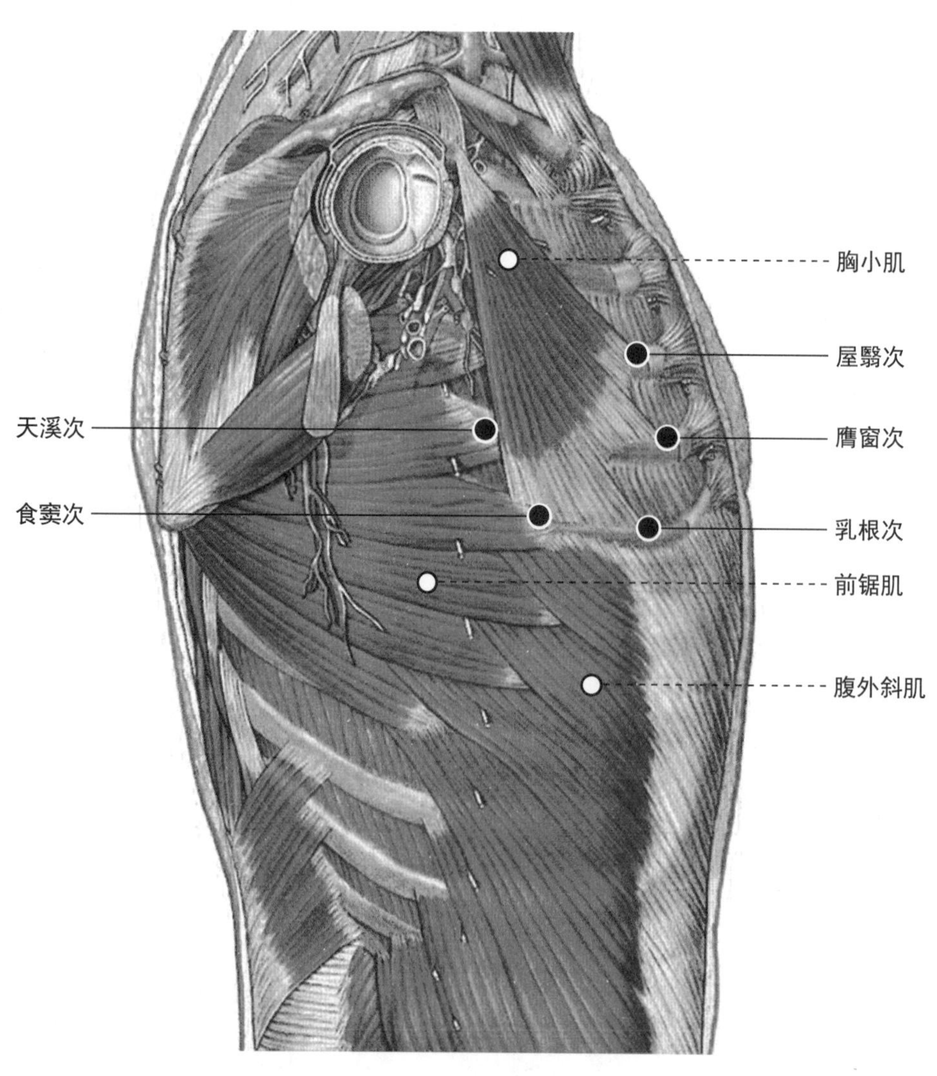

屋翳次

位　　置	在胸部，当第 3 肋与肋软骨结合部。
局部解剖	皮肤－皮下组织－胸大肌－胸小肌－肋骨、肋软骨。布有胸$_2$脊神经皮支。深部为胸腔。
主　　治	胸痛，胸闷，颈肩痛，手麻木，无力。
注意事项	①筋结点在胸小肌于第 3 肋与肋软骨结合部抵止处。②行恢刺法时，应沿胸小肌肌纤维方向，向外上方举针。③不可深刺，防止误入胸腔。
附　　注	手三阴、足少阳经筋交会。

膺窗次

位　　置	在胸部，当第 4 肋与肋软骨结合部处。
局部解剖	皮肤－皮下组织－胸大肌－胸小肌－第 4 肋。布有胸$_3$脊神经前皮支。深部为胸腔。
主　　治	胸痛，胸闷，颈肩疼痛，上肢麻木，无力。
注意事项	①筋结点在胸小肌于第 4 肋与肋软骨结合部抵止处。②行恢刺法时，应沿胸小肌肌纤维方向，向外上方举针。③不可深刺，防止误入胸腔。
附　　注	手三阴、足少阳经筋交会。

乳根次

位　　置	在胸部，当第 5 肋与肋软骨结合部处。
局部解剖	皮肤－皮下组织－胸大肌－胸小肌－第 5 肋骨、肋软骨。布有胸$_5$脊神经皮支。深部为胸腔。
主　　治	胸痛，腹痛，心前区疼痛，颈肩疼痛。
注意事项	①筋结点在胸小肌于第 5 肋与肋软骨结合部抵止处。②行恢刺法时，应沿胸小肌肌纤维方向，向外上方举针。③不可深刺，防止误入胸腔。
附　　注	手三阴、足少阳、阳明经筋交会。

天溪次

位　　置	在侧胸部，当前锯肌于第 4 肋浅面附着处。
局部解剖	皮肤－皮下组织－胸筋膜－胸大肌－前锯肌－第 4 肋骨。布有第 4 肋神经皮支和肌支，深层为胸腔。
主　　治	胸痛，胸闷，心悸，心前区痛。
注意事项	①筋结点在前锯肌肋骨附着面处。②行恢刺法时，应沿前锯肌肌纤维方向，向内或向外举针。③任何针法均不可深刺超越肋骨浅面，不可刺入胸腔。
附　　注	足少阳、太阳、手三阴经筋交会。

食窦次

位　　置	在胸部，当第 5 肋肋骨与软骨结合部处。
局部解剖	皮肤－皮下组织－胸筋膜－胸大肌－前锯肌－肋骨。布有第 5 肋神经皮支及肌支，深层为胸腔。
主　　治	胸痛，胸闷，心悸，心前区痛，腹痛。
注意事项	①筋结点在前锯肌肋骨附着面层。②行恢刺法时，应沿前锯肌肌纤维方向，向外或向内举针。③任何针法均不可深刺超越肋骨浅面，不可深入胸腔。
附　　注	足少阳、手三阴经筋交会。

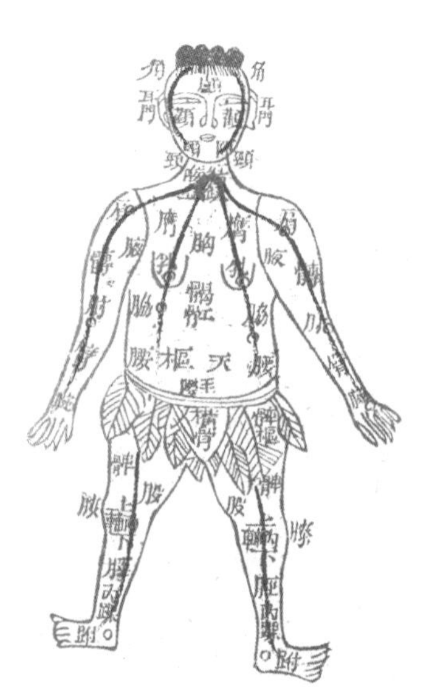

腹横肌　在腹外斜肌深面，起自第7～12肋内侧面、胸腰筋膜等，有协助呼吸、咳嗽、呕吐等功能。当其损伤时，亦可在肋骨起点处，出现结筋病灶点。上述腹肌在肋骨起（止）点的结筋病灶点与背阔肌相近，即京门次、章门次、日月次、期门次、腹哀次、食窦次。

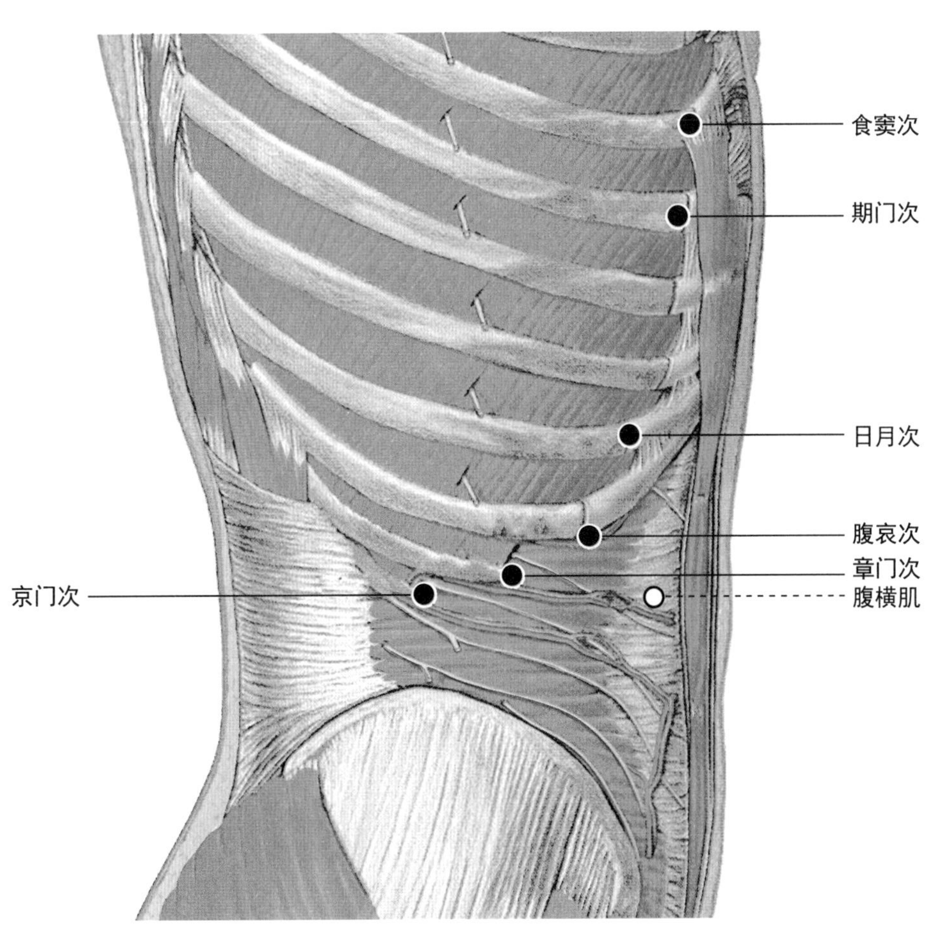

期门次

位　　置	在肋部，当第6肋，肋骨与肋软骨连结处。
局部解剖	皮肤—皮下组织—胸筋膜—腹内斜肌、腹外斜肌、胸大肌、胸小肌—第6肋。布有第6胸神经皮支及肌支，深部为胸腔。
主　　治	胸痛，胸闷，腹痛，纳呆，呕恶。
注意事项	①筋结点在腹外斜肌、胸小肌于第6肋肋骨与肋软骨联合处。②行恢刺法时，应沿腹外斜肌及胸小肌肌纤维方向，向外上或内下举针。③各种针法均不可超越肋骨浅面，不可深刺进入胸腔。
附　　注	足少阳、阳明、手三阴经筋交会。

章门次

位　　置	在胁部，当第 11 肋游离端。
局部解剖	皮肤—皮下组织—胸腹筋膜—腹外斜肌—腹内斜肌、腹横肌—第 11 肋骨。布有第 10 胸神经皮支及肌支，深层为腹腔。
主　　治	胸胁痛，腰痛，腹痛，胸闷，纳呆。
注意事项	①筋结点在腹外斜肌肋端浅面处。②行恢刺法时，应沿腹外斜肌肌纤维方向，向外上或内下举针。③针刺深度不可超越肋骨浅侧面。各种针法均不可深刺，不能进入腹腔。
附　　注	足少阳、阳明、手三阴经筋交会。

日月次

位　　置	在胸部，当第 9 肋，肋骨与肋软骨联合处。
局部解剖	皮肤—皮下组织—胸筋膜—腹外斜肌、腹内斜肌、腹横肌—肋骨。布有胸,神经皮支及肌支，深部为腹腔。
主　　治	胸胁痛，腹痛，腹胀，呕恶，纳呆。
注意事项	①筋结点在腹内、外斜肌跨越肋骨联合面处。②行恢刺法时，应沿斜方肌肌纤维方向，向内下方举针。③各种针法均不可超越肋骨浅面，不可深刺进入胸腹腔。
附　　注	足少阳、阳明、手三阴经筋交会。

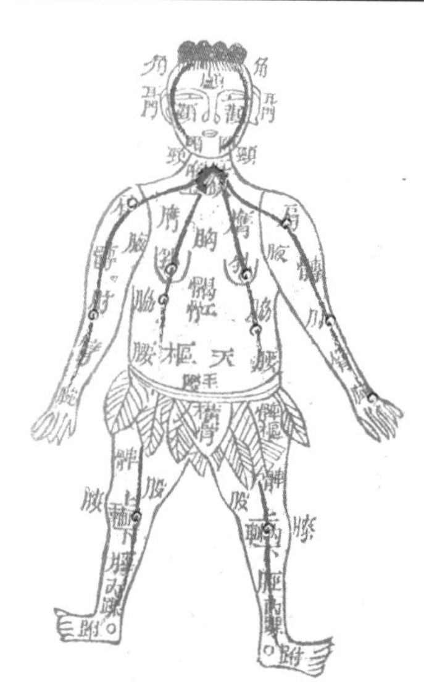

腰方肌　在腹腔后壁，脊柱两侧。部分纤维上于第 12 肋下缘。有协助脊柱侧屈作用。当其损伤时，可在肋缘下出现结筋病灶点，即中焦俞次。

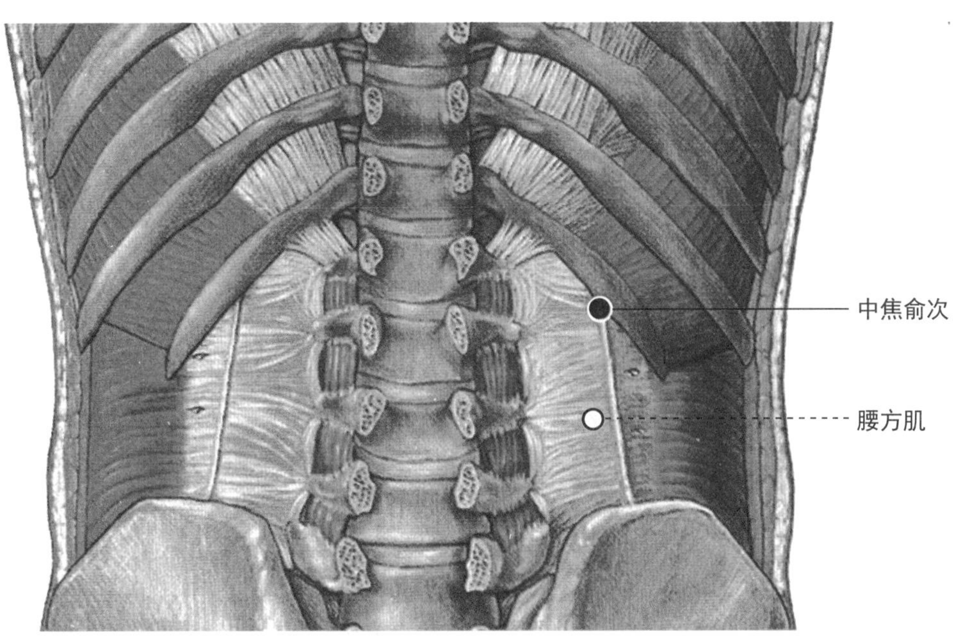

斜方肌　为三角形阔肌，两侧相合呈斜方形。此肌起自上项线、枕外隆凸、项韧带、第 7 颈椎和第 1 ~ 12 胸椎的棘突。斜方肌上部纤维向下外，止于锁骨外侧端；中部纤维横行向外，止于肩峰和肩胛冈上缘；下部纤维斜向上外，止于肩胛冈下缘的内侧部。肩胛冈中、内方各有滑液囊与之相隔。斜方肌收缩可使肩胛骨靠拢脊柱。上部纤维收缩可上提肩胛骨的外侧角，使肩胛骨下角向外旋转，下部纤维收缩则下拉肩胛骨。当肩胛骨固定两侧斜方肌一同收缩时，可使头后伸。一侧斜方肌收缩可使颈屈向同侧，头部向对侧旋转。

三角肌　是维持肩关节稳定起主要作用的最坚强有力的肌肉。三角肌之所以坚强有力，有二点形态学基础：一是起点广泛，起自肩胛冈、肩峰、锁骨外 1/3，从前、外、后覆盖肩关节，使肩保持浑圆的外廓，向远端逐渐聚集成扁腱而止于肱骨三角肌结节。二是肌质中有 3 ~ 4 个腱隔，附于腱隔上的肌纤维排列类似鸟羽茎上的支，因此，三角肌被称为多羽状肌。三角肌止点下有滑液囊，且常与肩峰下囊相通。

冈下肌　起自冈下窝及肩部筋膜，形似三角形，向上外形成扁腱构成肩袖的后部，至肩关节后方与之愈着不易分离，止于大结节中部骨面，有外旋肩关节的作用。冈下肌的血供来自锁骨下动脉的甲状腺干的分支，即肩胛上动脉，它与来自臂丛的肩胛上神经（颈$_5$、颈$_6$）共同经肩胛大切迹至冈下窝，在冈下肌深面分支供应冈下肌。

三角肌、冈下肌、斜方肌其损伤后的结筋病灶点，分别为肩峰、肩髎次、天宗次、肩胛冈、冈外。

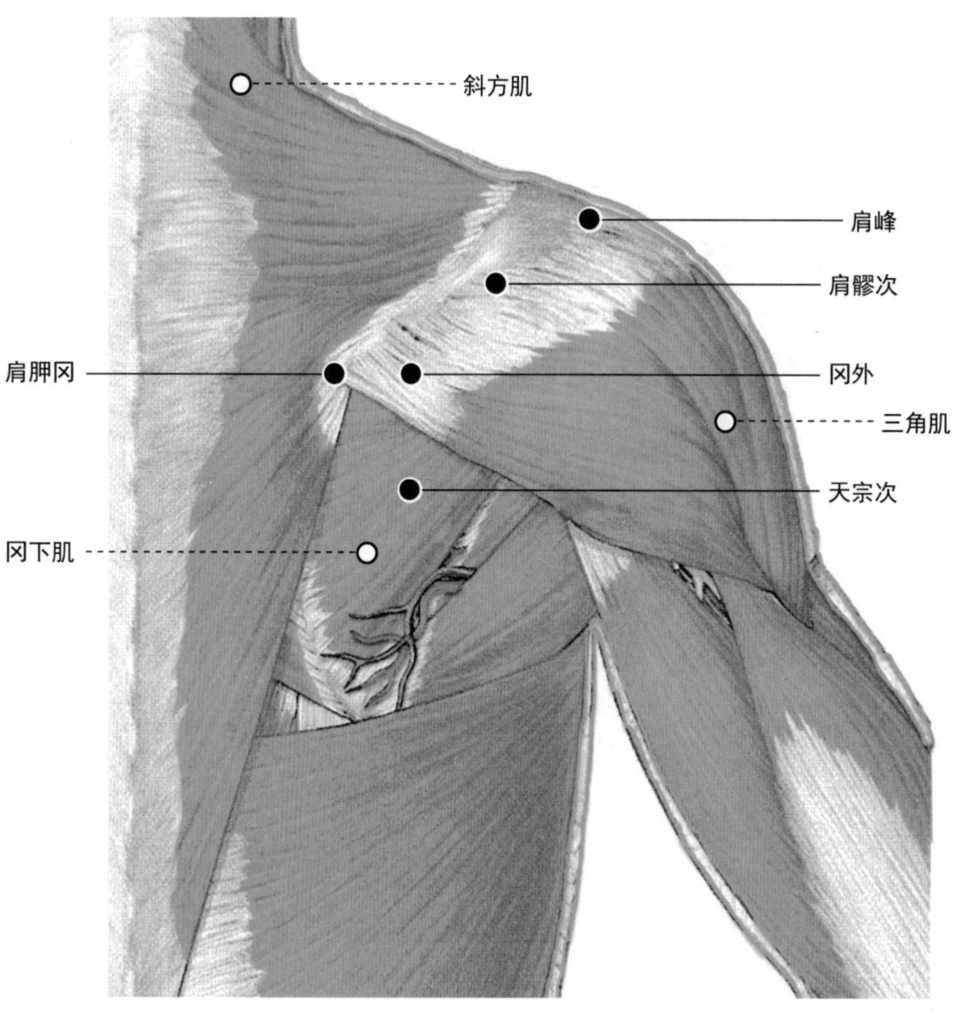
斜方肌
肩峰
肩髎次
肩胛冈
冈外
三角肌
天宗次
冈下肌

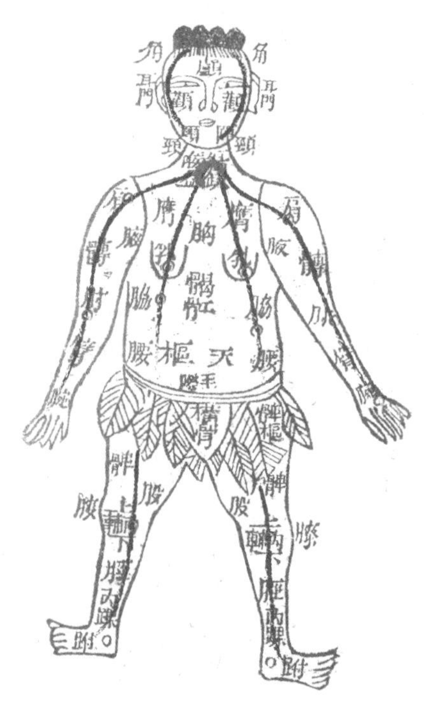

肩胛提肌 为带状长肌，在斜方肌深面起自上 4 个颈椎横突后结节，向外下止于肩胛骨的内侧角。此肌收缩时能上提肩胛骨，并使肩胛骨下角向内旋转。肩胛骨固定时，可使头后伸并向对侧仰头。肩胛提肌受肩胛背神经支配。该肌因颈部频繁活动而容易造成劳损，常在其起点、止点及与斜方肌交叉处出现筋结病灶点。

冈上肌 肩部诸肌中较小的一块。起于冈上窝，向外行经喙肩弓之下，以扁阔之腱止于大结节最上小骨面，且与关节囊紧密结合形成肩袖的顶和肩峰下囊的底。因此，它是肩峰下区极其重要的内容之一。也是肩部容易出现问题的常见部位，且最终发生肩关节功能紊乱，出现结筋病灶点。

菱形肌 在斜方肌深面，起自下位颈椎和上 4 位胸椎棘突，止于肩胛骨内缘。

上述 3 块肌肉损伤易出现结筋病灶点天髎次、曲垣次、秉风次。

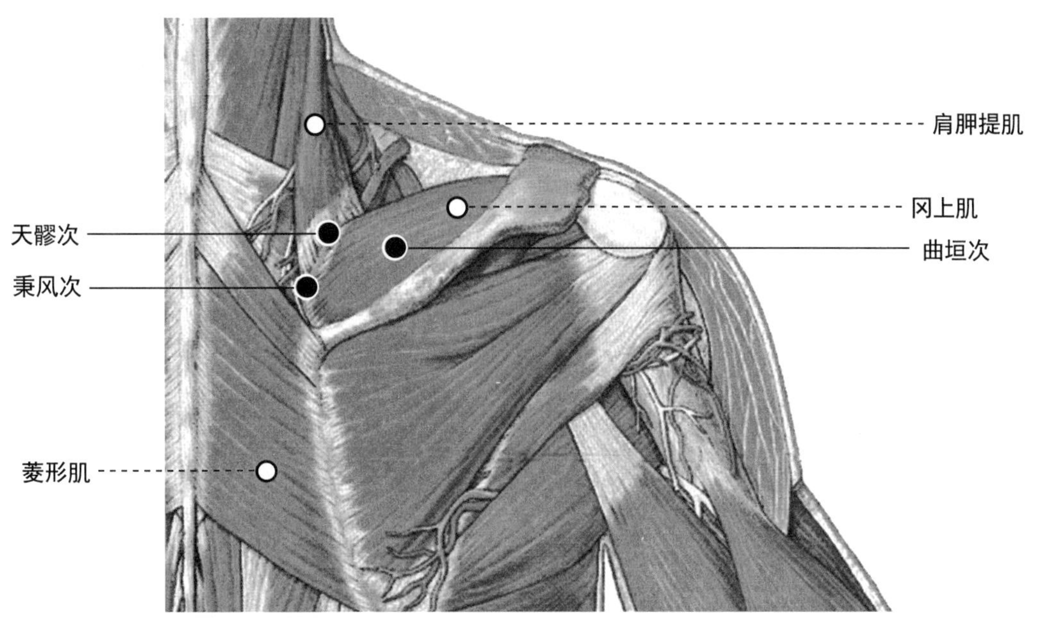

天髎次

位　置	在背部，当肩胛内上角处。
局部解剖	皮肤—皮下组织—斜方肌—肩胛提肌—肩胛骨。深部为胸腔。布有脊神经胸 $_{1、2}$ 后支。
主　治	肩周疼痛，颈项疼痛，颈肩上肢麻木、疼痛，胸闷，头痛，头晕。
注意事项	①筋结点在肩胛提肌腱周处。②行恢刺法时，应沿肩胛提肌肌纤维方向，向上或向下举针。
附　注	手三阳、足太阳经筋交会。

胸锁乳突肌 位于颈两侧皮下，起于胸骨柄前面和锁骨的胸骨端。两头汇合，肌纤维向后上，止于乳突外侧面及上项线外侧部。此肌主要维持头的端正位置，其收缩可使头侧倾、旋仰、后伸。本肌受副神经支配。

胸　骨 由胸骨柄、胸骨体、剑突组成且表面不平滑，从而造成其表层附着组织受力不均而容易出现损害。前胸表面交织附着胸肋辐射韧带、肋间韧带、肋剑突韧带，又都在胸骨体上的3条横嵴上通过，韧带表层又有两侧胸大肌腱膜互相交错于中线，其损伤后形成的结筋病灶点与韧带层相互重叠。即中庭次、膻中次、玉堂次、紫宫次、华盖次、璇玑次等。

胸肋辐射韧带 呈三角形，薄而宽阔，自肋软骨内侧端的前面，放散于胸骨的前、后面。其浅层纤维与上、下方及对侧的同名韧带相交错。于胸骨的前面，此韧带与胸大肌的起始腱愈合，形成胸骨膜被覆在胸骨骨膜的表面。

肋间韧带 通常出现在第1胸肋关节，其余的胸肋关节则有无不定。由纤维软骨构成，自第2肋软骨的内侧端，横行向内，与第2肋骨切迹相连。此韧带往往把第1胸肋关节腔分为上下两部。

肋剑突韧带 连结第6或第7肋软骨前后面与胸骨剑突前后面之间，于肋软骨和胸骨前面的部分较明显。

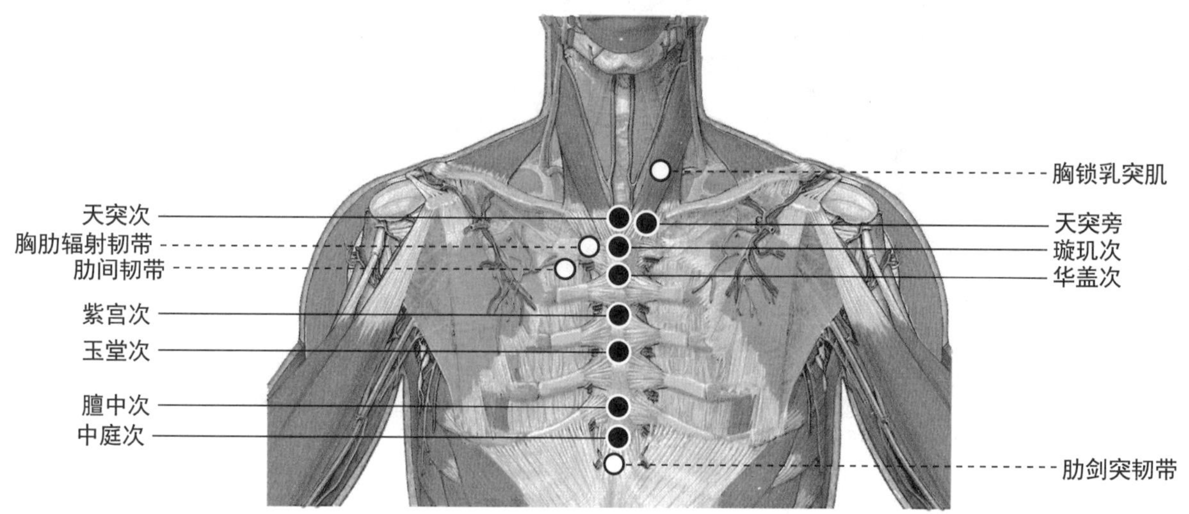

玉堂次

位　置	在胸部前正中线上，当第3肋间隙水平处。
局部解剖	皮肤—皮下组织—胸大肌腱膜、胸肋辐射韧带—胸骨体。布有胸$_3$脊神经前皮支。
主　治	胸痛，胸闷，气短，心悸，心前区疼痛。
注意事项	①筋结点在胸肋辐射韧带层。②行恢刺法时，应沿胸肋辐射韧带方向，向左或向右横行举针。
附　注	足阳明、手三阴经筋交会。

紫宫次

位　　置	在胸部前正中线上，当第 2 肋间隙水平处。
局部解剖	皮肤—皮下组织—胸大肌腱膜、胸肋辐射韧带—胸骨体。布有胸$_2$脊神经前皮支。
主　　治	胸痛，胸闷，咽部异物感。
注意事项	①筋结点在胸肋辐射韧带层。②行恢刺法时，应沿胸肋辐射韧带方向，向左或向右横向举针。
附　　注	足阳明、手三阴经筋交会。

华盖次

位　　置	在胸部前正中线上，当第 1 肋间隙水平处。
局部解剖	皮肤—皮下组织—胸大肌腱膜—胸肋辐射韧带—胸骨体。布有胸$_1$脊神经前支。
主　　治	胸痛，胸闷，咽部异样感。
注意事项	①筋结点在胸肋辐射韧带层。②行恢刺法时，应沿胸肋辐射韧带方向，向左或向右横向举针。
附　　注	足阳明、手三阴经筋交会。

璇玑次

位　　置	在胸部前正中线上，当第 1 肋骨水平处。
局部解剖	皮肤—皮下组织—胸大肌腱膜、胸肋辐射韧带—胸骨体。布有胸$_1$脊神经前皮支。
主　　治	胸痛，胸闷，咽部异样感。
注意事项	①筋结点在胸肋辐射韧带层。②行恢刺法时，应沿胸肋辐射韧带方向，向左或向右横向举针。
附　　注	足阳明、手三阴经筋交会。

天突次

位　　置	在胸部前正中线上，当胸骨上窝处。
局部解剖	皮肤－皮下组织－胸大肌腱膜、胸锁乳突肌腱膜、胸骨甲状肌腱膜－胸骨体。布有锁骨上内侧神经。深部为气管、食管。
主　　治	胸痛，胸闷，哮喘，咽部异物感。
注意事项	①筋结点在胸骨体上缘诸肌腱膜附着处。②行恢刺法时，应沿胸骨体上缘，向上或外上方举针。③不宜深刺，不可进入胸腔。
附　　注	手足阳明、手三阴、手少阳经筋交会。

中庭次

位　　置	在胸部，当胸剑结合部处。
局部解剖	皮肤－皮下组织－胸大肌腱膜、胸肋辐射韧带、肋剑突韧带－胸剑结合部。布有胸$_6$脊神经前皮支。
主　　治	胸腹疼痛，胸前区疼痛，胸闷，气短，心悸。
注意事项	①筋结点在胸肋辐射韧带层。②行恢刺法时，应沿胸肋辐射韧带方向，向左右横行举针。
附　　注	足阳明、太阴、手三阴经筋交会。

膻中次

位　　置	在胸部前正中线上，当第 5 肋水平。
局部解剖	皮肤－皮下组织－胸大肌腱膜、胸肋辐射韧带－胸骨体。布有胸$_4$脊神经前皮支。
主　　治	胸痛，心前区痛，胸闷，气短，心悸。
注意事项	①筋结点在胸肋辐射韧带层。②行恢刺法时，应沿胸肋辐射韧带方向，向左或向右横行举针。
附　　注	足阳明、手三阴经筋交会。

胸大肌 呈扇形，起点范围大，自锁骨内侧部至胸骨和第 1 ～ 6 肋软骨和腹直肌肌鞘，肌束向外集中成扁腱由腱下滑囊与骨相隔，止于肱骨大结节嵴。胸大肌可使肱骨内收、内旋，上提肋骨协助呼吸。胸大肌起点，也是容易出现结筋病灶点，即俞府次、彧中次、神藏次、灵墟次、神封次、步廊次、幽门次等。

胸锁乳突肌 起始部分两个头，胸骨头为圆形短腱，起自胸骨柄前面。锁骨头为肌性，起自锁骨内侧 1/3 处。两部分肌纤维会合向后上方，止于乳突外侧面及上项线的外侧部。

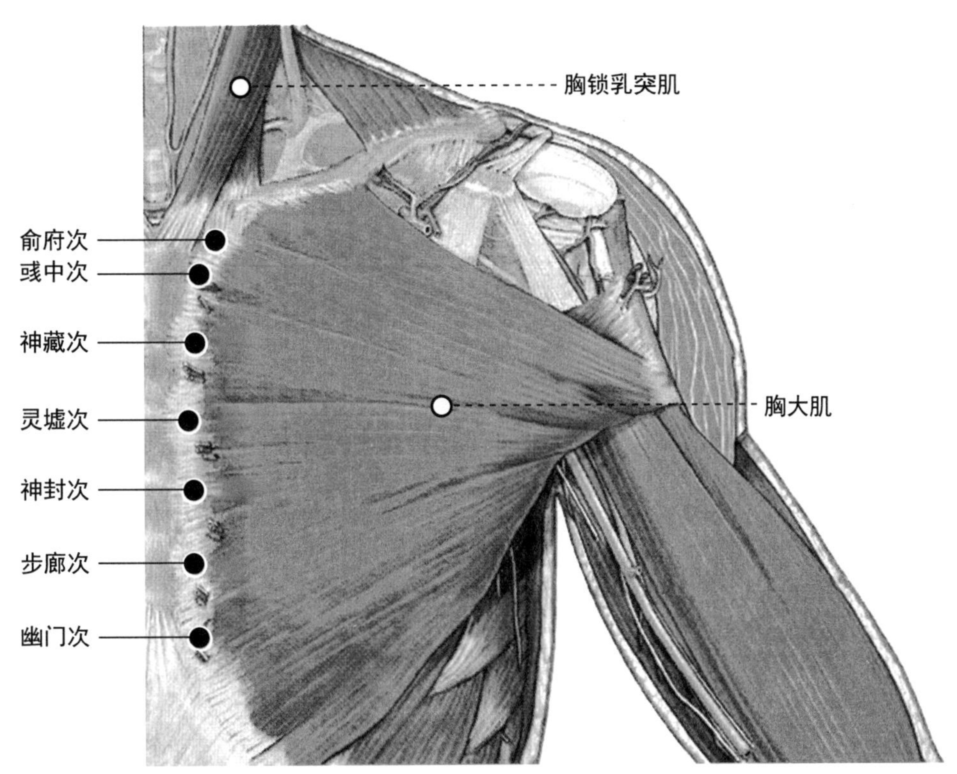

神封次

位　　置	在胸部，当第 4 胸肋关节处。
局部解剖	皮肤－皮下组织－胸大肌腱膜、胸肋辐射韧带－胸肋关节。布有胸$_4$脊神经前皮支。深部为胸腔。
主　　治	胸痛，胸闷，心前区痛，哮喘。
注意事项	①筋结点在胸大肌于第 4 胸肋关节起始处。②行恢刺法时，应沿胸大肌肌纤维方向，向外上方举针。③不宜深刺，防止误入胸腔。
附　　注	手三阴、足阳明、少阳经筋交会。

灵墟次

位　　置	在胸部，当第 3 胸肋关节处。
局部解剖	皮肤－皮下组织－胸大肌腱膜、胸肋辐射韧带－胸肋关节。布有胸$_3$脊神经前皮支。深部为胸腔。
主　　治	胸痛，胸闷，心前区痛。
注意事项	①筋结点在胸大肌于第 3 胸肋关节起始处。②行恢刺法时，应沿胸大肌肌纤维方向，向外举针。③不宜深刺，防止误入胸腔。
附　　注	手三阴、足阳明、少阳经筋交会。

神藏次

位　　置	在胸部，当第 2 胸肋关节处。
局部解剖	皮肤－皮下组织－胸大肌腱膜、胸肋辐射韧带－胸肋关节。布有胸$_2$脊神经前皮支。深部为胸腔。
主　　治	胸痛，胸闷，心前区痛，哮喘。
注意事项	①筋结点在胸大肌于第 2 胸肋关节起始处。②行恢刺法时，应沿胸大肌肌纤维方向，向外举针。③不宜深刺，防止误入胸腔。
附　　注	手三阴、足阳明、少阳经筋交会。

彧中次

位　　置	在胸部，当第 1 胸肋关节处。
局部解剖	皮肤－皮下组织－胸大肌腱膜、胸肋辐射韧带－胸肋关节。布有胸$_1$脊神经前皮支。深部为胸腔。
主　　治	胸痛，胸闷，咽部异物感。
注意事项	①浅层筋结点在胸大肌于第 1 胸肋关节起始处。②行恢刺法时，应沿胸大肌肌纤维方向，向外举针。③不宜深刺，防止误入胸腔。
附　　注	手三阴、足阳明、少阳经筋交会。

俞府次

位　置	在胸部，当锁骨与胸骨体外缘交界处。
局部解剖	皮肤—皮下组织—胸大肌腱膜、胸锁乳突肌胸骨头腱膜—胸锁关节囊。布有胸$_1$脊神经后支。深部为胸腔。
主　治	胸痛，胸闷，咽部异物感，颈项疼痛。
注意事项	①浅层筋结点在胸大肌锁骨部、胸肌部起始部。深层筋结点在胸锁关节囊处。②行恢刺法时，应沿胸大肌肌纤维方向，向外举针。③不宜深刺，以防误入胸腔。
附　注	手太阴、足阳明、少阳经筋交会。

幽门次

位　置	在上腹部，当肌直肌肌腹与肋骨联合交界处。
局部解剖	皮肤—皮下组织—腹直肌—肋骨联合。布有胸$_7$脊神经前皮支。深部为腹腔。
主　治	腹痛，胸痛，心前区疼痛。
注意事项	①筋结点在腹直肌跨越肋骨联合处。②行恢刺法时，应沿腹外斜肌肌纤维方向，向上或向下举针。③不宜深刺，不可进入腹腔。
附　注	足阳明、少阳、太阴、手三阴经筋交会。

步廊次

位　置	在胸部，当第5胸肋关节处。
局部解剖	皮肤—皮下组织—胸大肌腱膜、胸肋辐射韧带—胸肋关节。布有胸$_5$脊神经前皮支。深部为胸腔。
主　治	胸痛，心前区痛，胸闷，哮喘。
注意事项	①筋结点在胸大肌于第5胸肋关节起始处。②行恢刺法时，应沿胸大肌方向，向外方举针。③不宜深刺，防止误入胸腔。
附　注	手三阴、足阳明、少阳经筋交会。

腹直肌 位于腹前壁正中线的两侧，居腹直肌鞘内，为上宽下窄的带形多腹肌。两侧腹直肌内侧缘以白线相隔，因白线在脐以上呈带状，脐以下为线形，故两侧腹直肌上部距离较远，而下方几乎相贴。腹直肌起自第 5 ~ 7 肋软骨的前面和剑突，肌纤维直向下方，止于耻骨上缘（耻骨结节与耻骨联合之间）及耻骨联合的前面。肌纤维被数个锯齿状的腱划分隔。此肌的主要功能是使胸廓和骨盆相互接近（即弯曲脊柱）。如起床时，胸锁乳突肌收缩使头仰起，颈椎屈曲，腹直肌收缩使胸、腰椎屈曲，髂腰肌收缩使髋关节屈曲，实现起床的动作。此外，腹直肌还可帮助维持腹压和协助呼吸。腹直肌与胸小肌反向牵拉，常使腹直肌起点出现结筋病灶点，即乳根次、膺窗次等。腹直肌跨越肋骨联合时，因摩擦较重亦可出现结筋病灶点，即幽门次、腹哀次等。腹直肌与剑突游离端的磨损，可出现结筋病灶点，即鸠尾次。腹直肌外侧鞘是腹外斜肌、腹内斜肌、腹横肌的附着缘，是受牵拉的地方，尤其是腹直肌腱划处，受力更为明显，故可造成损伤而出现结筋病灶点，即梁门次、关元次、水道次、归来次等。腹两侧的腹直肌腱鞘在中线相交错，随着腹肌向两侧牵拉和腹直肌因前

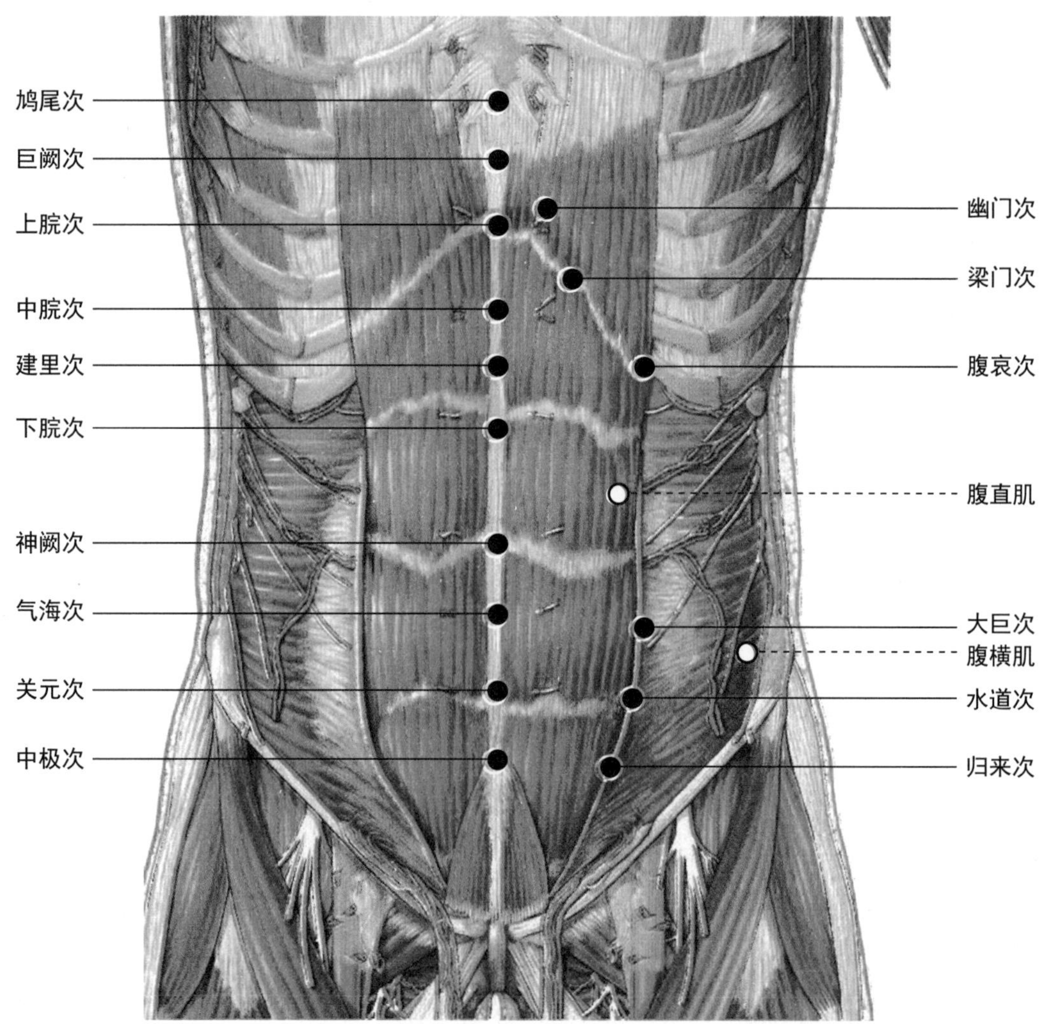

屈在腱划线、弓形线等处的特殊曲折处受伤，出现结筋病灶点，即上脘次、中脘次、建里次、下脘次、关元次等。腹直肌抵止于耻骨联合，其结筋病灶点，即曲骨次、横骨次等。

腹横肌　起自第 7 ～ 12 肋软骨的内侧面、胸腰筋膜、髂嵴前部内唇和腹股沟韧带外侧方。肌纤维向内横行并渐成腱膜，参加腹直肌后叶的构成，并止于腹白线。

神阙次

位　　置	在腹部正中线上，当脐中处。
局部解剖	皮肤—皮下组织—结缔组织—腹膜。深层为腹腔。布有胸$_{10}$脊神经皮支。
主　　治	腹痛。
注意事项	①筋结点在脐窝内。②不宜用各种针刺法。③注意有脐疝疝出者，应用推拿法还纳。

梁门次

位　　置	在上腹部，当腹直肌外侧缘平腱划处。
局部解剖	皮肤—皮下组织—腹直肌鞘、腹外斜肌腱膜—肋骨联合。布有胸$_{7}$脊神经前皮支。胸 7 肋间神经。深部为腹腔。
主　　治	腹痛，胸痛，心前区疼痛。
注意事项	①筋结点在腹直肌鞘与腹外斜肌联合处。②行恢刺法时，应沿腹外斜肌肌纤维方向，向外上方举针。③不宜深刺，不可进入腹腔。
附　　注	足阳明、少阳、太阴、手三阴经筋交会。

第7章 腰腹部解剖与筋结点

胸腰筋膜 覆盖于背肌及腰骶部的厚韧弹性纤维组织，但有薄弱区。这是由于背及腰部的皮肤由胸及腰神经后支支配，这些神经出相应神经孔后，穿过各层肌肉，到达胸腰筋膜的固有神经孔，然后，穿过神经孔达到皮肤。由于胸腰部活动多，幅度大，用力强，常致神经孔撕裂、渗出、出血，甚至使筋膜下层组织通过神经孔疝出，造成神经孔与周围组织、神经支卡压或粘连。因血流不畅，组织液渗出和卡压，故出现腰腹部痹痛。触摸腰部脊柱两侧，常在相对应的神经孔附近，触及痛性结节或条索，此即结筋病灶点三焦俞次、肾俞次、气海俞次、大肠俞次等。

后正中线筋膜下即棘上、棘间韧带，分别附着于腰椎各棘突末端及相邻棘突上下缘。有限制腰过度前屈的作用。过度的前屈将损伤其附着点，其痛性结节，多在棘突顶端和上下缘处。当极度后伸，又会使相邻棘突末端上下缘互相撞击，也会造成损伤。其痛性结筋病灶点，即腰$_{1\sim5}$棘突。

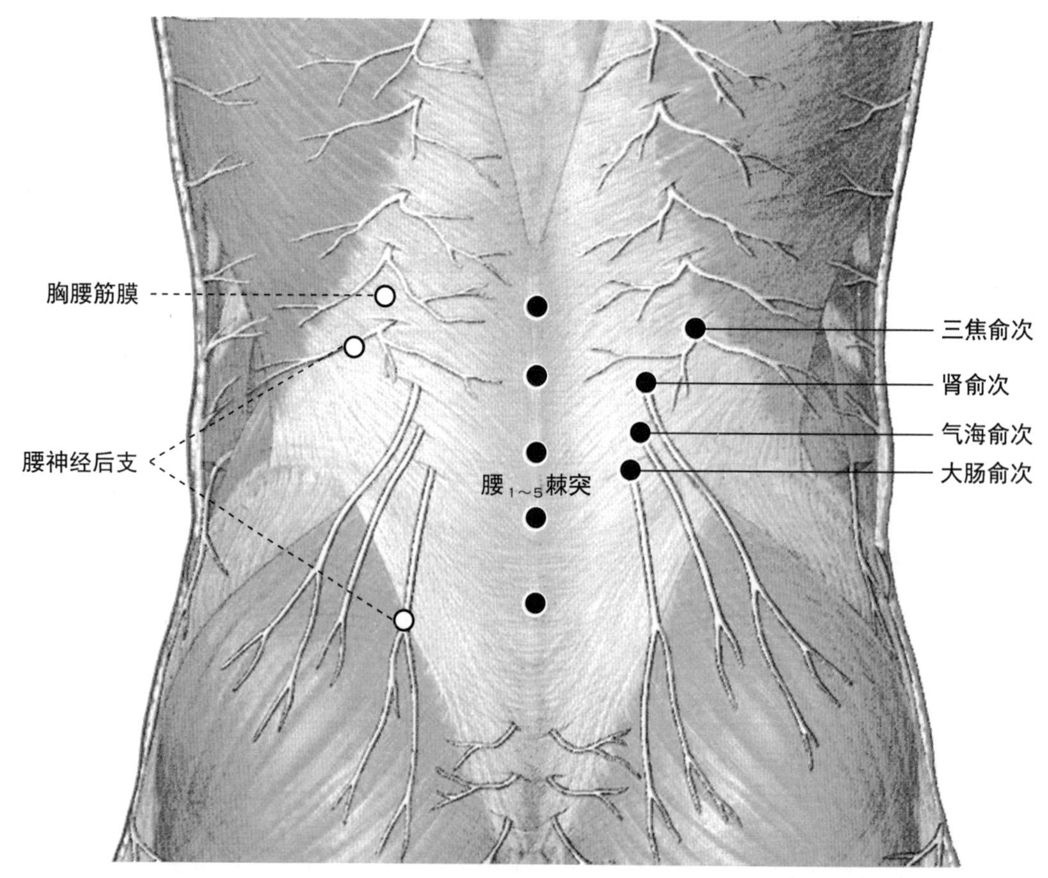

腰$_5$棘突

位　　置	在腰部，当第 5 腰椎棘突顶端。
局部解剖	皮肤–皮下组织–背阔肌腱膜、棘上韧带、棘间韧带。布有腰$_5$脊神经后支。深部为椎管。
主　　治	腰痛疼痛，腰腿痛。
注意事项	①筋结点在棘突顶端、上下缘及外缘处。②行恢刺法时，中线上筋结点宜用细针，并沿棘上韧带向上或向下举针。举针幅度宜小。外缘筋结点应沿背阔肌肌纤维方向向外上方举针。

腰$_4$棘突

位　　置	在腰部，当第 4 腰椎棘突顶端处。
局部解剖	皮肤–皮下组织–背阔肌腱膜、棘上韧带、棘间韧带。布有腰$_4$脊神经后支。深部为椎管。
主　　治	腰背疼痛，腰腿痛。
注意事项	①筋结点在棘突顶端，上下缘及外缘处。②行恢刺法时，中线上筋结点宜用细针，并沿棘上韧带向上或向下举针，举针幅度宜小。外缘筋结点应沿背阔肌肌纤维方向向外上方举针。

腰$_3$棘突

位　　置	在腰部，当第 3 腰椎棘突顶端处。
局部解剖	皮肤–皮下组织–背阔肌腱膜、棘上韧带、棘间韧带。布有腰$_3$脊神经后支。深部为椎管。
主　　治	腰背疼痛，腰腿痛。
注意事项	①筋结点在棘突顶端、上下缘及外缘处。②行恢刺法时，中线上筋结点宜用细针，并沿棘上韧带向上或向下举针，举针幅度宜小。外缘筋结点应沿背阔肌肌纤维方向向外上方举针。

腰$_2$棘突

位　置	在腰部，当第 2 腰椎棘突顶端处。
局部解剖	皮肤—皮下组织—背阔肌腱膜、棘上韧带、棘间韧带。布有腰$_2$脊神经后支。深部为椎管。
主　治	腰背疼痛，腰腿痛。
注意事项	①筋结点在棘突顶端、上下缘及外缘处。②行恢刺法时，中线上筋结点宜用细针，并沿棘上韧带向上或向下举针，举针幅度宜小。外缘筋结点应沿背阔肌肌纤维方向向外上方举针。

腰$_1$棘突

位　置	在腰部，当第 1 腰椎棘突顶端处。
局部解剖	皮肤—皮下组织—背阔肌腱膜、棘上韧带、棘间韧带。布有腰$_1$脊神经后支。深部为椎管。
主　治	腰背部疼痛，腰腿痛。
注意事项	①筋结点在棘突顶端、上下缘与外缘处。②行恢刺法时，中线上筋结点应沿棘上韧带方向，向上或向下举针。外侧缘筋结点，应沿背阔肌肌纤维方向，向外上方举针。

大肠俞次

位　置	在腰骶部，在第 4 腰椎棘突下旁开，当竖脊肌隆起处。
局部解剖	皮肤—皮下组织—胸腰筋膜—背阔肌筋膜—竖脊肌—下后锯肌、多裂肌、回旋肌。布有腰$_{4、5}$脊神经后皮支及肌支。深部为腰椎横突与腹腔。
主　治	腰痛，腰骶疼痛，腰痛向臀股放散痛，腹痛。
注意事项	①浅层筋结点在皮下脂肪层或胸腰筋膜层固有神经孔处。深层筋结点在竖脊肌、下后锯肌各层。②行恢刺法时，应沿竖脊肌肌纤维方向，向上或向下举针。
附　注	足太阳、少阳、阳明、少阴经筋交会。

气海俞次

位　　置	在腰骶部，在第 3 腰椎棘突下旁开，当竖脊肌隆起处。
局部解剖	皮肤—皮下组织—胸腰筋膜—背阔肌筋膜—竖棘肌、下后锯肌、多裂肌、回旋肌。布有腰 $_{3、4}$ 脊神经后皮支及肌支。深部为腰椎横突与腹腔。
主　　治	腰痛，腰臀疼痛，腹痛。
注意事项	①浅层筋结点在皮下脂肪层、胸腰筋膜层及固有神经孔处。深层筋结点在背阔肌及竖脊肌、下后锯肌各层。②行恢刺法时，应沿竖脊肌肌纤维方向，向上或向下举针。
附　　注	足太阳、少阳、阳明、少阴经筋交会。

肾俞次

位　　置	在腰部，在第 2 腰椎棘突下旁开，当竖脊肌隆起处。
局部解剖	皮肤—皮下组织—胸腰筋膜—背阔肌筋膜—竖脊肌、下后锯肌、多裂肌、回旋肌。布有腰 $_{2、3}$ 脊神经后皮支及肌支。深部为腰椎横突与腹腔。
主　　治	腰腿痛，腹痛。
注意事项	①浅层筋结点在皮下脂肪层、胸腰筋膜层、固有神经孔处。深层筋结点在背阔肌及竖脊肌、下后锯肌各层。②行恢刺法时，应沿竖脊肌肌纤维方向，向上或向下举针。
附　　注	足太阳、少阳、阳明、少阴经筋交会。

三焦俞次

位　　置	在腰部，在第 1 腰椎棘突下旁开，当竖脊肌隆起处。
局部解剖	皮肤—皮下组织—胸腰筋膜—背阔肌腱膜—竖脊肌、多裂肌、回旋肌。布有胸 $_{12}$、腰 $_{1}$ 脊神经后皮支及肌支，深部为腰椎横突及腹腔。
主　　治	胸背部疼痛，腰痛，胁肋疼痛，腹痛。
注意事项	①浅层筋结点在皮下脂肪层、胸腰筋膜层及固有神经孔处。深层筋结点在背阔肌及竖脊肌、下后锯肌各层。②行恢刺法时，应沿竖脊肌肌纤维方向，向上或向下举针。
附　　注	足太阳、少阳、阳明、少阴经筋交会。

背阔肌 见于腹后壁的内侧区和外侧区的上部。此肌以腱纤维起始于髂嵴后部、第7胸椎至第5腰椎的棘突和棘上韧带、骶中嵴和胸腰筋膜后层，另有肌纤维起自竖脊肌外侧方的髂嵴外唇后部和下位3～4肋。起自下位肋的肌纤维形成3～4个肌齿，同腹外斜肌的下位肌齿交错。起始后，腱纤维移行为肌纤维，和肌性起始的肌纤维共同行向上外侧方，越过肩胛骨下角时，有时有起自该下角的肌纤维加入，最后以一长约7cm的扁腱止于肱骨的结节间沟。故背阔肌各起点，越过肩胛下角点，与肱三头肌交错点常出现结筋病灶点而出现痹痛，即腰$_{1\sim5}$棘突、胸$_{7\sim12}$棘突、银口次、京门次、章门次等。

背阔肌的外侧部 行经腹外斜肌起始部的浅面，肌外侧缘同腹外斜肌后缘和髂嵴围成一小的三角形间隙，称下腰三角。下腰三角的底层是腹内斜肌和胸腰筋膜，有时也有腹横肌。腹内斜肌的浅面仅有结缔组织（筋膜层）和皮肤，这说明，下腰三角是腹后壁的薄弱区之一，腰疝可由此突出。此薄弱区长期受腹内容的冲击，也可出现筋结病灶点，此筋结病灶与足少阳经筋共属，即腰眼次。

腹内斜肌 在腹外斜肌的深面，起自胸腰筋膜和竖脊肌肌鞘等处，部分纤维亦抵止于第10～12肋下缘。亦有侧屈、旋转脊柱的作用，当其损伤时，亦可在肋骨止点处出现结筋病灶点。

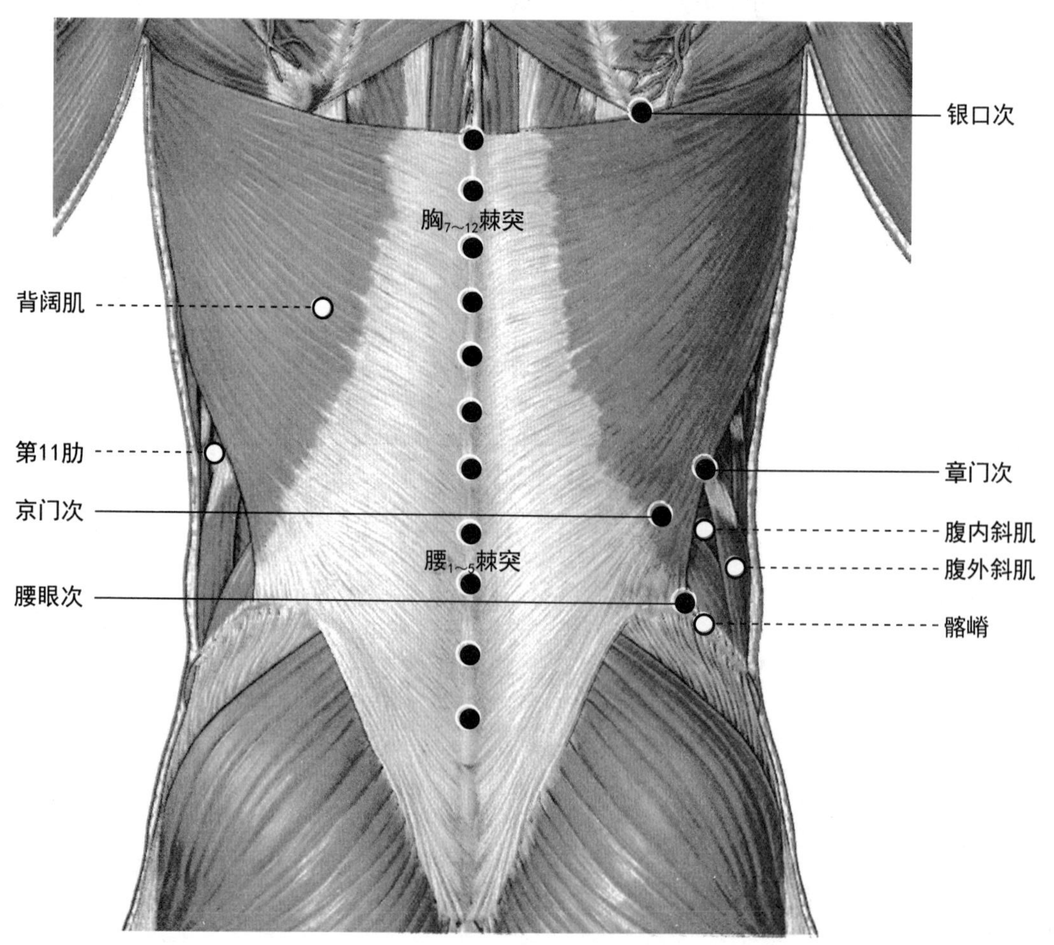

腹外斜肌 在腹前内侧，其起点在第 5 ～ 12 肋表面，止于腹白线、髂嵴等处。有牵引骨盆、侧屈回旋脊柱的作用。当其损伤时，可在起点处出现结筋病灶点。

京门次

位　置	在肋部，当第 12 肋游离端处。
局部解剖	皮肤—皮下组织—腹筋膜—腹外斜肌—腹内斜肌—腹横肌—第 12 肋。布有第 11、12 胸神经皮支与肌支。深层为腹腔。
主　治	胸胁痛，腰痛，腹痛。
注意事项	①筋结点在腹外斜肌、腹内斜肌、腹横肌与肋骨游离端摩擦面处。②行恢刺法时，应沿腹外斜肌肌纤维方向，向下举针。③各种针法均不可超越肋骨端，不可深刺进入腹腔。
附　注	足少阳、阳明、手三阴经筋交会。

腰眼次

位　置	在髂嵴上方，骶棘肌外缘处。
局部解剖	皮肤—皮下组织—胸腰筋膜—背阔肌、竖脊肌、腹外斜肌—腰方肌—腰神经丛、腰$_5$横突。布有臀上皮神经、腰$_5$神经后皮支。深部为腹腔。
主　治	腰痛，腰腿疼痛。
注意事项	①筋结点在腰三角区及髂骨翼与竖脊肌抵止处。②行恢刺法时，应沿腹外斜肌肌纤维方向，向外下方举针。腹肌于髂骨翼抵止点处筋结点宜向外上举针。③注意腰三角处腰疝的鉴别，切勿针刺。宜用推拿还纳法治疗。
附　注	足少阳、太阳、阳明经筋交会。

竖脊肌 是一纵行肌群，位于脊椎棘突和肋角之间的沟内，起点由筋膜和肌性两部分组成，筋膜部分实际上和腰背筋膜后层相融合，肌性部分起自骶髂骨间韧带和髂嵴上部，纤维向上，至肋下缘稍上，延展成为内、中、外三个肌柱，其中只有最长肌上升止于头部。外侧柱为髂肋肌，又可分为腰髂肋肌、胸髂肋肌、颈髂肋肌 3 个。腰髂肋肌由竖脊肌的总腱向上止于下数肋角；胸髂肋肌起自下数肋角止于上数肋角；颈髂肋肌起自上数肋角止于下数颈椎横突后结节，肌纤维彼此重叠，止点使肋角变得粗糙。中间柱为最长肌，为三柱中最宽最厚者，分为胸最长肌、颈最长肌和头最长肌 3 个，胸最长肌止于腰椎的副突和横突；胸椎的横突尖及其附近的肋骨；颈最长肌由上 6 个胸椎止于第 2 ～ 6 颈椎横突后结节；头最长肌自上数胸椎横突与下数颈椎关节突成一宽条，在头夹肌和胸锁乳突肌的深面，上行止于颞骨乳突的后部和下部。

下后锯肌 位于胸部和腹后壁的接壤处，扁薄而呈不规整的四边形，为背阔肌和斜方肌（部分）所覆盖。此肌藉薄层腱膜起自第 11 胸椎至第 2 腰椎的棘突和棘上韧带，腱膜同胸腰筋膜腰部及背阔肌的起始腱膜相融合。起始后，行向上外侧方，转为肌性，以 4 个肌齿止于第 9 ～ 12 肋的下缘，可达肋角的外侧，此肌的最下部纤维是上腰三角的上界。其深层有第 12 肋，近肋小头处连至第 1 腰椎横突的腰肋韧带，是腰背活动时的受力点，也容易出现结筋病灶点，即中焦俞次。

胸腰筋膜后层（浅层） 在 3 层中最为坚厚，附于腰椎棘突及棘上韧带，向外侧方被覆竖脊肌，终于肌的外侧缘。更向外侧方，为腹外斜肌的游离后缘。所以，竖脊肌外缘也是腹肌牵拉的应力点，故容易出现结筋病灶点。即志室次、肓门次。

腹外斜肌 在腹前内侧，其起点在第 5 ～ 12 肋表面，止于腹白线、髂嵴等处。有牵引骨盆、侧屈回旋脊柱的作用。当其损伤时，可在起点处出现结筋病灶点。

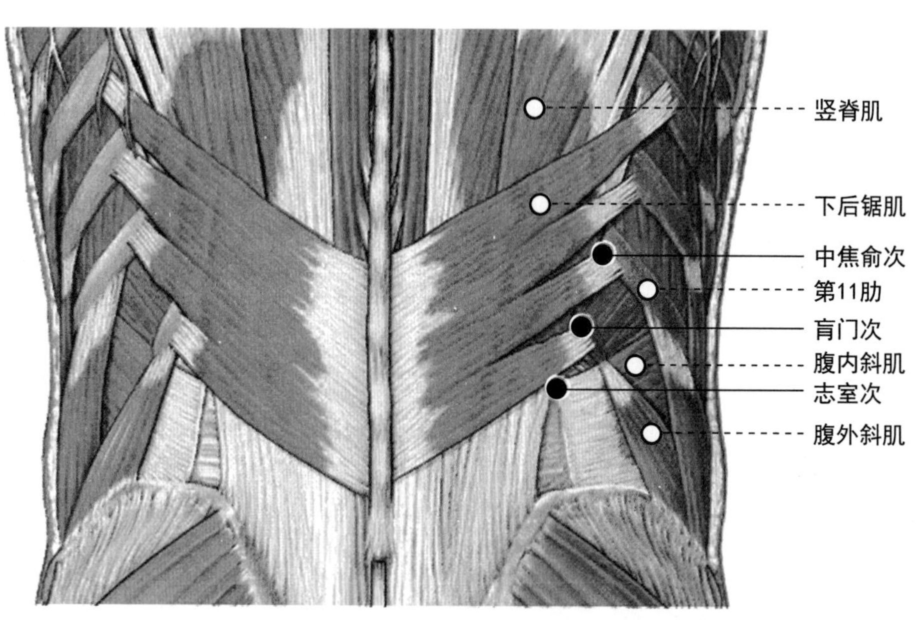

志室次

位　　置	在腰部，当竖脊肌外缘，平第 2 腰椎棘突水平处。
局部解剖	皮肤—皮下组织—胸腰筋膜—竖脊肌腱膜、腹内斜肌腱膜、腹外斜肌腱膜、腹横肌腱膜。布有腰 $_{1\sim2}$ 脊神经后支。深部为肾脏、腹腔。
主　　治	腰痛，腹痛。
注意事项	①浅层筋结点在胸腰筋膜层，深层筋结点在竖脊肌、腹外斜肌、腹内斜肌、腹横肌腱膜联合处。②行恢刺法时，应沿竖脊肌肌纤维方向，向上或向下举针。不宜深刺，防止损伤肾脏或误入腹腔。
附　　注	足太阳、少阳、阳明、少阴经筋交会。

肓门次

位　　置	在腰部，当竖脊肌外侧缘，平第 1 腰椎棘突处。
局部解剖	皮肤—皮下组织—胸腰筋膜—竖脊肌腱膜、腹外斜肌腱膜、腹内斜肌腱膜、腹横肌腱膜。布有胸 $_{12}$、腰 $_{1}$ 脊神经后支。深部为肾脏、腹腔。
主　　治	腰痛，胁肋痛，腹痛。
注意事项	①浅层筋结点在胸腰筋膜层，深层筋结点在竖脊肌外缘处。②行恢刺法时，应沿竖脊肌肌纤维方向，向上或向下举针。③各针法均不宜深刺，防止损伤肾脏和误入腹腔。
附　　注	足太阳、少阳、阳明、少阴经筋交会。

中焦俞次

位　　置	在腰部，当第 12 肋骨下缘中点处。
局部解剖	皮肤—皮下组织—胸腰筋膜—竖脊肌、腰方肌—第 12 肋骨。布有腰神经后支。深层为腹腔，正对肾脏。
主　　治	腰痛，腰腿疼痛，腰腹疼痛，胸闷，胸胁痛。
注意事项	①筋结点可分别在皮下脂肪层，腰背筋膜固有神经孔处，竖脊肌各层，腰方肌在第 12 肋缘起点处。②行恢刺法时，应沿肌束方向上下举针。③深层为腹腔，正对肾脏，故不可深刺。
附　　注	足太阳、少阳、阳明、少阴经筋交会。

胸腰筋膜中层 居竖脊肌与腰方肌之间，内侧附于腰椎横突尖和横突间韧带，向下附至髂嵴，外侧方于竖脊肌外侧缘处同胸腰筋膜浅层合并，构成筋膜性的竖脊肌鞘，容纳强有力的竖脊肌。胸腰筋膜中层上方附着在第 12 肋和腰肋韧带，后者自第 1 腰椎横突底连至第 12 肋颈及下缘，有时则附至第 11 肋，分隔下后锯肌与胸膜。

胸腰筋膜后层 与中层合并成胸腰筋膜板，筋膜板下部的侧方由腹内斜肌起始。由此起始的腹内斜肌肌纤维走向前上方，其后上缘即上腰三角的下外侧界，位于下腰三角的上内侧方，肋下神经和第 1 腰神经之间，为背阔肌所覆盖。三角的边界是：上边侧界为第 12 肋和下后锯肌的下缘；下外侧界为腹内斜肌的后上缘；内侧界为沿竖脊肌外侧缘的凹沟。上腰三角的底面是胸腰筋膜板、腹横肌起始腱膜和腰肋韧带，三角的尖是第 12 肋游离端。上腰三角的上部有肋下血管及神经通行，下部有第 1 腰神经前支及髂腹下神经、髂腹股沟神经通过。当其损伤时，常会出现腰痛合并腹痛、膝髋股内侧疼痛。其在上腰三角处的结筋病灶点，即中焦俞次、三焦俞次。

第 4、5 腰椎横突到髂骨翼后部内侧面布有髂腰韧带：其可加强骶髂关节的连结，同时，可补偿腰骶间棘上韧带的减少和缺失。因此，它也承受了较大拉力，也就容易损伤而出现结筋病灶点。其结筋病灶点，即关元俞次、腰 $_{1\sim5}$ 横突。

腰神经后支 较细，出椎间孔（管），向后行经骨纤维孔，在下位上关节突与横突根部的上缘之间，至横突间肌内侧缘分为后内侧支和后外侧支。两者均发支支配横突间肌、多裂肌和棘突间肌。

多裂肌 起自由骶至腰、胸椎横突、第 4 ～ 7 颈椎关节突处，止于颈 $_2$ 以下全部椎骨棘突。

髂腰韧带 为肥厚而强韧的三角形韧带。起自第 5 腰椎横突面前、横突尖部的后面及第 4 腰椎横突的前面和下缘，呈放射状止于髂嵴的内唇。

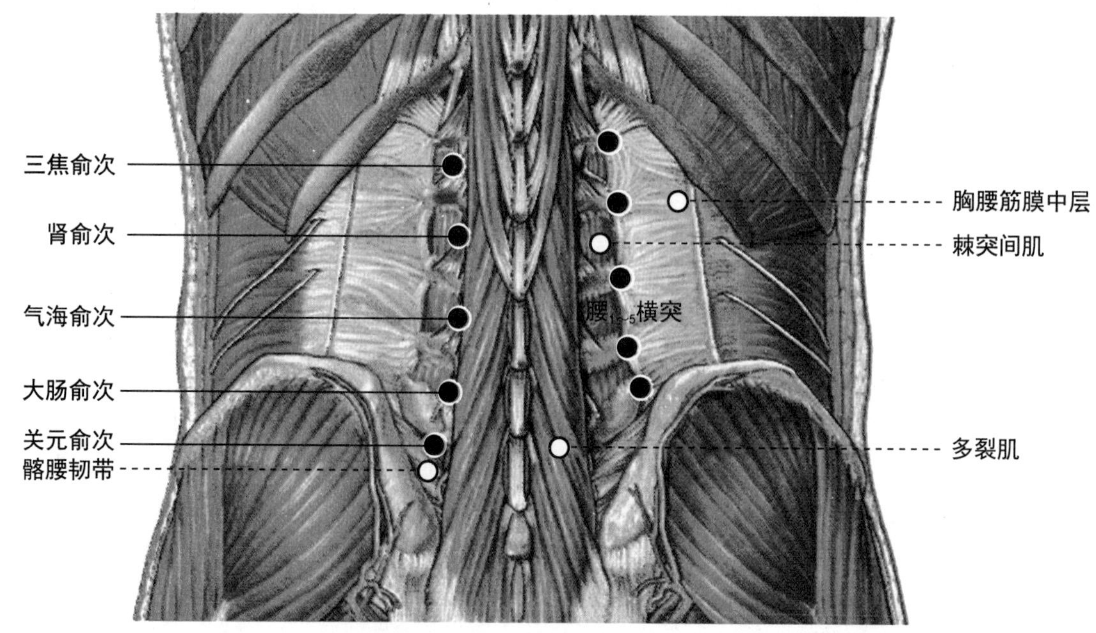

腰$_{1\sim5}$横突

位　　置	在腰部，当腰$_{1\sim5}$横突顶端。
局部解剖	皮肤—皮下组织—胸腰筋膜—竖脊肌、腰方肌—腰椎横突—腰大肌—腹腔。布有腰神经后支。深层为腹腔，布有肾脏、输尿管、肠管。
主　　治	腰痛，腰腹疼痛，腰痛向大腿前、内侧放散，尿频、尿急，月经不调，性功能障碍，消化功能异常。
注意事项	①筋结点可分别在皮下脂肪层，竖脊肌各肌层，竖脊肌、腰方肌的腰椎横突面，腰大肌在腰椎横突起点处。②行恢刺法时，应根据筋结点所在的不同层次，沿相应肌肉纤维走行方向举针。③行毫针法时，可向脊柱侧深刺至横突下，当触及腰丛时，会有放电感传至下肢，对腰腿痛、下肢冷痛有效。但应掌握深度，不可刺入腹腔。尤其腰$_{1\sim3}$横突，不可深刺，以防损伤肾脏。
附　　注	足太阳、少阳、少阴、太阴、阳明经筋交会。

关元俞次

位　　置	在腰部，当髂嵴内方，平第 5 腰椎横突处。
局部解剖	皮肤—皮下组织—胸腰筋膜、第 5 固有神经孔—竖脊肌—髂腰韧带。布有腰$_5$神经和骶$_1$神经后支。深层有腰神经丛。
主　　治	腰痛，腰骶疼痛，下肢冷痛、无力，腹痛。
注意事项	①浅层筋结点在胸腰筋膜或皮下脂肪层。深层筋结点在髂嵴内侧缘，髂腰韧带外侧面。②行恢刺法时，深层应沿胸腰筋膜方向，上下举针。深层应沿髂腰韧带方向，向内举针。
附　　注	足太阳、少阳、阳明、少阴经筋交会。

前锯肌 在胸廓侧面，起于第 1 ～ 9 肋的外侧面，止于肩胛骨内缘和下角的前面。肋骨固定时，使肩胛骨前伸、上回旋，与斜方肌共同作用，使上臂上举。当肩胛骨固定时，下部肌纤维收缩可提肋，协助深呼吸。

肋间肌 位于肋间隙内，分内外两层。肋间外肌肌束从上斜向前下，肋间内肌肌束自下斜向前上。两肌可协助呼吸。

下后锯肌 在背阔肌深面，起自下位胸椎与上位腰椎棘突，止于第 9 ～ 12 肋骨角内侧。

腹内斜肌 在腹外斜肌的深面，起自胸腰筋膜和竖脊肌肌鞘等处，部分纤维亦抵止于第 10 ～ 12 肋下缘。亦有侧屈、旋转脊柱的作用，当其损伤时，亦可在肋骨止点处出现结筋病灶点。其胁肋部结筋病灶点，即京门次、章门次、日月次、期门次等。

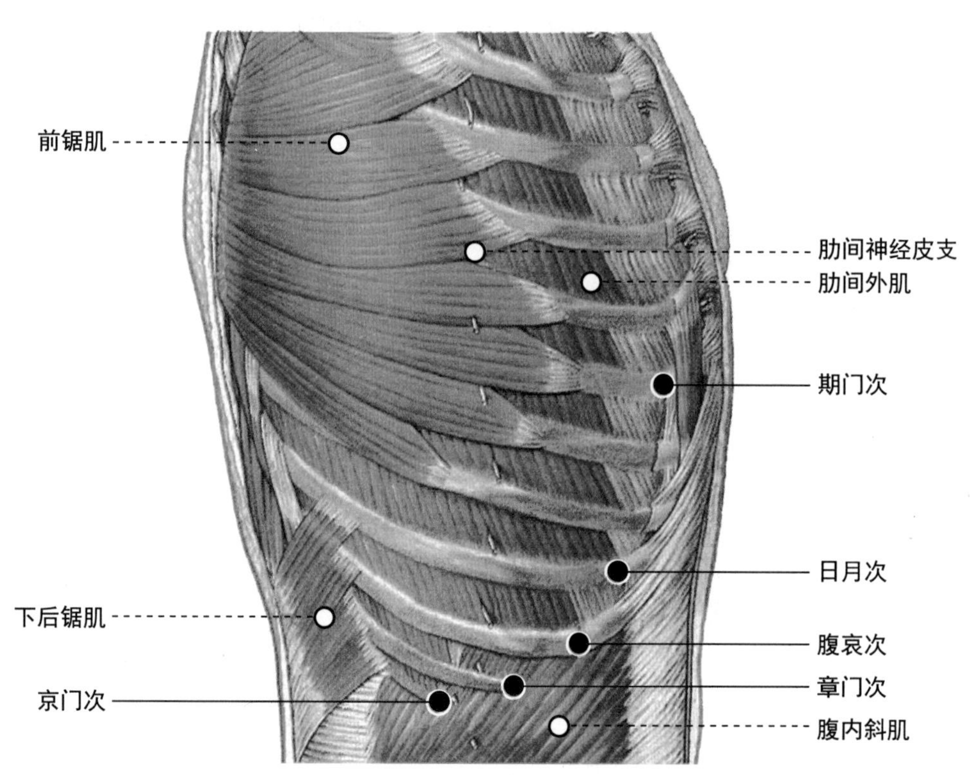

腹哀次

位　置	在胁部，当肋骨联合中外 1/3 交点处。
局部解剖	皮肤—皮下组织—腹筋膜—腹外、腹内斜肌—肋骨联合。布有胸$_{6}$神经皮支，深层为腹腔。
主　治	胸胁疼痛，腹痛，胃脘痛，胸闷，腹胀，呕恶。
注意事项	①筋结点在腹外斜肌腱膜与肋骨联合接触面上。②行恢刺法法时，可沿肋缘向下举针。③不可深刺进入腹腔。
附　注	足少阳、阳明、手三阴经筋交会。

臀上皮神经 来源于第11胸神经至第4腰神经的后外侧皮支，一般分前、中、后3支穿越竖脊肌、胸腰筋膜、髂嵴骨性纤维管后，布于臀后外侧皮肤，其最长支可超过臀沟至股后部。臀上皮神经在髂嵴上跨越，在髂嵴骨性纤维管处，常被磨损卡压而出现结筋病灶点，即腰宜次。臀大肌在骨盆后外侧面臀部皮下，起自髂骨翼外面、骶尾骨背面及骶结节韧带，止于股骨臀肌粗隆和髂胫束，主髋股后伸、旋转及骨盆侧倾、后倾。

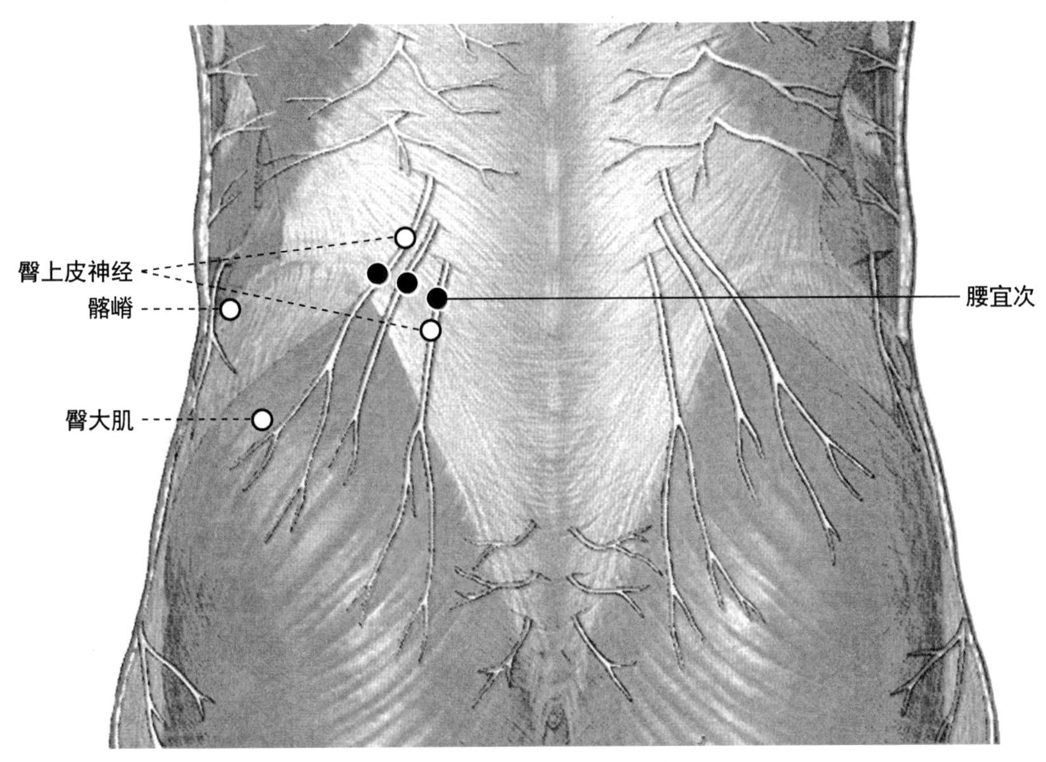

腹横肌 起自第 7 ~ 12 肋软骨的内侧面、胸腰筋膜、髂嵴前部内唇和腹股沟韧带外侧方。肌纤维向内横行并渐成腱膜，参与腹直肌后叶的构成，并止于腹白线。

腹直肌 是腹前外侧壁唯一的扁带纵肌，位于中线两旁，腹白线与半月线之间，它的大部分为腹直肌鞘所包蔽。腹直肌外侧鞘是腹外斜肌、腹内斜肌、腹横肌的附着缘，是受牵拉的地方，尤其是腹直肌腱划处，受力更为明显，故可造成损伤而出现结筋病灶点，即大巨次、水道次、归来次等。

外侧腱和内侧腱 腹直肌以外侧腱和内侧腱起始，外侧腱较大，附着于耻骨嵴，可延伸至耻骨梳；内侧腱与耻骨联合前韧带相连，并同对侧腱纤维交织，小部分纤维也可起自腹白线下方。自两腱起始后，肌纤维纵行向上，终止在第 5、6、7 肋软骨和剑突前面。通常肌的外侧缘纤维附着在第 5 肋软骨的前端，内侧缘纤维则附着于肋剑突韧带及剑突侧缘。

股外侧皮神经 在髂前上棘内下 1cm 处，由内向外越过缝匠肌；隐神经在髌尖平面，行于缝匠肌、股薄肌之间。两者与该肌起止点可出现结筋病灶点。

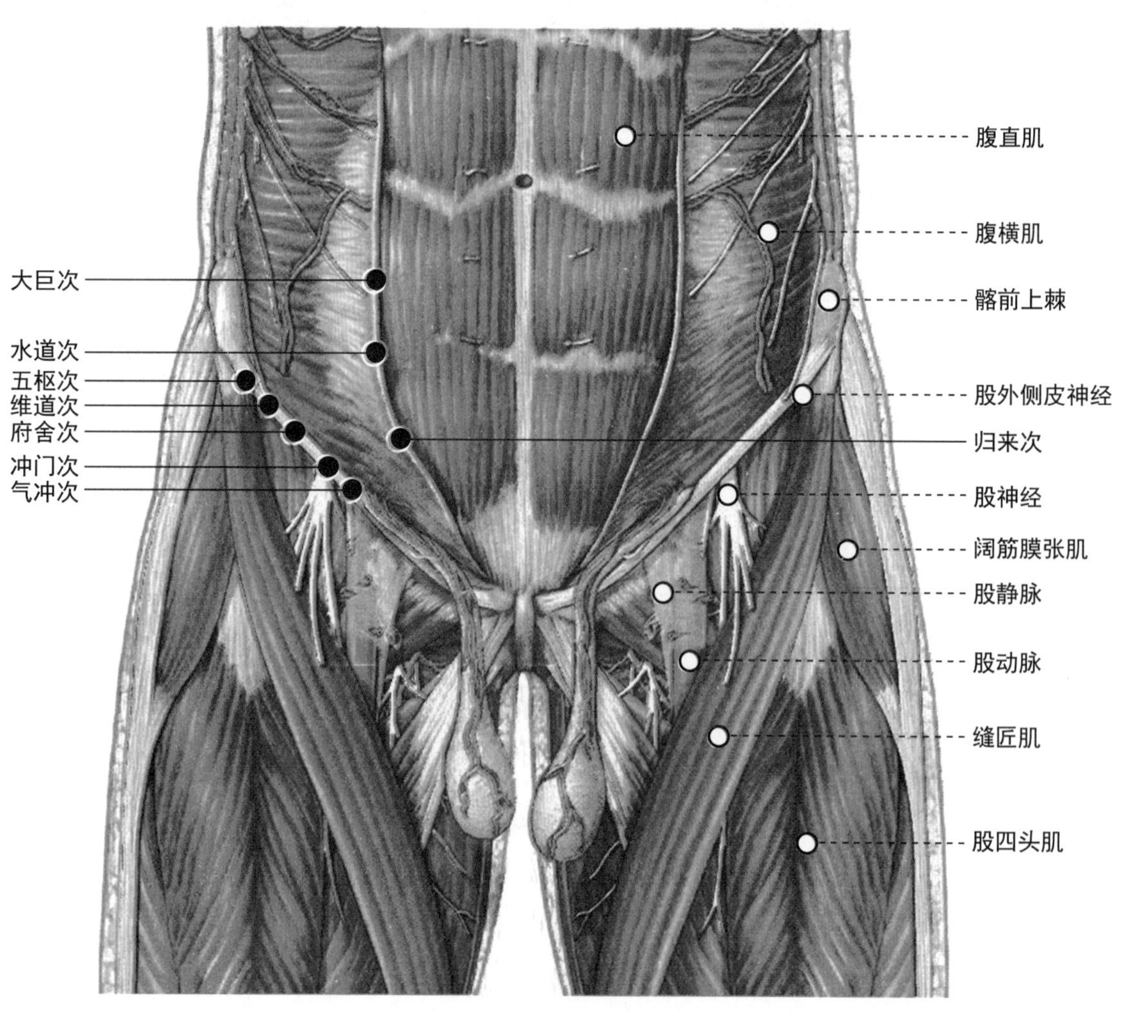

阔筋膜张肌　位于大腿的前外侧，在缝匠肌和臀中肌之间，借短的腱膜起自髂前上棘，起点处的结筋病灶点，即五枢次。肌腹呈梭形，藏于阔筋膜两层之间，在股骨上中1/3交界处，移行成髂胫束，束的下端止于胫骨外侧髁。其作用为紧张阔筋膜，前屈大腿并稍旋内。阔筋膜受臀上神经支配，其结筋病灶点为五枢次。

缝匠肌　位于大腿前面及内侧面的皮下，为全身最长的肌肉，为细长的带形肌。在腹股沟韧带及阔筋膜张肌之间起自髂前上棘，其结筋病灶点即五枢次。肌纤维自外上方斜行向内下方，绕过股骨内收肌结节的后方至小腿，止于胫骨粗隆、胫骨前嵴上端的内侧和小腿筋膜，止端肌腱与半腱肌和股薄肌的止端肌腱之间有一滑液囊，称为缝匠肌固有囊。此囊经常与鹅掌囊交通，其结筋病灶点即阴陵上。缝匠肌作用使大腿旋外、外展和前屈，并使小腿旋内和屈曲。缝匠肌受股神经的分支支配。

股四头肌　为全身最大的肌肉，位于大腿前面及外侧的皮下，由四面包绕股骨全长的绝大部分，仅在股骨后面，粗线的内、外唇之间，尚留有小的空隙。起点由4个头组成，其中一个头（股直肌）起自髂前下棘，其结筋病灶点即维道次。其余3个头均起自股骨。四个头于股骨下端合成一扁腱，跨过膝关节前面而止于胫骨粗隆，于扁腱的深面，正对股骨下端的前面，腱内包绕一个全身最大的籽骨，即髌骨。肌腱的髌上部叫股四头肌腱，髌骨下部即髌韧带，此肌为强大的小腿伸肌。此外，股直肌还有前屈大腿的作用。股四头肌受股神经的分支支配。其结筋病灶点即维道次、气冲次。

归来次

位　置	在下腹部，腹直肌外缘，平锥状肌止点处。
局部解剖	皮肤—皮下组织—腹直肌鞘、腹外斜肌腱膜、腹内斜肌腱膜、腹横机筋膜—腹膜。布有胸$_{11}$脊神经前皮支、髂腹下神经。深部为腹腔。
主　治	腹痛，月经不调。
注意事项	①筋结点在腹直肌鞘与腹外斜肌联合处。②行恢刺法时，应在腹外斜肌纤维方向，向外上方举针。③不宜深刺，不可进入腹腔。
附　注	足阳明、少阳、太阴经筋交会。

水道次

位　　置	在下腹部，当弓状线与腹直肌外侧缘交点处。
局部解剖	皮肤—皮下组织—腹直肌鞘膜、腹外斜肌腱膜、腹内斜肌腱膜、腹横肌腱膜—腹腔。布有胸$_{11}$脊神经前皮支。深部为腹腔。
主　　治	腹痛，月经不调。
注意事项	①筋结点在腹直肌鞘与腹外斜肌联合处。②行恢刺法时，应沿腹外斜肌肌纤维方向，向外上举针。③不可深刺，不可进入腹腔。
附　　注	足阳明、少阳，太阴经筋交会。

大巨次

位　　置	在下腹部，当腹直肌外侧缘，平脐下弓状线处。
局部解剖	皮肤—皮下组织—腹直肌鞘、腹外斜肌腱膜、腹内斜肌腱膜、腹横肌腱膜—腹腔。布有胸$_{10}$脊神经前皮支。深部为腹腔。
主　　治	腹痛。
注意事项	①筋结点在腹直肌鞘与腹外斜肌联合处。②行恢刺法时，应沿腹外斜肌肌纤维方向，向外方举针。③不可深刺，不可进入腹腔。
附　　注	足阳明、少阳，太阴经筋交会。

五枢次

位　　置	在侧腹部，当髂前上棘内缘处。
局部解剖	皮肤—皮下组织—腹筋膜、腹股沟韧带、阔筋膜张肌腱膜、缝匠肌腱膜。内侧有股外侧皮神经干通过，布有髂腹股沟神经支。
主　　治	腰痛，髋股疼痛，股外侧麻木，异常感。
注意事项	①筋结点在髂前上棘诸肌抵止点处。②行恢刺法时，应沿股外侧皮神经走行方向，向下举针。避免损伤该神经。③不可向内深刺，不可深入腹腔。
附　　注	足三阴、少阳、阳明经筋交会。

气冲次

位　　置	在腹股沟部，当腹股沟韧带中点，股动脉外侧缘处。
局部解剖	皮肤—皮下组织—腹筋膜—腹股沟韧带—腰大肌、股神经、股动脉、股静脉—髂骨。布有髂腹股沟神经。
主　　治	下肢麻痹、无力，鼠蹊部疼痛，腰痛，腰腹痛，下肢疼痛，膝关节疼痛。股四头肌萎缩。
注意事项	①筋结点在腹股沟肌腔隙中。②行恢刺法时，应沿股神经走行方向，向下举针。不可向内侧进针，避开股动脉、股静脉。不可深刺，不可向上刺入腹腔。③不宜向外深刺，以防进入髋关节腔。
附　　注	足阳明、太阴经筋交会。

府舍次

位　　置	在下腹部，当腹股沟外侧份。
局部解剖	皮肤—皮下组织—腹股沟韧带—股神经、髂腰肌—髂骨。上方为腹腔，布有髂腹股沟神经、髂腹下神经。
主　　治	髋股疼痛、下肢无力、腹痛、腹胀、腰痛、膝周疼痛、月经不调、性功能障碍、股外侧麻木、尿频尿急、大便异常。
注意事项	①筋结点在腹股沟肌间隙内。②府舍次上方，邻近下腹腔，故针刺不宜向上斜刺。③行恢刺法时，应沿髂腰肌肌纤维方向，向下举针。
附　　注	足三阴、阳明经筋交会。

腹横肌 起自第7～12肋软骨的内侧面、胸腰筋膜、髂嵴前部内唇和腹股沟韧带外侧方。肌纤维向内横行并渐成腱膜，参与腹直肌后叶的构成，并止于腹白线。

腹直肌 位于腹前壁正中线的两侧，居腹直肌鞘内，为上宽下窄的带形多腹肌。两侧腹直肌内侧缘以白线相隔，因白线在脐以上呈带状，脐以下为线形，故两侧腹直肌上部距离较远，而下方几乎相贴。腹直肌起自第5～7肋软骨的前面和剑突，肌纤维直向下方，止于耻骨上缘（耻骨结节与耻骨联合之间）及耻骨联合的前面。肌纤维被数个锯齿状的腱划分隔。此肌的主要功能是使胸廓和骨盆相互接近（即弯曲脊柱）。如起床时，胸锁乳突肌收缩使头仰起，颈椎屈曲，腹直肌收缩使胸、腰椎屈曲，髂腰肌收缩使髋关节屈曲，实现起床的动作。此外，腹直肌还可帮助维持腹压和协助呼吸。腹直肌与胸小肌反向牵拉，常使腹直肌起点出现结筋病灶点，即乳根次、膺窗次等。腹直肌跨越肋骨联合时，因摩擦较重亦可出现结筋病灶点，即幽门次、腹哀次等。腹直肌与剑突游离端的磨损，可出现结筋病灶点，即鸠尾次。腹直肌外侧鞘是腹外斜肌、腹内斜肌、腹横肌的附着缘，是受牵拉的地方，尤其是腹直肌腱

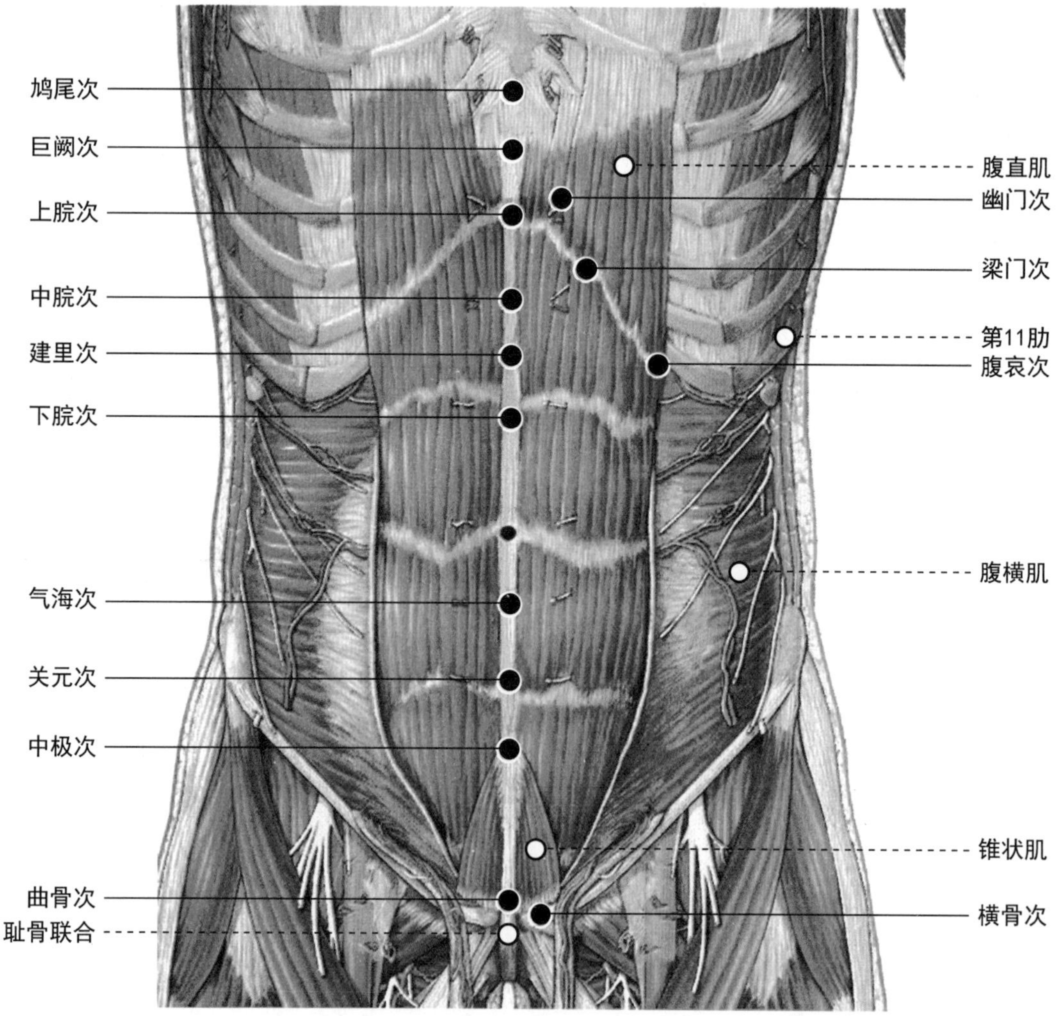

划处，受力更为明显，故可造成损伤而出现结筋病灶点，即梁门次、关元次、水道次、归来次等。腹两侧的腹直肌腱鞘在中线相交错，随着腹肌向两侧牵拉和腹直肌因前屈在腱划线、弓形线等处的特殊曲折处受伤，出现结筋病灶点，即上脘次、中脘次、建里次、下脘次、关元次等。腹直肌抵止于耻骨联合，其结筋病灶点，即曲骨次、横骨次等。

锥状肌 为长三角形的小扁肌，在脐与耻骨联合线的中点以下，居腹直肌鞘内，腹直肌下端的前面。起自耻骨上支前面（耻骨结节与耻骨联合之间），肌纤维斜向内上方，止于白线。该肌在单孔类和有袋类动物比较发达，在人类已经退化。但因为其在腹白线止点残废留下遗痕，使腹直肌前屈时，在此屈折而容易出现结筋病灶点，即关元次。

中脘次

位　　置	在上腹部正中线上，当腹直肌上腱划水平处。
局部解剖	皮肤—皮下组织—腹白线—腹膜。布有胸$_8$脊神经皮支。深部为腹腔。
主　　治	腹痛。
注意事项	①筋结点在皮下浅筋膜层或腹白线层。②行恢刺法时，应沿腹白线方向，向上或向下举针。③诸针法均不宜过深，不可进入腹腔。
附　　注	足阳明、足三阴、手少阴经筋交会。

上脘次

位　　置	在上腹部正中线上，当腹直肌上腱划上方水平处。
局部解剖	皮肤—皮下组织—腹白线—腹膜。布有胸$_7$脊神经皮支。深部为腹腔。
主　　治	腹痛。
注意事项	①筋结点在皮下浅筋膜层或腹白线层。②行恢刺法时，应沿腹白线方向，向上或向下举针。③诸针法均不宜深刺，不可进入腹腔。
附　　注	足阳明、足三阴、手少阴经筋交会。

巨阙次

位　置	在上腹部前正中线上，当上脘次与鸠尾次之间。
局部解剖	皮肤—皮下组织—腹白线—腹膜。布有胸$_7$脊神经前皮支。深部为腹腔。
主　治	腹痛、胸痛。
注意事项	①筋结点在皮下浅筋膜层或腹白线层。②行恢刺法时，应沿腹白线方向，向上或向下举针。③诸针法均不宜深刺，不可进入腹腔。
附　注	足阳明、足三阴、手三阴经筋交会。

鸠尾次

位　置	在上腹部，正中线上，当剑突顶端处。
局部解剖	皮肤—皮下组织—腹白线—腹膜。布有胸$_6$脊神经前皮支。深部为腹腔。
主　治	胸腹疼痛、心前区疼痛、心悸。
注意事项	①筋结点在剑突顶端处。②行恢刺法处，应在腹直肌与剑突表面间进行操作。③不可向剑突前深刺，不宜进入腹腔，防止肝、脾损伤。
附　注	足阳明、足三阴、手三阴经筋交会。

下脘次

位　置	在腹部正中线，当腹直肌下腱划水平处。
局部解剖	皮肤—皮下组织—腹白线—腹膜。布有胸$_9$脊神经皮支。深部为腹腔。
主　治	腹痛。
注意事项	①筋结点在腹白线层或浅筋膜层。②行恢刺法时，应沿腹白线向上或向下举针。③不可针刺过深进入腹腔。
附　注	足阳明、足三阴、手少阴经筋交会。

建里次

位　　置	在中腹前正中线上，当腹直肌中腱划水平处。
局部解剖	皮肤—皮下组织—腹白线—腹膜。布有胸$_8$脊神经皮支。深部为腹腔。
主　　治	腹痛。
注意事项	①筋结点在浅筋膜层或在腹白线层。②行恢刺法时，应沿腹白线方向，向上或向下举针。③不可深刺，禁止刺入腹腔。
附　　注	足阳明、足三阴、手少阴经筋交会。

中极次

位　　置	在下腹部正中线，当锥状肌止点处。
局部解剖	皮肤—皮下组织—腹白线、锥状肌。布有胸神经皮支、髂腹下神经分支。深层为腹腔。
主　　治	下腹疼痛。
注意事项	①筋结点在腹白线上，锥状肌止点处。②行恢刺法时，沿腹白线向上或下举针。③不可深刺，避免深入腹腔造成内脏损伤。

关元次

位　　置	在下腹部正中线上，当腹白线与弓状线交点处。
局部解剖	皮肤—皮下组织—腹白线、弓状线。布有胸神经皮支。深层为腹腔。
主　　治	下腹疼痛。
注意事项	①筋结点在腹白线与弓形线交点之薄弱区处。②行恢刺法时，应沿腹白线向上或向下举针。③不可深刺，避免深入腹腔，损伤内脏。
附　　注	足阳明、太阴、厥阴、少阴经筋交会。

气海次

位　　置	在下腹部正中线上，当脐下腹横纹处。
局部解剖	皮肤—皮下组织—腹白线。布有胸$_{10}$脊神经皮支。深层为腹腔。
主　　治	下腹疼痛。
注意事项	①筋结点在皮下浅筋膜或腹白线层。②行恢刺法时，应沿腹白线，向上或向下举针。③不可深刺进入腹腔。
附　　注	足阳明、太阴、厥阴、少阴经筋交会。

曲骨次

位　　置	在下腹部，当耻骨联合上缘中点。
局部解剖	皮肤—皮下组织—腹筋膜—腹白线、腹直肌腱膜。布有胸$_{12}$神经皮支、髂腹下神经。深层为腹腔。
主　　治	下肢疼痛、下腹疼痛。
注意事项	①筋结点在腹直肌联合腱、腹白线在耻骨联合的起点处。②行恢刺法时，当沿前正中线向上举针。③不可深刺，以免深入腹腔损伤内脏。
附　　注	足阳明、太阴、厥阴、少阴经筋交会。

横骨次

位　　置	在下腹部，当耻骨结节处。
局部解剖	皮肤—皮下组织—腹筋膜—耻骨肌、腹直肌、锥状肌—耻骨结节。布有髂腹股沟神经。深部为腹腔。
主　　治	下腹痛。
注意事项	①筋结点在耻骨肌、腹直肌、锥状肌的耻骨结节抵止处。②行恢刺法时，应沿腹直肌或锥状肌肌纤维方向，向上或内下方举针。③不宜深刺，不可进入腹腔。
附　　注	足三阴、阳明经筋交会。

第8章 髋骶部解剖与筋结点

耻骨肌 为长方形的短肌，位于大腿上部前面的皮下，髂腰肌的内侧，长收肌的外侧，其深面紧贴短收肌和闭孔外肌。此肌为股三角的后壁，并与髂腰肌共同形成髂耻窝。起自耻骨梳和耻骨上支，肌束斜向后下外方，绕过股骨颈向后，借扁腱止于股骨小转子以下的耻骨线。腱之深面有小的耻骨肌囊。此肌收缩时，使大腿屈曲、内收和旋外。耻骨肌受股神经的分支。偶尔也有闭孔神经的分支支配。其起点的痛性结节即横骨次和阴廉次，其抵止点周围，即耻骨囊及耻骨肌线处痛性结块，即结筋病灶点髀关下。

长收肌 位于大腿上部前内侧的皮下，耻骨肌的内侧，上部居短收肌的前面，下部位于大收肌的前面。为一长三角形的扁肌，构成股三角的内侧界。其以短腱起自耻骨体和耻骨上支前面上部，肌束斜向外下方，逐渐移行于宽阔的扁腱，止于股骨粗线内侧唇中下1/3。该肌在大腿外展时可经过皮肤扪到其起点，可作为确定耻骨结节的标志。此肌收缩时，使大腿内收并旋外，长收肌受闭孔神经的前支（腰$_2$、腰$_3$）支配。其起端痛性结节，即阴廉次。其止端前与其他肌腱共同构成股骨收肌管，收肌管是股神经血管通过的管腔，其出入口容易出现结筋病灶点，出口痛性结筋病灶点，即箕门次。入口结筋病灶点为阴包次。

股薄肌 位于大腿最内侧的皮下，覆盖大收肌，为带状长肌，与长收肌起点并列，借宽腱起于耻骨下支的前面（耻骨联合附近）。肌束向下移行于长腱，经股骨内上髁和膝关节后方的内侧，在缝匠肌腱的深面止于胫骨粗隆内侧，腱的深面有一滑液囊。此肌收缩时，使大腿内收，屈小腿并使屈曲的小腿旋内。股薄肌受闭孔神经前支(腰$_{2\sim4}$)支配。其起端结筋病灶点，即阴廉次、地五里次，止点结筋病灶点，即阴陵上。

短收肌 位于大腿前内侧的上方，位于长收肌和耻骨肌的深侧，大收肌的前面，耻骨肌的内侧，为近似三角形的扁肌。在长收肌和股薄肌起点的外侧起自耻骨下支，其肌束向下逐渐变宽阔，抵止于股骨粗线的上1/3。此肌收缩时，使大腿屈曲并内收。短收肌受闭孔神经前支（腰$_{2\sim4}$）支配。其起端结筋病灶点，即地五里次，其止端与耻骨肌毗邻，结筋病灶点，即髀关下。

大收肌 位于大腿的内侧，其前面上方为短收肌，下方为长收肌，其内侧为股薄肌，后面紧贴半腱肌、半膜肌和股二头肌，为内收肌中最宽大的三角形肌肉。该肌起自坐骨结节、坐骨下支和耻骨下支的前面，肌束呈放射状，斜向外下方，上部肌束几乎呈水平方向，越向下侧越倾斜，分为前后两层，前层止于股骨嵴内侧唇的全长，后层移行于短腱向下止于股骨内上髁（内收肌结节），此腱与股骨之间有一裂隙，为收肌管的下口，称为腱裂孔或内收肌下裂孔，该肌收缩时使大腿内收，上部肌束还有使大腿旋外的作用。大收肌受闭孔神经后支（腰$_2$、腰$_3$）和坐骨神经的分支（腰$_4$、腰$_5$）支配。其起端结筋病灶点，在臀后为承扶次，股前面为地五里次。收肌管下孔的结筋病灶点，即阴包次。其止点的结筋病灶点，即血海次。

膝内侧副韧带 起自股骨内髁，分三束止于胫骨内侧面，有部分纤维束与半月板紧密相连。内侧副韧带呈三角形，底向膝前，尖向腘窝，覆盖膝内侧面。在膝关节伸直或屈曲时，其全部或部分纤维束处紧张状态，从而防止膝关节外翻和胫骨内旋。

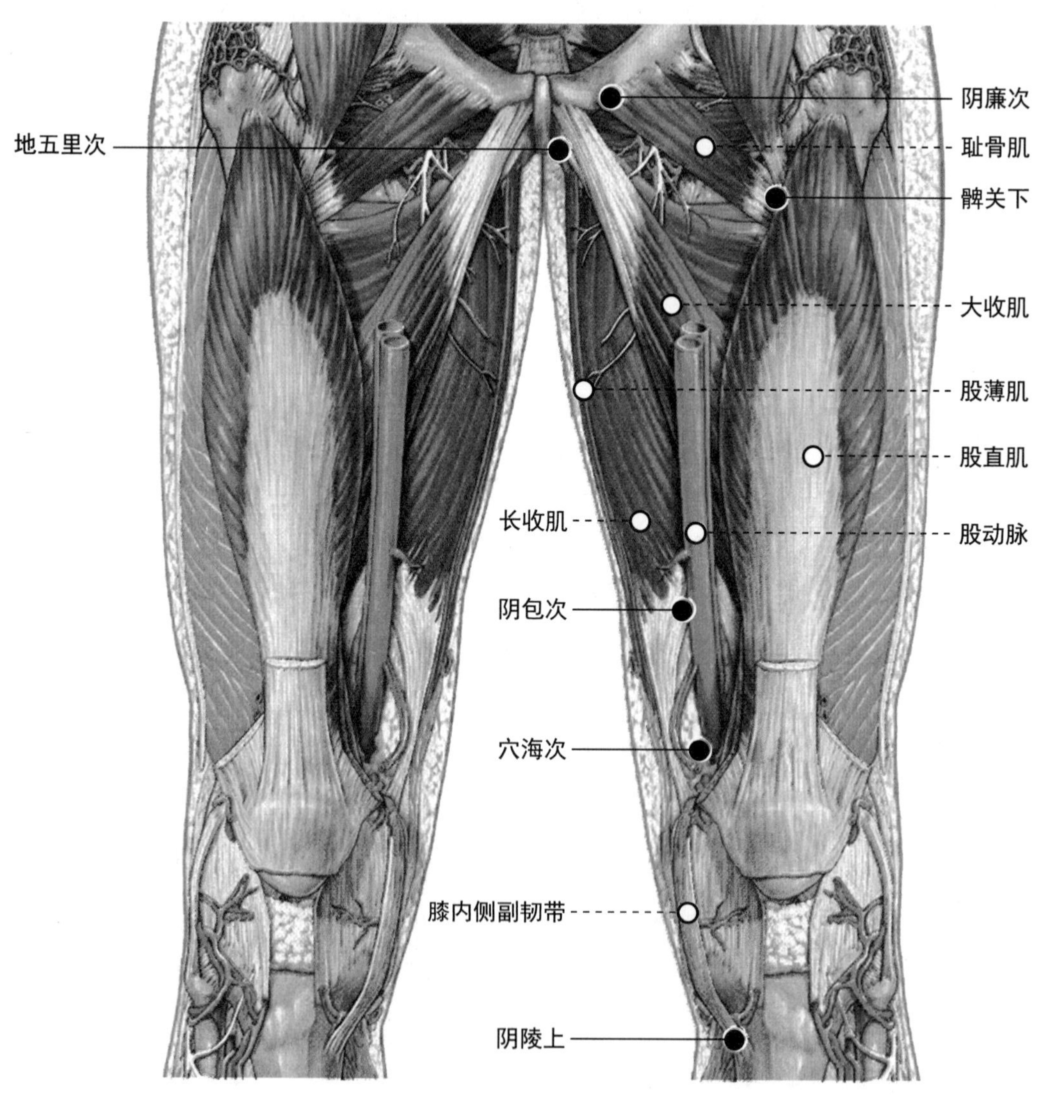

阴廉次

位　　置	在股内侧，当耻骨上支的耻骨梳处。
局部解剖	皮肤—皮下组织—股筋膜—耻骨肌—耻骨上支、耻骨梳。布有髂腹股沟神经、闭孔神经。深层为闭孔及小腹腔。
主　　治	股阴部疼痛，大腿外展疼痛，少腹疼痛，痛经。
注意事项	①筋结点在耻骨肌于耻骨上支的起点处。②行恢刺法时，应沿耻骨肌肌纤维方向，向外下举针。③针刺不宜过深，防止深入腹腔，损伤其中神经和小腹腔脏器。
附　　注	足阳明、太阴、厥阴、少阴经筋交会。

地五里次

位　　置	在股内侧部，当大收肌于耻骨下支抵止部。
局部解剖	皮肤—皮下组织—股筋膜—大收肌、长收肌、短收肌—耻骨下支。布有股内侧皮神经、闭孔神经。
主　　治	股阴部疼痛，膝关节疼痛，少腹部疼痛，月经痛，腰痛。
注意事项	①可屈髋（截石位）取筋结点。②筋结点在大收肌于耻骨下支抵止点处。③行恢刺法时，应沿大收肌肌纤维方向，向外下方举针。

髀关下

位　　置	在股前部上方，当股骨小转子下缘处。
局部解剖	皮肤—皮下组织—股筋膜—肌直肌、缝匠肌间隙—耻骨肌—耻骨肌腱下滑液囊—股骨耻骨肌线。布有股外侧皮神经、股神经肌支。
主　　治	腿痛，耻骨阴部疼痛，股外展疼痛，少腹疼痛。
注意事项	①浅层筋结点在股筋膜层。深层筋结点在耻骨肌滑囊及耻骨肌止点处。②行恢刺法时，浅层筋结点沿股直肌方向，向下举针。深层筋结点应沿耻骨肌方向，向内上方举针，但举针幅度宜小，不可举入股直肌及缝匠肌层，不可横行向内，损伤股神经及股动静脉。
附　　注	足阳明、太阴经筋交会。

血海次

位　置	在股内侧部，髌内缘直上与缝匠肌交界处。
局部解剖	皮肤—皮下组织—股筋膜—缝匠肌—股内侧肌—大收肌—收肌结节—股骨。布有股神经前皮支、肌支。
主　治	大腿痛，膝关节疼痛，鼠蹊部疼痛，小腿内侧麻木。
注意事项	①浅层筋结点在大腿筋膜层，深层筋结点在收肌结节腱止点处。②行恢刺法时，应沿股内侧肌肌纤维方向，向上举针。
附　注	足三阴、阳明经筋交会。

阴包次

位　置	在股内侧部，当缝匠肌上缘与股内侧肌内缘交界收肌管上口处。
局部解剖	皮肤—皮下组织—股筋膜—缝匠肌、股内侧肌—收肌管腱裂上孔—股隐神经动静脉—股骨内髁。布有股内侧神经、隐神经。
主　治	大腿内侧疼痛，膝关节疼痛，鼠蹊部疼痛，小腿内侧缘麻痛，下肢麻痹，无力。
注意事项	①浅层筋结点在大腿筋膜与缝匠肌、股内侧肌交界处，深层筋结点在收肌管上腿腱板口处。②行恢刺法时，应沿收肌管方向，向上或向下举针。避免损伤收肌管内神经与血管。
附　注	足三阴、阳明经筋交会。

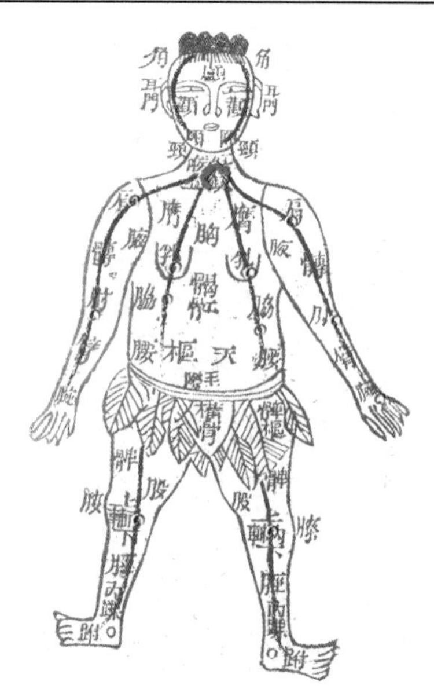

髂 嵴 骶尾骨后面有棘上韧带连续和骶尾后浅韧带的覆盖，而这些韧带又是臀大肌腱膜交织处。背阔肌腱膜，也可达骶骨棘突。故当髋股前屈、内收及腰背前屈旋转时，可牵拉骶椎各棘突点而出现损伤，出现结筋病灶点，即骶 $_{1\sim5}$ 棘突。

骶髂后长韧带 自髂后上棘，达第2 ~ 4 骶椎关节突，外侧与骶结节韧带相连，内侧接腰背筋膜。

臀大肌 是臀部最大、最浅的一块肌肉，略呈方形，是维持人体直立和后伸髋关节的重要肌肉。此肌有广泛的起始，自上而下为髋骨背面（臀后线以后的部分）、骶骨和尾骨背面、胸腰筋膜和骶结节韧带，止于髂胫束和股骨臀肌粗隆。其上缘长约 10.9cm，上缘中点厚约 1.2cm，下缘长约 12.6cm，下缘中点厚约 2.4cm，臀大肌的止腱为膜板状，长约 3.9cm，上 3/4 斜过股骨大转子，连于髂胫束，致使此处的髂胫束明显增厚，下 1/4 经股二头肌与股外侧肌之间止于臀肌粗隆和股外侧肌间隔，其间有多个滑囊与股骨面相隔。臀大肌受臀下神经支配，臀下神经至梨状肌下孔时有 1 ~ 3 支，1 支者占 25.2%，2 支者占 55.1%，3 支者占 19.7%。神经的入肌点多在肌的中、下部。臀大肌起自骶骨缘、骶结节韧带，而骶骨耳状面与髋骨形成骶髂关节，其关节背侧面隆凸不平，加之臀大肌起点牵拉，骶结节韧带与臀大肌间有时出现滑液囊，故在骶骨外缘可出现多个结筋病灶点，即膀胱俞次、小肠俞次、中膂俞次、白环俞次及髂后上棘。

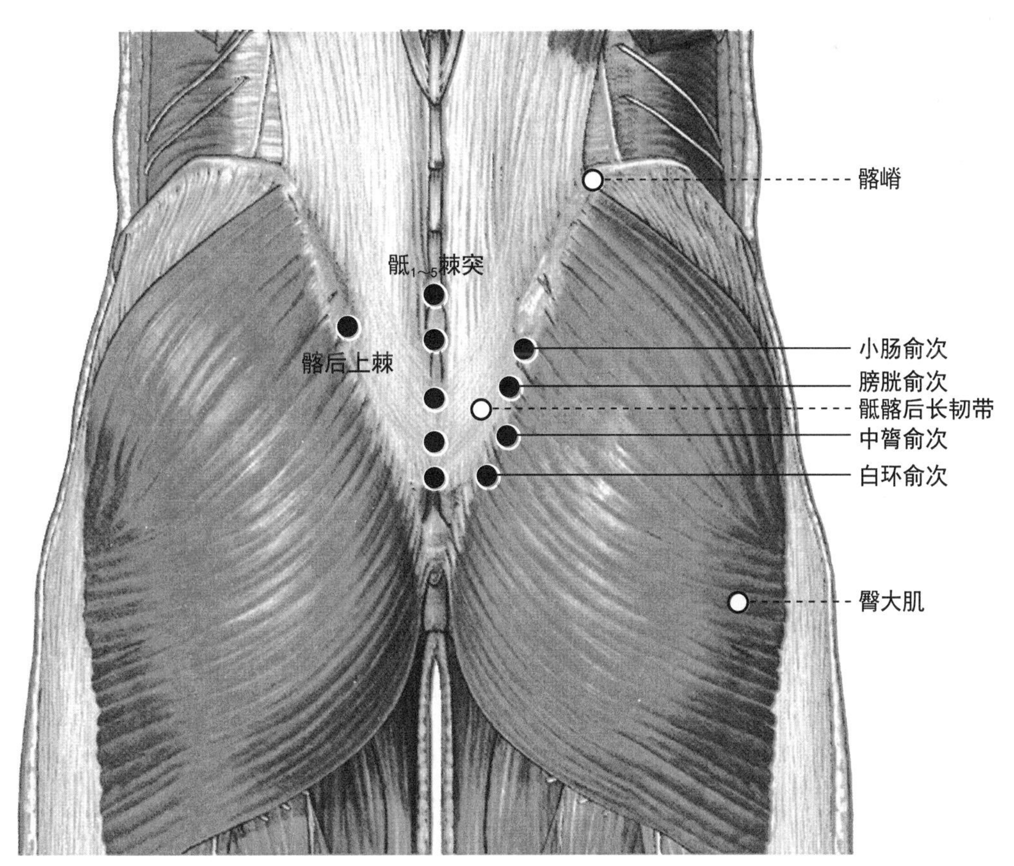

骶$_5$棘突

位　　置	在骶部，当第 5 骶骨棘突处。
局部解剖	皮肤－皮下组织－骶髂皮下滑液囊－骶尾背侧韧带－骶骨裂孔。布有臀内侧皮神经。深层为硬脊膜外腔。
主　　治	骶尾部疼痛，腰痛，下肢疼痛。
注意事项	①浅层筋结点在皮下组织层或骶骨皮下滑液囊处，深层结筋点在骶尾背侧韧带层。②行各种针法时，不宜深刺进入硬膜外腔，以免损伤马尾神经。③行恢刺法时，应沿马尾神经方向，向上下举针。④韧带层行针时，宜用细针。举针幅度应小。⑤行水针疗法时，可将药液注入硬膜外腔。但不宜捣刺，避免马尾神经损伤。注药前，应回吸，注意有无脑脊液，有脑脊液者，不可注入药物。

骶$_4$棘突

位　　置	在骶部，当第 4 骶骨棘突处。
局部解剖	皮肤－皮下组织－骶结节韧带－骶$_4$棘突。布有臀内皮神经。
主　　治	腰骶疼痛，腰疼痛，腰腿疼痛。
注意事项	①浅层筋结点在皮下组织层，深层筋结点在骶结节韧带层。②行恢刺法时，应沿骶结节韧带方向，向外下举针。③在韧带层行针刺时，宜用细针。

骶$_3$棘突

位　　置	在骶部，当第 3 骶骨棘突。
局部解剖	皮肤－皮下组织－骶结节韧带－骶$_3$棘突。布有臀内皮神经。
主　　治	腰骶疼痛，腰痛，腰腿疼痛。
注意事项	①浅层筋结点在皮下组织层，深层筋结点在骶结节韧带层。②行恢刺法时，宜用细针上下举针。

骶$_2$棘突

位　　置	在骶部，当第 2 骶骨棘突处。
局部解剖	皮肤—皮下组织—骶结节韧带—骶$_2$棘突。布有臀内皮神经。
主　　治	腰骶疼痛，腰痛，腰腿痛。
注意事项	①浅层筋结点在皮下组织层，深层筋结点在骶棘韧带层。②行恢刺法时，宜用细针上下举针。

骶$_1$棘突

位　　置	在骶部，当第 1 骶骨棘突处。
局部解剖	皮肤—皮下组织—第 5 骶骨棘突—棘间韧带。布有腰$_5$脊神经后支。
主　　治	腰痛，腰骶痛，腰腿痛。
注意事项	①浅层筋结点在皮下组织层，深层筋结点在骶棘韧带层。②行恢刺法时，应沿上下举针。

髂后上棘

位　　置	在骶部，当髂后上棘处。
局部解剖	皮肤—皮下组织—胸腰筋膜—髂后上棘。布有臀内皮神经。
主　　治	腰骶痛、腰腿痛。
注意事项	①筋结点在腰背筋膜层，亦可出现在皮下脂肪层。②行恢刺法时，应沿腰背筋膜方向，向上或下举针。

中膂俞次

位　　置	在骶部，当骶髂关节面下方骶骨下缘处。
局部解剖	皮肤—皮下组织—臀筋膜—臀大肌—骶髂背侧韧带。布有臀内侧皮神经。
主　　治	腰骶疼痛，腰痛向下肢放散痛，臀部麻木。
注意事项	①筋结点在骶骨外缘，臀大肌起点处。②行恢刺法时，应沿臀大肌肌纤维方向，向内或向外下举针。
附　　注	足太阳、少阳经筋交会。

膀胱俞次

位　置	在骶部，当骶髂关节面中份下缘处。
局部解剖	皮肤—皮下组织—臀筋膜—臀大肌—骶髂背侧韧带。布有臀内侧皮神经，骶神经后支。
主　治	腰臀疼痛，腰痛向下肢放散痛，臀股部麻木。
注意事项	①筋结点在骶骨外缘，皮下脂肪层或臀大肌起点处。②行恢刺法时，应沿臀大肌肌纤维方向，向内或向外下方举针。
附　注	足太阳、少阳经筋交会。

小肠俞次

位　置	在骶部，当骶髂关节背侧面上份处。
局部解剖	皮肤—皮下组织—臀筋膜、腰背筋膜—臀大肌—骶髂背侧韧带。布有臀内侧皮神经、臀上皮神经—骶神经后支。
主　治	腰臀疼痛，腰臀痛向下肢放散，腰臀及股部麻木。
注意事项	①浅层筋结点在胸腰筋膜与臀筋膜交织处或皮下脂肪层，深层筋结点在臀大肌起点处。②行恢刺法时，浅层筋结点应沿胸腰筋膜方向，向上或向下举针。深层筋结点应沿臀大肌肌纤维方向，向内或向外下举针。
附　注	足太阳、少阳经筋交会。

白环俞次

位　置	在臀部，当骶角水平，骶骨外侧缘处。
局部解剖	皮肤—皮下组织—臀筋膜—臀大肌—骶结节韧带—滑液囊。布有臀内侧皮神经。
主　治	腰骶疼痛，腰痛向下肢放散痛，臀及股后麻痹。
注意事项	①筋结点在臀大肌起点及骶结节韧带下滑液囊处。②行恢刺法时，应沿臀大肌肌纤维方向，向内或向外下举针。
附　注	足太阳、少阳经筋交会。

臀中肌　臀中肌居浅层，臀小肌居深层，两者形态功能、起止点基本相同，可视为一块肌肉。其起自髂骨翼后方，止于股骨大转子内上缘，并有滑囊相隔。其受臀上神经支配，为髋关节的外展肌，单足持重时，对固定骨盆起重要作用。另外，在髋关节后伸和旋前动作中起作用。

骶后孔　内有臀内皮神经穿出并分布于臀内侧皮肤。在其行程中，骶骨背面粗糙而凸凹，加之臀大肌腱膜的牵拉卡压，故在4个骶骨孔及其周围，易出现结筋病灶点，即上髎次、次髎次、中髎次、下髎次。

骶髂骨间韧带　很坚韧，被骶髂后韧带覆盖，连接髂骨粗隆与骶骨粗隆，由纵横交错的短纤维构成，填充于关节囊的上方与后方。

骶结节韧带　为强韧的扇状韧带，位于骨盆的后下部。起自髂后下棘、骶骨下部的外侧缘和尾骨的上部，斜向外下方，经骶棘韧带的后方，止于坐骨结节的内侧缘，有一部分纤维则呈钩状，继续延伸至坐骨下支，称为镰突。

梨状肌　被臀大肌覆盖，亦属于足少阳经筋，其起于骶骨前面，止于股骨大转子。主大腿外旋、外展和骨盆后倾。其在股骨大转子止点处有多个滑液囊间隔，是常见的结筋病灶点，即髀枢内。梨状肌上孔和下孔是臀上神经与坐骨神经穿出处，也是梨状肌、臀大肌收缩时引起卡压刺激的部位，常出现结筋病灶点，即秩边次、环跳次。

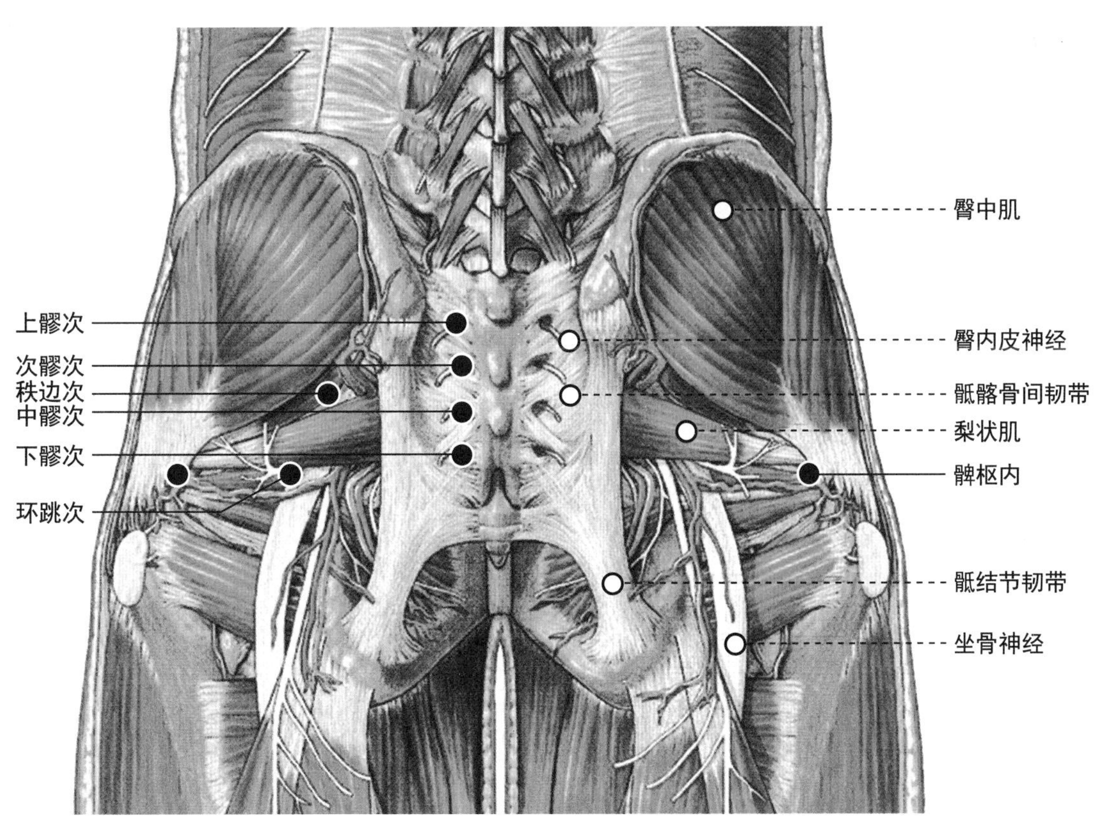

坐骨神经 是全身最大的神经，在臀大肌深面，越过梨状肌下缘，进入股部，行于大收肌与股二头肌长头之间，下降至腘窝上角处，分为二终支。内侧为胫神经，其较大，在腘窝垂直下行;外侧为腓总神经，较小，斜向外下方，沿股二头肌内侧下行。坐骨神经干横断面呈椭圆形，在股部其横径约10mm，前后径约4mm，内侧部比外侧部稍大。

坐骨神经的体表投影 自坐骨结节与大转子连线中、内1/3交点，向下至腘窝上角的连线，是坐骨神经在股后部的投影。

下髎次

位　置	在骶部，当第4骶骨后孔缘处。
局部解剖	皮肤—皮下组织—胸腰筋膜、骶结节韧带、骶髂背侧韧带—臀内侧皮神经。
主　治	腰骶疼痛，腰痛向下肢放散痛，腰痛牵引小腹疼痛。
注意事项	①筋结点在皮下脂肪及骶髂背侧韧带层。②行恢刺法时，应沿臀内侧皮神经走行，向外下举针。
附　注	足太阳、少阳、少阴经筋交会。

中髎次

位　置	在骶部，当第3骶后孔外缘处。
局部解剖	皮肤—皮下组织—胸腰筋膜、骶髂背侧韧带、臀内侧皮神经。
主　治	腰骶疼痛，腰骶痛向下肢放散，腰骶痛引小腹疼痛。
注意事项	①筋结点在皮下脂肪层、骶髂背侧韧带层。②行恢刺法时，应沿臀内皮神经方向，向外下举针。
附　注	足太阳、少阳、少阴经筋交会。

次髎次

位　　置	在骶部，当第 2 骶后孔外侧缘处。
局部解剖	皮肤－皮下组织－胸腰筋膜、骶骨背侧韧带－臀内侧皮神经－骶骨
主　　治	腰骶疼痛，腰骶疼痛向下肢放散，腰骶痛引小腹疼痛。
注意事项	①筋结点在腰背筋膜、骶髂背侧韧带层，亦可出现在皮下脂肪层。②行恢刺法时，应沿臀内侧皮神经方向，向外举针。
附　　注	足太阳、少阳、少阴经筋交会。

上髎次

位　　置	在骶部，当第 1 骶骨后孔外侧缘处。
局部解剖	皮肤－皮下组织－胸腰筋膜－骶髂背侧韧带－臀内侧皮神经
主　　治	腰骶疼痛，腰骶疼痛向下肢放散痛，腰骶痛引小腹疼痛。
注意事项	①筋结点在腰背筋膜、骶髂背侧韧带层，亦可出现在皮下脂肪层。②行恢刺法时，应沿臀内皮神经走行方向，向外举针。
附　　注	足太阳、少阳、少阴经筋交会。

环跳次

位　　置	在臀部，由大转子最高点与髂后上棘联线中点作一垂直线，此垂线交于大转子最高点与髂后上棘和尾骨尖联线中点的联线上。
局部解剖	皮肤－皮下组织－臀筋膜－臀大肌－梨状肌及其下孔－坐骨神经干、臀下神经及动静脉。布有臀上皮神经。
主　　治	臀后疼痛，腰腿疼痛，下肢麻痹，无力，膝关节肿痛，踝关节肿痛。
注意事项	①浅层筋结点在臀筋膜层，深层筋结点在臀大肌下，梨状肌下孔处。②浅层筋结点行恢刺法时，应沿臀大肌肌纤维方向，向内上或外下举针。③深层筋结点行恢刺法时，应沿坐骨神经干，向下举针，如出现触电样针感时，应提针稍改变方向，再做举针操作。④行恢刺法时，针锋不可过利，不可在有触电感（即刺中坐骨神经干）的情况下做任何操作，防止损伤神经干。⑤深层筋结点不宜行水针疗法。
附　　注	足太阳、少阳经筋交会。

秩边次

位　　置	在臀部，当股骨大转子最高点与髂后上棘联线中上 1/3 交点外侧，即梨状肌上孔处。
局部解剖	皮肤—皮下组织—臀筋膜—臀大肌—梨状肌上孔—臀上神经及动静脉。布有臀上皮神经。
主　　治	臀部疼痛，腰骶部疼痛，腰腿痛，下肢麻痹，无力，膝关节疼痛，踝关节疼痛，髋外展疼痛。
注意事项	①浅层筋结点在臀筋膜层，深层筋结点在臀大肌下，梨状肌上孔处。②行恢刺法时，应沿臀大肌肌纤维方向，向内上或外下方举针。
附　　注	足太阳、少阳经筋交会。

髀枢内

位　　置	在髋部，当股骨大转子尖内侧缘处。
局部解剖	皮肤—皮下组织—臀筋膜—臀中肌、臀小肌、梨状肌及腱间滑液囊。布有臀上皮神经、臀上神经。深层内前方有髋关节囊。
主　　治	髋部疼痛，腰臀疼痛向小腿放散疼痛，下肢麻痹、无力。
注意事项	①浅层筋结点在臀筋膜下层，深层筋结点在臀中、小肌与梨状肌在大转子内上缘的共同止点及滑液囊处。②行恢刺法时，应沿臀中肌肌纤维方向，向内上方举针。
附　　注	足少阳、太阳、阳明经筋交会。

股薄肌　位于大腿最内侧，起自耻骨下支，止于胫骨内髁，它有使大腿内收、屈曲，小腿屈曲、旋内的作用。

股二头肌　在大腿后面，长头起自坐骨结节，短头起于股骨粗线，止于腓骨小头。其长头与半膜肌、半腱肌共同起于坐骨结节，有滑液囊相隔。坐骨结节还有皮下滑液囊和脂肪垫保护，此处可出现结筋病灶点，即承扶次。股二头肌腱越过膝关节时，与外侧副韧带间有滑囊相隔，此处痛性结节在屈膝到某一角度时出现疼痛弧。其结筋病灶点，即浮郄次。股二头肌止点的损伤，在腓骨小头前方滑囊处可出现结筋病灶点，即腓骨小头。

支配股二头肌的神经来自坐骨神经，其入肌点集中在肌的第 2/4 区下部和第 3/4 区上部。由于肌的收缩牵拉，而大腿筋膜相对固定使入肌神经支在此出现矛盾运动而损伤，此痛性结节，即结筋病灶点外殷上、外直立。

半腱肌与半膜肌同股二头肌共同起于坐骨结节。止于胫骨上端内侧、内侧髁后面。它们协调收缩，可使小腿内外旋、大腿后伸、骨盆后倾。其起点处结筋病灶点是承扶次，止点处结筋病灶点为合阳内。二腱越过腘窝时，有滑液囊相隔，其下有腓肠肌内侧头止点与滑液囊，此处的痛性结节，即阴谷次。

半腱肌与半膜肌的支配神经亦来自坐骨神经，各分两个分支，分别从第 1/4 区、2/4 区、3/4 区穿筋膜入肌，故此处的矛盾运动可引起损伤，出现结筋病灶点，即殷上次、直立次、内殷上、内直立。

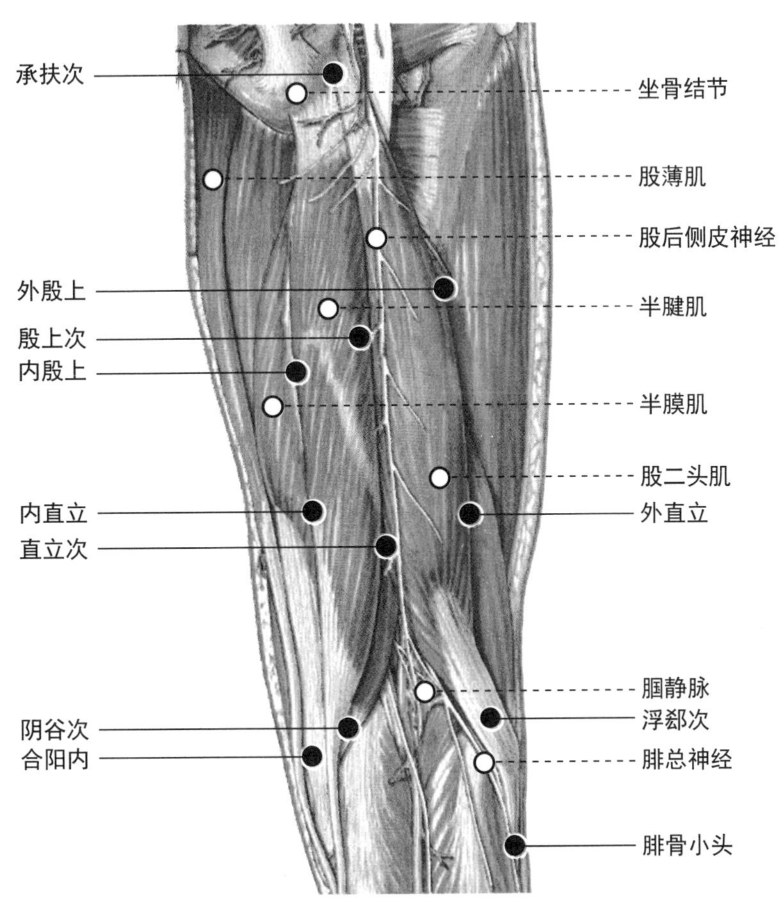

承扶次

位　　置	在臀后侧，臀横纹中点内上方，坐骨结节处。
局部解剖	皮肤－皮下组织－皮下脂肪垫－臀大肌及滑囊－半膜肌、半腱肌、股二头肌长头、股方肌－坐骨滑液囊－坐骨结节。布有臀下皮神经。
主　　治	臀后疼痛，腰痛，股后侧疼痛，膝关节疼痛，下肢麻痹，无力。
注意事项	①应仰卧，屈髋位，使臀大肌内侧缘外移，可充分暴露筋结点。②浅层筋结点在皮下滑囊处；中层筋结点在臀大肌及滑液囊、半膜肌、股二头肌长头腱下滑囊处；深层筋结点在坐骨结节腱抵止点处。③行恢刺法时，应沿臀大肌肌纤维方向，向内上或外下举针。
附　　注	足太阳、厥阴经筋交会。

殷上次

位　　置	在股后侧，后正中线，半腱肌第 1/4 区。
局部解剖	皮肤－皮下组织－股筋膜－半腱肌神经入肌点－半腱肌。布有股后侧皮神经。深层有坐骨神经干、股动脉和静脉。
主　　治	大腿后侧疼痛，臀后疼痛，腰痛，下肢麻痹，无力，膝关节疼痛。
注意事项	①浅层筋结点在股筋膜层，或半腱肌神经入股点处。②深层筋结点有坐骨神经干，股动静脉，故不宜深刺。③行恢刺法时，应沿半腱肌肌纤维方向，向上下举针。

内殷上

位　　置	在股后侧，股内侧方，半膜肌第 2/4 区上方。
局部解剖	皮肤－皮下组织－股筋膜－半膜肌神经入肌点－半膜肌。布有股外侧皮神经。
主　　治	大腿后侧疼痛，臀后疼痛，腰痛，下肢麻痹，无力。
注意事项	①筋结点在股筋膜层，或在半腱肌神经入肌点处。②行恢刺法时，应沿半膜肌肌纤维方向，向上下举针。

外骰上

位　　置	在股后侧，股外侧方，股二头肌第 2/4 区下方。
局部解剖	皮肤—皮下组织—股筋膜—股二头肌神经入肌点—股二头肌。布有股后侧皮神经。
主　　治	大腿后侧疼痛，臀后疼痛，腰痛，膝关节疼痛，下肢麻痹，无力。
注意事项	①筋结点在股筋膜层，或股二头肌神经入肌点处。②行恢刺法时，应沿股二头肌肌纤维方向，向上下举针。

直立次

位　　置	在股后侧，后正中线，半腱肌第 3/4 区上方。
局部解剖	皮肤—皮下组织—股筋膜—半腱肌神经入肌点—半腱肌。布有股后侧皮神经。深层有坐骨神经干、股动脉和静脉。
主　　治	大腿后侧疼痛，膝关节疼痛，臀后痛，腰痛，下肢麻痹，无力。
注意事项	①浅层筋结点在股筋膜层，或半腱肌神经入肌点处。②深层筋结点有股动静脉与坐骨神经干，不宜深刺。行恢刺法时，应沿肌纤维方向，向上或向下举针。

内直立

位　　置	在股后内侧方，半膜肌第 3/4 区。
局部解剖	皮肤—皮下组织—股筋膜—半膜肌神经入肌点—半膜肌。布有股后皮神经。
主　　治	大腿后侧疼痛，膝关节疼痛，臀后疼痛，腰痛，腿麻痹无力。
注意事项	①筋结点在股筋膜层，或半膜肌神经入肌点处。②行恢刺法时，应沿半腹肌肌纤维方向，上下举针。

外直立

位　　置	在股后外侧方，股二头肌第 3/4 区上方。
局部解剖	皮肤—皮下组织—股筋膜—股二头肌神经入肌点—股二头肌。布有股后侧皮神经。
主　　治	大腿后侧疼痛，膝关节疼痛，臀后疼痛，下肢麻痹，无力，腰痛。
注意事项	①筋结点在股筋膜层，或股二头肌神经入肌点处。②行恢刺法时，应沿股二头肌肌纤维方向，向上下举针。

臀大肌 是臀部最大、最浅的一块肌肉，略呈方形，是维持人体直立和后伸髋关节的重要肌肉。此肌有广泛的起始，自上而下为髋骨背面（臀后线以后的部分）、骶骨和尾骨背面、胸腰筋膜和骶结节韧带，止于髂胫束和股骨臀肌粗隆。其上缘长约 10.9cm，上缘中点厚约 1.2cm，下缘长约 12.6cm，下缘中点厚约 2.4cm，臀大肌的止腱为膜板状，长约 3.9cm，上 3/4 斜过股骨大转子，连于髂胫束，致使此处的髂胫束明显增厚，下 1/4 经股二头肌与股外侧肌之间止于臀肌粗隆和股外侧肌间隔，其间有多个滑囊与股骨面相隔。臀大肌受臀下神经支配，臀下神经至梨状肌下孔时有 1～3 支，1 支者占 25.2%，2 支者占 55.1%，3 支者占 19.7%。神经的入肌点多在肌的中、下部。其止点有多个滑液囊，止点处痛性结节，即筋结病灶点外承扶。

阔筋膜 在大腿内侧比较薄弱，而在大腿外侧甚为发达，外侧部由两层较薄的环形纤维组成，当中夹以坚强的纵行纤维而成为一纵行的带状腱膜，叫髂胫束或髂胫韧带。其上方起自髂嵴外唇（前方至髂前上棘，后方至髂结节），下方止于胫骨外髁。此束前部纤维为阔筋膜张肌的腱膜，后部纤维为臀大肌的肌腱的延续部分。实际上，髂胫束为阔筋膜张肌与臀大肌的结合腱。

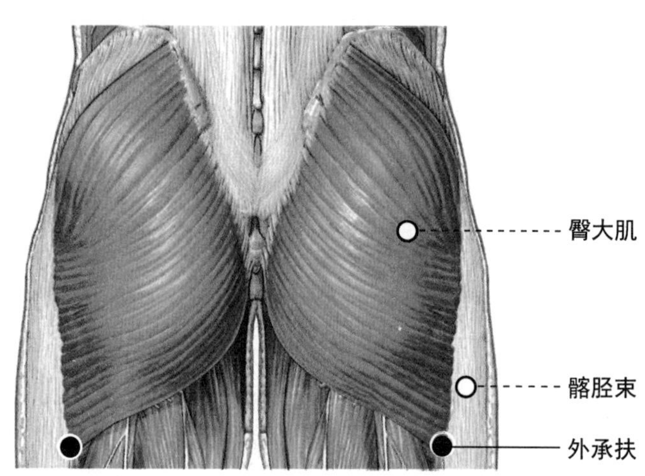

外承扶

位　　置	在股后侧，大转子后下方，臀大肌线上。
局部解剖	皮肤－皮下组织－臀筋膜－臀大肌、臀大肌腱下囊、股方肌－股骨臀肌线。布有股外侧皮神经。
主　　治	腰臀疼痛，腰痛向下肢外侧放散痛，下肢麻痹，无力。
注意事项	①浅层筋结点在臀筋膜层，深层筋结点在臀大肌腱止点和滑液囊处。②行恢刺法时，应沿臀大肌肌纤维方向，向内上或外下举针。
附　　注	足太阳、少阳经筋交会。

臀上皮神经 由腰$_{1\sim3}$神经后支发出，在背肌深面下行，从髂嵴前穿过背肌，分 2 ～ 5 支，斜行跨过髂嵴中点内份的骨性纤维管，呈弧形进入臀部。由于髂嵴上筋膜与各肌抵止点的病损，极易使这里的骨性纤维管受压、变形。加之弯腰、转体更加重了这种病损，从而压迫臀上皮神经而出现筋结病灶点即腰宜次。

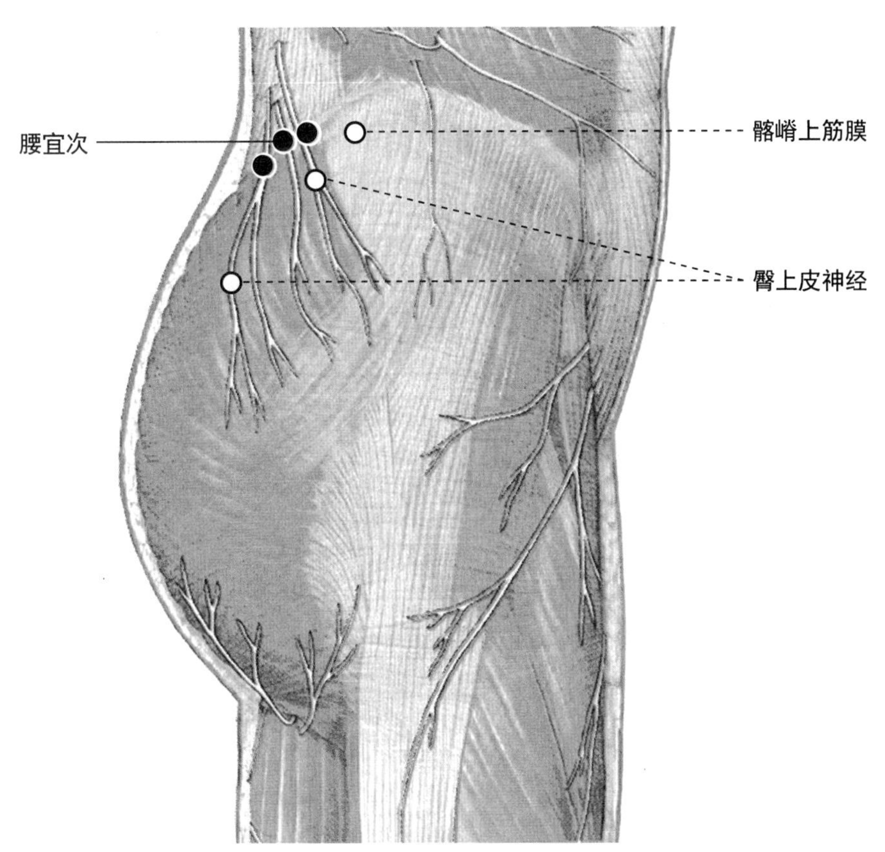

腰宜次

位　　置	在臀部，当髂嵴后缘，骶棘肌外缘与髂嵴最高点之间 2 ～ 5 点，即臀上皮神经骨纤维管处。
局部解剖	皮肤－皮下组织－臀筋膜、腰背筋膜－臀上皮神经骨性纤维管 2 ～ 5 个－臀上皮神经。布有臀上皮神经、第 4 腰神经后支。
主　　治	腰痛，腰痛向臀或下肢放射痛，膝关节疼痛，小腿外侧疼痛，下肢无力。
注意事项	①筋结点在臀筋膜或骨纤维管处，常伴有臀中肌肌痉挛团块和压痛。②行恢刺法时，应沿神经纤维管走行方向，向上或向下举针。
附　　注	足少阳、太阳、阳明经筋交会。

阔筋膜张肌 位于髋部和大腿外侧，居缝匠肌与臀中肌之间，被阔筋膜包绕越过股骨大转子后形成髂胫束，其起点在髂前上棘处与缝匠肌交织在一起，此处可牵拉受伤而出现结筋病灶点，即五枢次。阔筋膜张肌在股外侧中上 1/3 交点处移行成髂胫束，也是肌纤维在腱组织上受力的地方，是常见的结筋病灶点，即上风市次。髂胫束在股骨中下 1/3 处，与股外侧肌、股骨侧面重叠，易出现结筋病灶点，即风市次。阔筋膜张肌受臀上神经支配，其入肌点在肌腹中上后侧缘，是神经的牵拉点，容易出现结筋病灶点，即中空次。

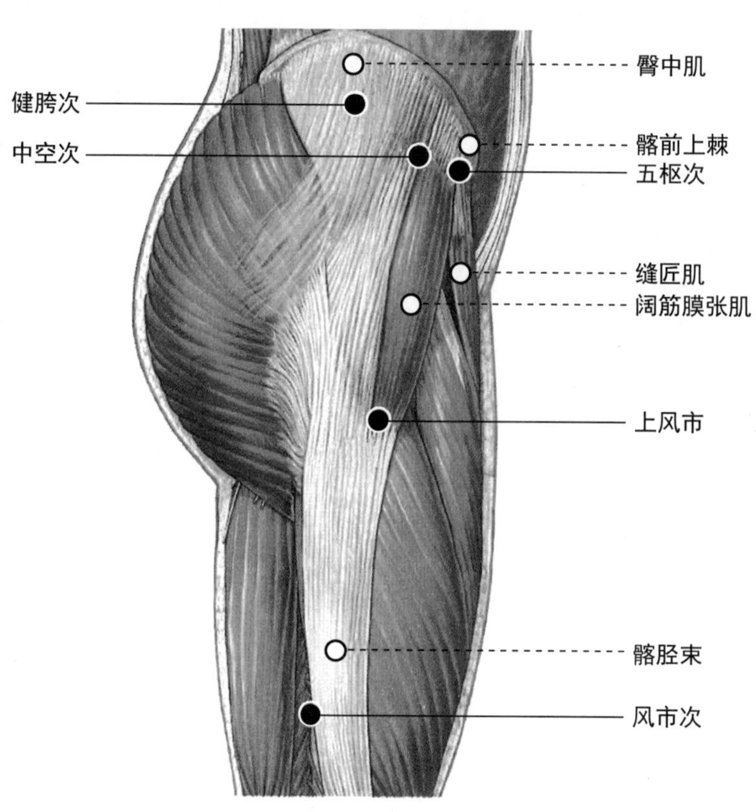

中空次

位　　置	在髋部，当大转子后缘直上，在阔筋膜张肌后缘中点处。
局部解剖	皮肤—皮下组织—臀筋膜—阔筋膜张肌、臀上神经。布有臀上皮神经。
主　　治	髋部疼痛，腰臀疼痛向下肢放散痛，下肢麻痹、无力。
注意事项	①浅层筋结点在臀筋膜层，深层筋结点在阔膜张肌后侧缘中点，臀上神经入肌点处。②行恢刺法时，浅层沿阔筋膜张肌肌纤维方向，向上或向下举针。深层筋结点，应沿臀上神经走行方向，向内举针。
附　　注	足少阳、太阳、阳明经筋交会。

健胯次

位　　置	在髋部，当髂骨翼外侧方，臀中肌肌腹处。
局部解剖	皮肤－皮下组织－臀筋膜－臀中肌、臀小肌－髂骨翼。布有臀上皮神经。
主　　治	腰痛，髋部疼痛，腰臀疼痛向下肢放散痛，膝关节疼痛，踝关节疼痛。
注意事项	①浅层筋结点在臀筋膜层，深层筋结点在臀中肌、臀小肌层。②行恢刺法时，应沿臀中肌肌纤维方向，向上或下举针。

风市次

位　　置	在股外侧，股骨中点外凸处。
局部解剖	皮肤－皮下组织－大腿筋膜－髂胫束、股外侧肌－股骨。布有股外侧皮神经。
主　　治	股外侧疼痛，膝关节疼痛，下肢麻痹，无力。
注意事项	①浅层筋结点在大腿筋膜层，深层筋结点在髂胫束与股外侧肌之间，或在其与骨面摩擦处。②行恢刺法时，应沿髂胫束方向，向上或向下举针。与骨面粘连者，可用平刃针，沿骨面铲剥。
附　　注	足少阳、阳明经筋交会。

上风市

位　　置	在股外侧，股骨大转子直下，股骨中下 1/3 交点。
局部解剖	皮肤－皮下组织－大腿筋膜－髂胫束－股外侧肌、股二头肌肌间隔－股骨。布有股外侧皮神经。
主　　治	股外侧疼痛，股痛向小腿、足踝放散，膝关节疼痛，髋关节疼痛。
注意事项	①筋结点在髂胫束深面与股骨间。②行恢刺法时，应沿髂胫束纤维方向，向上下举针。
附　　注	足少阳、太阳、阳明经筋交会。

髂胫束 抵止于胫骨外髁侧面，也可牵拉出现结筋病灶点，此即阳陵泉次。

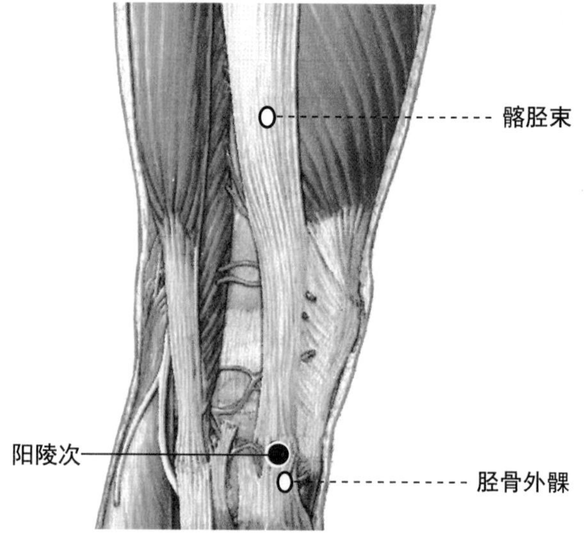

臀中肌 位于臀上皮下，下部为臀大肌覆盖。起自髂骨背面、髂嵴外唇和阔筋膜，上与腹部三扁肌相续，下与梨状肌毗邻，外与阔筋膜张肌交织。肌纤维向下集中，形成短腱，止于股骨大转子尖端的上面和外侧面。止点前有臀中肌浅囊和深囊，与骨面和梨状肌相隔。易出现结筋病灶点髀枢、髀枢内、髀枢上。

股外侧肌 是一扁平而强大的肌肉，位于大腿之外侧，构成股外侧部肌肉的最主要部分，起自股骨大转子根部、股骨粗线的外侧唇，行向下内，与股中间肌结合而且一部分遮盖着股中间肌，下端借股四头肌腱抵止于髌的上缘与外侧唇，并发一扩张部至膝关节囊之外侧。支配股外侧肌的神经由该肌下部入肌。

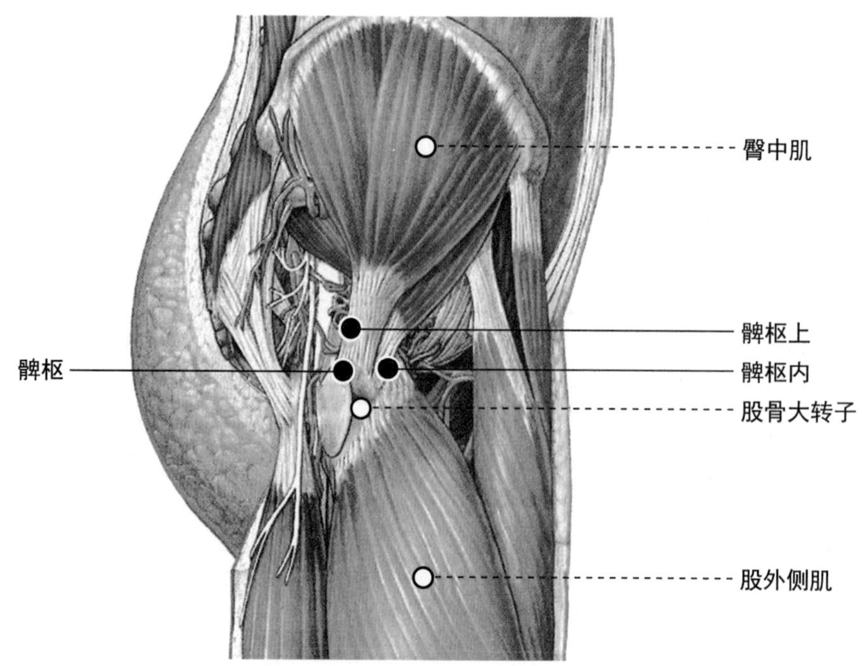

髀枢

位　置	在臀部，当股骨大转子隆凸处。
局部解剖	皮肤—皮下组织、皮下滑囊—臀筋膜—臀大肌腱膜—髂胫束—大转子滑液囊—大转子。布有股外侧皮神经。
主　治	髋股疼痛，髋部弹响，腰臀疼痛，下肢麻痹、无力。
注意事项	①筋结点在臀大肌筋膜及大转子滑液囊处。②行恢刺法时，应沿髂胫束纤维方向，向上或向下举针。
附　注	足少阳、太阳、阳明经筋交会。

髀枢上

位　置	在臀部，当大转子上缘处。
局部解剖	皮肤—皮下组织—臀筋膜—阔筋膜张肌—阔筋膜张肌腱下滑囊—臀中肌—股骨转子窝。布有臀上皮神经、臀上神经。
主　治	髋部疼痛，股膝疼痛，下腹部疼痛，腰痛向小腿放散。
注意事项	①浅层筋结点在臀筋膜层，深层筋结点在阔筋膜张肌腱下滑液囊处。②行恢刺法时，应沿阔肌膜张肌肌纤维方向，向上举针。
附　注	足少阳、太阳、阳明经筋交会。

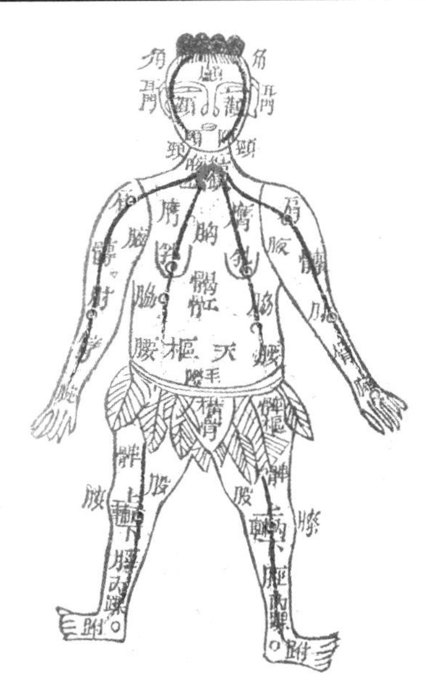

缝匠肌 位于大腿内侧前面皮下，细长而呈带状，其肌纤维纵贯肌腹全长，是全身独一无二的特例。肌纤维过长，收缩时相也过长，不容易与短肌协同一致，所以，容易损伤。其起自髂前上棘，与共起此处的阔筋膜张肌及髋关节的髂股韧带及髂耻滑液囊相互影响。肌纤维自外上向内下斜行，在股骨下端，绕过收肌结节后方，与股薄肌、半膜肌、半腱肌共同构成大鹅掌（趾），经各肌腱滑车，转向膝关节内侧面的前下方，止于胫骨粗隆内侧小腿筋膜。其起点因多条肌肉起始，容易损伤而出现结筋病灶点，即五枢次。其下方为股直肌及髂股韧带、髂耻囊，位置近结筋病灶点维道次、府舍次、气冲次，该肌向下覆盖股骨小转子，小转子是本经筋所属腰大肌与髂肌的抵止点，并有腱下滑液囊，是常见的结筋病灶点，即髀关次。该肌在大腿中 1/3 段，覆盖着大腿收肌管，其出口筋结点，即箕门次。再向下覆盖大收肌止点收肌结节。此处的结筋病灶点，即血海次。至膝关节内侧，在其滑车及腱鞘间，沿膝内侧副韧带起止及两点间，可出现结筋病灶点，即髎髎次、髎膝间、膝关次。其抵止于胫骨粗隆处，亦可出现结筋灶病点，即阴陵上。

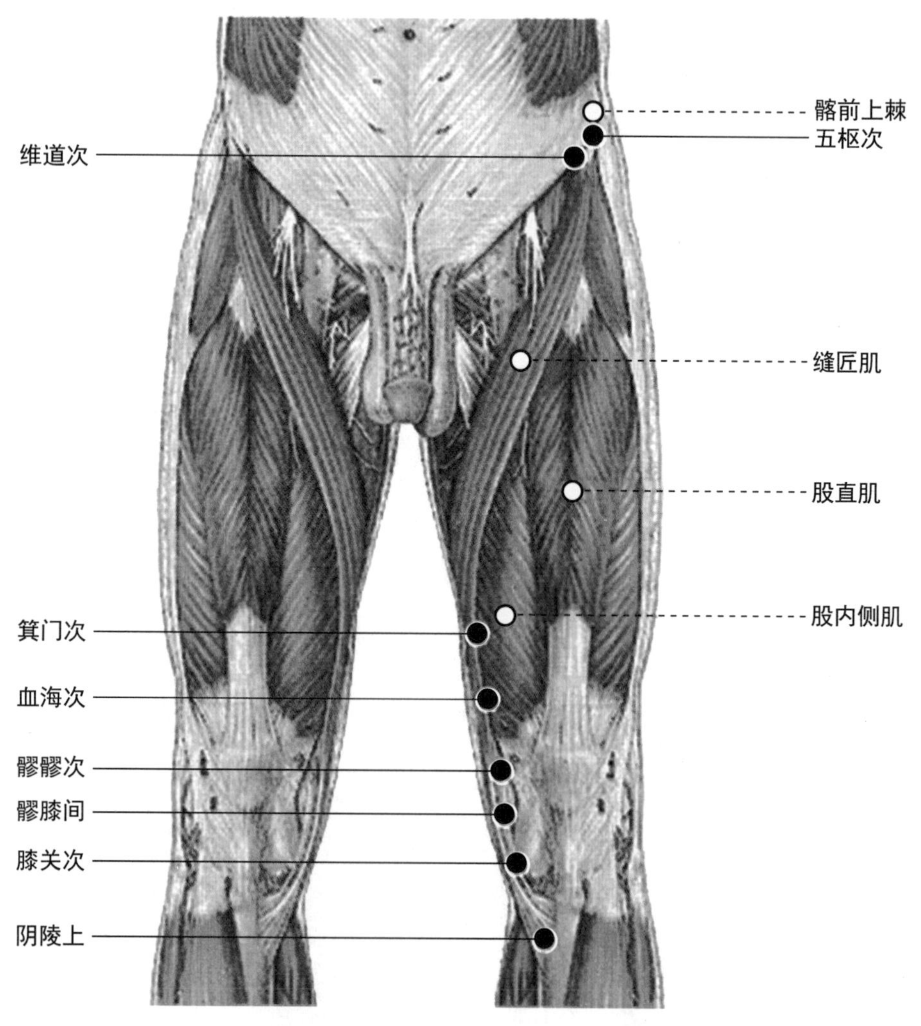

股直肌 有屈髋作用，其起点，即髂前下棘可能被拉伤，其腱下有髂耻滑液囊，可出现结筋病灶点维道次。此处的渗出、出血可影响腹股沟肌腔隙，可影响股神经功能，使下肢功能障碍，其结筋病灶点，即维道次、气冲次。

维道次

位　　置	在腹股沟部，当髂前下棘处。
局部解剖	皮肤－皮下组织－股筋膜－腹股沟韧带－髂腰肌－股直肌起点－股直肌腱下滑液囊、髂耻囊－髂前下棘。布有髂腹股沟神经支，其内侧为股神经与股动静脉。
主　　治	大腿疼痛，下肢麻痹，无力，下肢冷痛，少腹疼痛。
注意事项	①浅层筋结点在股筋膜与腹股沟韧带下，髂腰肌肌束中；深层筋结点在髂前下棘上，股直肌腱下滑囊、髂耻囊处。②行恢刺法时，浅层筋结点应沿髂腰肌方向，向下举针。深层筋结点应沿股直肌方向，向稍内下方向举针。③不宜向上或向内举针。防止误入腹腔或损伤股神经及股动、静脉。
附　　注	足阳明、太阴经筋交会。

箕门次

位　　置	在股内侧，缝匠肌下 1/4 与 3/4 交点处。
局部解剖	皮肤－皮下组织－股筋膜－缝匠肌、肌内侧肌、大收肌腱板－收肌管下腱裂孔－股动脉、股静脉、隐神经－股骨。布有股神经浅皮支、隐神经。
主　　治	大腿疼痛，小腿麻木，膝关节疼痛，鼠蹊部疼痛。
注意事项	①筋结点在收肌管下腱裂孔处。②行恢刺法时，应沿收肌管向内下举针。不宜过深，避免损伤隐神经及血管。
附　　注	足阳明、三阴经筋交会。

耻骨肌 为长方形的短肌，位于大腿上部前面的皮下，髂腰肌的内侧，长收肌的外侧，其深面紧贴短收肌和闭孔外肌。此肌为股三角的后壁，并与髂腰肌共同形成髂耻窝。起自耻骨梳和耻骨上支，肌束斜向后下外方，绕过股骨颈向后，借扁腱止于股骨小转子以下的耻骨线。腱之深面有小的耻骨肌囊。此肌收缩时，使大腿屈曲、内收和旋外。耻骨肌受股神经的分支。偶尔也有闭孔神经的分支支配。

长收肌 位于大腿上部前内侧的皮下，耻骨肌的内侧，上部居短收肌的前面，下部位于大收肌的前面。为一长三角形的扁肌，构成股三角的内侧界。其以短腱起自耻骨体和耻骨上支前面上部，肌束斜向外下方，逐渐移行于宽阔的扁腱，止于股骨粗线内侧唇中下 1/3。该肌在大腿外展时可经过皮肤扪到其起点，可作为确定耻骨结节的标志。此肌收缩时，使大腿内收并旋外，长收肌受闭孔神经的前支（L_2、L_3）支配。其起端痛性结节，即阴廉次。其止端前与其他肌腱共同构成股骨收肌管，收肌管是股神经血管通过的管腔，其出入口容易出现结筋病灶点，出口痛性结筋病灶点，即箕门次。入口结筋病灶点为阴包次。

大收肌 位于大腿的内侧，其前面上方为短收肌，下方为长收肌，其内侧为股薄肌，后面紧贴半腱肌、半膜肌和股

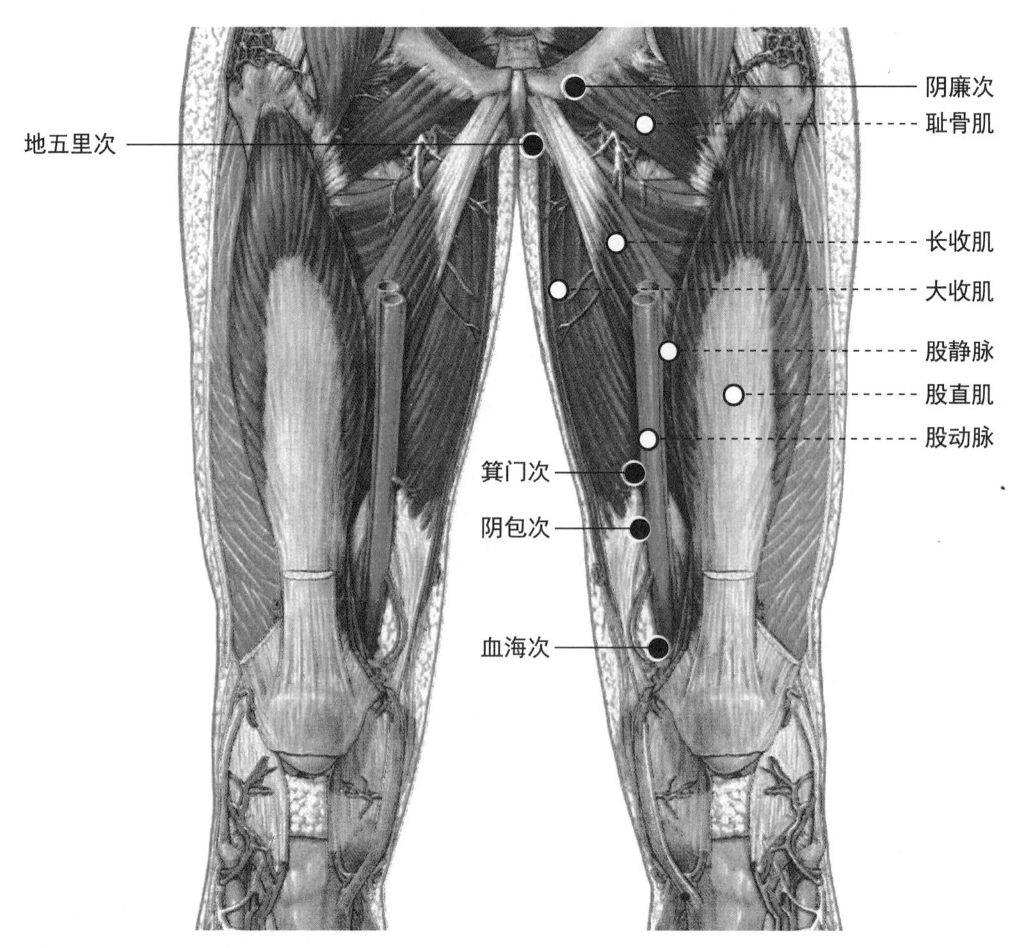

二头肌，为内收肌中最宽大的三角形肌肉。该肌起自坐骨结节、坐骨下支和耻骨下支的前面，肌束呈放射状，斜向外下方，上部肌束几乎呈水平方向，越向下侧越倾斜，分为前后两层，前层止于股骨嵴内侧唇的全长，后层移行于短腱向下止于股骨内上髁（内收肌结节），此腱与股骨之间有一裂隙，为收肌管的下口，称为腱裂孔或内收肌下裂孔，该肌收缩时使大腿内收，上部肌束还有使大腿旋外的作用。大收肌受闭孔神经后支（L_2、L_3）和坐骨神经的分支（L_4、L_5）支配。其起端结筋病灶点，股前面为地五里次。收肌管下孔的结筋病灶点即阴包次。其止点的结筋病灶点，即血海次。

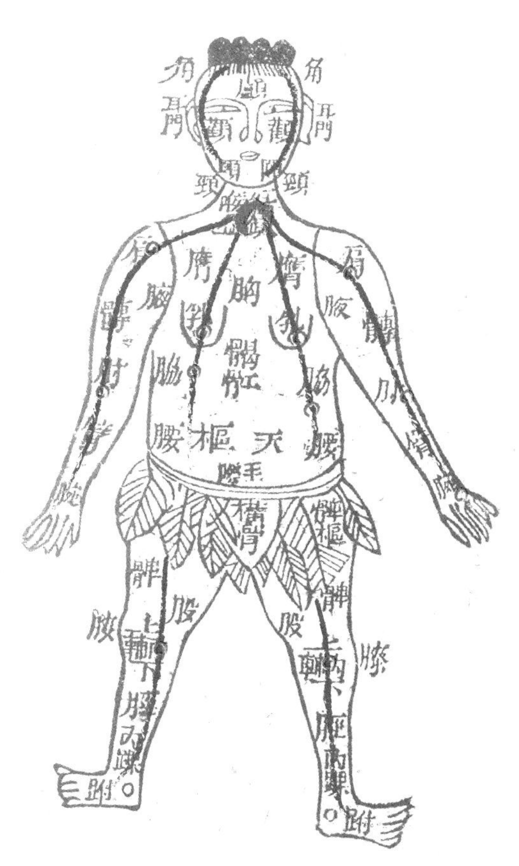

第9章 膝部解剖与筋结点

腓肠肌 位于小腿后面皮下，比目鱼肌的表面，有内外两个头：外侧头在肌腱及膝关节腓侧副韧带附着点上方，起自股骨外上髁；内侧头较高，起自股骨内上髁。由两个头开始的肌束向下，于小腿的中部相互愈着，移行于较厚的腱膜，此腱膜再与比目鱼肌腱膜愈着，构成一个粗大的肌腱，即跟腱，其抵止于跟骨结节。在其两个起点的深面各有一滑液囊，内侧头深面的滑液囊常与膝关节囊相交通（约占42.4%），于跟腱的浅面与深面各有一滑液囊。此肌的作用为屈小腿，使足跖屈并稍使足内翻。腓肠肌受胫神经支配。其起点处可出现结筋病灶点，内侧头处，为阴谷次；外侧头处，即委阳次。三头肌跟腱止点及其皮下滑液囊的结筋病灶点，即女膝次。跟腱与骨面间的滑囊损伤出现结筋病灶点，即泉生足次。

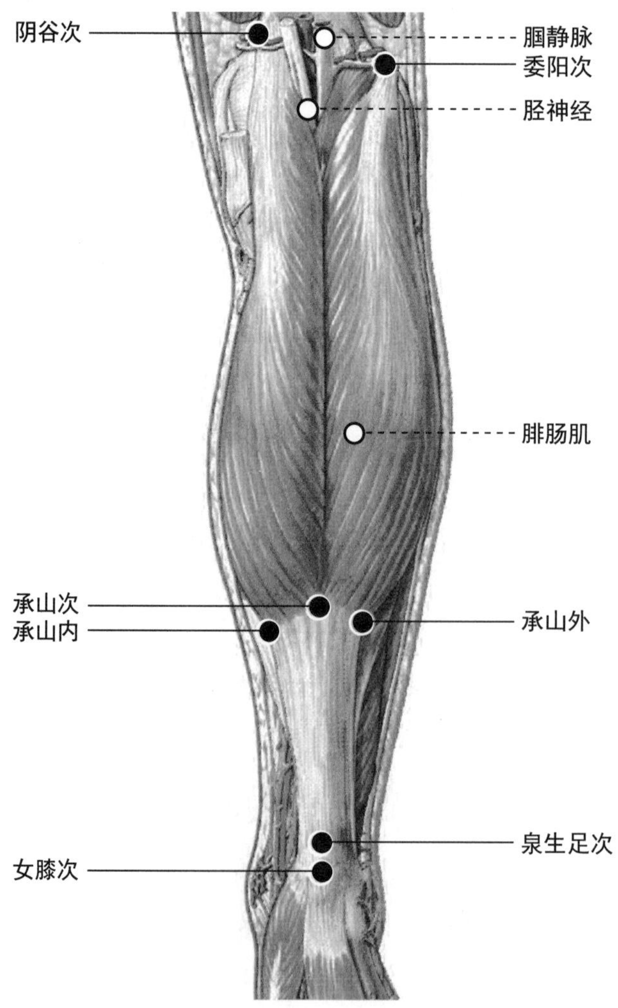

委阳次

位　　置	在腘横纹外侧端，当股二头肌内侧缘。
局部解剖	皮肤—皮下组织—腘筋膜—腓肠肌外侧头—腓肠肌腱下滑液囊及囊内籽骨—股骨外髁。布有股外侧皮神经。
主　　治	膝关节疼痛，小腿短缩感，小腿肌痉挛，小腿无力，足下垂，小腿与足趾异常感，臀后疼痛，腰骶疼痛。
注意事项	①筋结点在腘筋膜层或腓肠肌外侧头起点及滑液囊处。②筋结点内侧有腓总神经干通过，行恢刺法时，应沿内上、外下方向举针，防止损伤神经。如遇出现触电感，应提针并改变方向，重新调整进针和操作。③针前行局部麻醉时，用药不宜过多，防止出现腓总神经阻滞麻醉。
附　　注	足太阳、少阳经筋交会。

阴谷次

位　　置	在腘横纹内侧端，当半膜肌、半腱肌腱间。
局部解剖	皮肤—皮下组织—腘筋膜—半膜肌、半腱肌腱及腱鞘—腓肠肌内侧头及滑液囊。布有股后侧皮神经。
主　　治	膝关节疼痛，伸膝痛，小腿疼痛，小腿无力，腰痛，股阴痛。
注意事项	①筋结点在腘筋膜层或半腱肌、半膜肌腱间滑液囊与腱鞘层，或在腓肠肌起点及腱下滑液囊处。②行恢刺法时，应沿半腱肌、半膜肌腱方向，向上或向下举针，防止损伤肌腱。
附　　注	足太阳、少阴经筋交会。

承山次

位　　置	在小腿后侧，小腿三头肌肌束与跟腱连接处。
局部解剖	皮肤—皮下组织—小腿筋膜—腓肠肌、比目鱼肌、跟腱。布有胫神经肌支，深层有胫神经、胫动脉、胫静脉。
主　　治	小腿疼痛，足跟疼痛，腘窝疼痛，膝关节疼痛，腰痛，小腿无力。
注意事项	①筋结点多布于小腿筋膜层，或腓肠肌、比目鱼肌与跟腱联结处。②针刺不宜超越比目鱼肌深面，防止损伤胫神经与血管。③行恢刺法时，应沿腓肠肌与比目鱼肌肌纤维方向，向上举针。

承山内

位　　置	在小腿后侧，腓肠肌内侧肌腹与跟腱联结处。
局部解剖	皮肤—皮下组织—小腿筋膜—腓肠肌、跟腱。其下为比目鱼肌、小腿腘管下口，布有胫神经肌支。
主　　治	小腿后内侧疼痛，伸膝疼痛，踝关节疼痛，足跟疼痛。
注意事项	①筋结点多在小腿筋膜层，腓肠肌肌纤维与跟腱联结处。②行恢刺法时，应沿腓肠肌肌纤维方向，向上举针。
附　　注	足太阳、三阴经筋交会。

承山外

位　　置	在小腿后侧，腓肠肌外侧肌腹与跟腱联结处。
局部解剖	皮肤—皮下组织—小腿筋膜—腓肠肌—比目鱼肌—长屈肌—肌腓骨下管。布有胫神经肌支。其下为腓骨。
主　　治	小腿后外侧疼痛，伸膝疼痛，腰胯痛，踝关节疼痛，跟疼痛。
注意事项	同承山内。
附　　注	足太阳、少阳筋结交会。

女膝次

位　　置	在足跟后部，跟骨结节处。
局部解剖	皮肤—皮下组织—皮下滑液囊—跟腱止点。布有腓肠神经根支。
主　　治	足踝疼痛，足跟疼痛，小腿后侧疼痛，腘窝疼痛，腰痛。
注意事项	①浅层筋结点在跟骨结节处皮下滑液囊处，深层筋结点在跟腱抵止处。②行恢刺法时，应沿跟腱纤维方向，向上举针。③诸针法均不宜针入跟腱中。④不宜穿紧鞋，慎防加重皮下滑液囊的摩擦与损伤。

泉生足次

位　　置	在足跟后部，跟腱抵止点前方。
局部解剖	皮肤—皮下组织—跟腱—跟腱下滑液囊—胫骨、距骨。布有腓肠神经根支，跟腱深面有胫动脉、静脉和神经通过。
主　　治	足跟疼痛，足踝疼痛，小腿后侧疼痛，腘窝疼痛，膝关节疼痛，腰痛。
注意事项	①筋结点在跟腱深面腱下滑液囊处。②行恢刺法时，应从跟腱两旁进针，沿跟腱纤维方向，向上或向下举针，举针幅度宜小，注意不能损伤跟腱深面通过的胫动脉、胫静脉及胫神经。③各种针法均注意不能刺中跟腱，避免造成损伤。

比目鱼肌 位于腓肠肌的深面，其形状如比目鱼状而得名。在猴类其起点只限于腓骨头后面，在人类其起点则延至腓骨上端、腓骨小头、比目鱼肌腱弓、胫骨腘线和胫骨体后面内侧缘中 1/3。肌束向下移行于一腱，为构成跟腱的主要部分。此肌的作用较腓肠肌强大。其抵止处的深面，常有一恒定的跟腱囊，其作用如腓肠肌。比目鱼肌受胫神经支配。在比目鱼肌腱弓即腘肌下缘处，可出现结筋病灶点，即合阳次。其起自胫骨腘线与腓骨小头两处结筋病灶点，即合阳内、合阳外。

跖 肌 位于腓肠肌外侧头与比目鱼肌之间，肌腹呈细小的梭形，但腱可达跟骨。在腓肠外侧头的上方，起自股骨外上髁及膝关节囊，向下移行于跟腱的内侧或单独抵止于跟骨。在哺乳动物如猴、兔、犬等，此肌是一块很大的肌肉，行于跟骨后面的沟内，抵止于各趾，有屈趾作用。跖部，为跖腱膜。此肌的功能意义不大，当膝关节屈曲时，可向后牵引膝关节囊。跖肌受胫神经支配。此肌弱小，更容易损伤，其起点可出现结筋病灶点，即浮郄次。肌腹与腱连结处结筋病灶点，即合阳次。

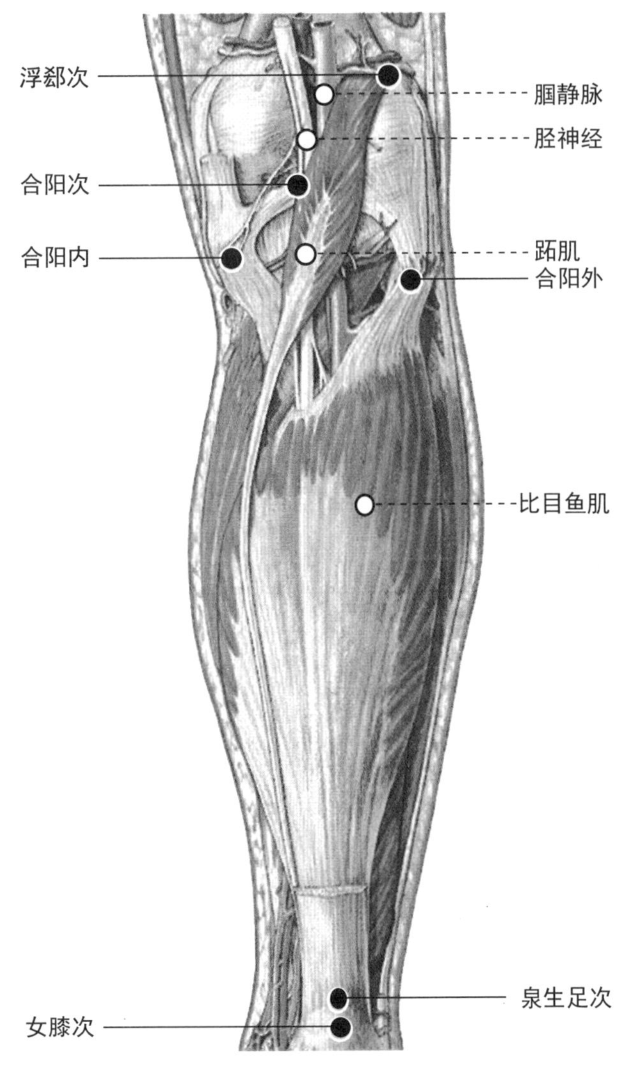

浮郄次

位　　置	在腘窝部，当股骨外髁后上方，跖肌起始部。
局部解剖	皮肤—皮下组织—股二头肌腱、跖肌及其滑液囊。
主　　治	膝关节疼痛，屈膝疼痛，小腿疼痛，小腿无力，小腿异常感，臀后疼痛，腰痛。
注意事项	①筋结点在腘筋膜层或腓肠肌外侧头起点及滑液囊处。②筋结点内侧有腓总神经干通过，行恢刺法时，应沿内上、外下方向举针，防止损伤神经。如遇出现触电感，应提针并改变方向，重新调整进针和操作。③针前行局部麻醉时，用药不宜过多，防止出现腓总神经阻滞麻醉。
附　　注	足太阳、少阳经筋交会。

合阳次

位　　置	在小腿后侧，腘窝下缘中点下，平腓骨小头下缘水平处。
局部解剖	皮肤—皮下组织—小腿筋膜—腓肠肌内外肌腹联合—腘肌、腘肌滑液囊—比目鱼肌内、外侧头联合腱弓—小腿腘管—胫骨后肌—胫骨。布有股后皮神经和腓肠内侧皮神经。深层有胫神经及胫后动脉和静脉。
主　　治	膝关节疼痛，小腿短缩感，小腿后侧疼痛，小腿及足趾麻木，灼痛，发凉，异样感，无力，出汗异常，皮肤干燥，皲裂，腰痛。
注意事项	①浅层筋结点，在小腿筋膜层。深层筋结点在腓肠肌内外肌腹联合处或比目鱼肌腱弓处（腘管）。②其深层为胫神经及动静脉，不宜深刺，防止损伤上述组织。③行恢刺法时，应沿胫神经走行方向，向上或向下举针，避免损伤胫神经与动静脉。

合阳内

位　　置	在小腿后侧，合阳次内上方，腘窝下缘处。
局部解剖	皮肤—皮下组织—小腿筋膜—半膜肌腱与固有滑液囊—腓肠肌内侧头—比目鱼肌内侧头。布有腓肠内侧皮神经。
主　　治	膝关节疼痛，小腿疼痛，踝关节疼痛，腿无力，股后侧疼痛，髋部疼痛，腰痛。
注意事项	①浅层筋结点可在小腿筋膜层，深层筋结点在半膜肌滑囊，腓肠肌内侧肌腹，比目鱼肌内侧头起点处。②行恢刺法时，应沿腓肠肌肌纤维方向，向内上方举针。
附　　注	足太阳、少阴经筋交会。

合阳外

位　　置	在小腿后侧，腘窝下缘，腓骨小头内侧。
局部解剖	皮肤—皮下组织—小腿筋膜—腓肠肌外侧头—腘肌及其固有滑液囊—比目鱼肌外侧头起点。布有腓肠外侧皮神经。腓侧有腓总神经通过。
主　　治	膝关节疼痛，小腿后外侧疼痛，小腿无力，踝关节疼痛，足下垂，足背足趾异常感。
注意事项	①浅层筋结点在小腿筋膜层，深层筋结点在腓肠肌下层，腘肌滑液囊处或比目鱼肌外侧头起始部。②行恢刺法时，应沿腓肠肌肌纤维方向，向外上举针。不宜向腓骨头后外侧举针，防止损伤腓总神经。
附　　注	足太阳、少阳经筋交会。

腓骨长肌 位于小腿外侧皮下，紧贴腓骨的外侧面，下方遮盖腓骨短肌，其前面有趾长伸肌，后面为比目鱼肌，属于双羽状肌。起自腓骨小头，腓骨上 2/3 的外侧面和小腿深筋膜。肌束向下移行于长的肌腱，经腓骨短肌的后面，行于外踝的后方，经腓骨肌上支持带的深面，继经跟骨外侧面的滑车突下方，再经过腓骨肌下支持带深面的骨性纤维管弯至足底。在足底经过骰骨跖侧面的腓骨长肌腱沟的一段时，有一小纤维软骨，有时变成籽骨。此肌腱在功能上与胫骨前肌腱共同形成一环形缰绳，对维持足的横弓及调节足内翻和外翻有着密切关系。此肌收缩时，促使足外翻、跖屈及足外展。受腓浅神经支配。此肌起点处，腓总神经穿行处常出现结筋病灶点，即陵下次。在外踝下，肌腱转折并通过骨纤维管处，可出现结筋病灶点，即申脉次。

腓骨短肌 位于腓骨长肌的深面，为双羽状肌，较腓骨长肌短。起自腓骨外侧面下 2/3 及前、后肌间隔，上部肌束被腓骨长肌遮盖，其肌腱与腓骨长肌一同下降，先居其内，后居其前，然后行至踝后方、腓骨肌上支持带的深面，沿着跟骨外侧面向前行，止于第 5 跖骨粗隆。其作用使足外翻、跖屈及足外展。腓骨短肌受腓浅神经的分支支配。其起点处结筋病灶点近于光明次。其肌腱在外踝下转折处，结筋病灶点，即申脉次。

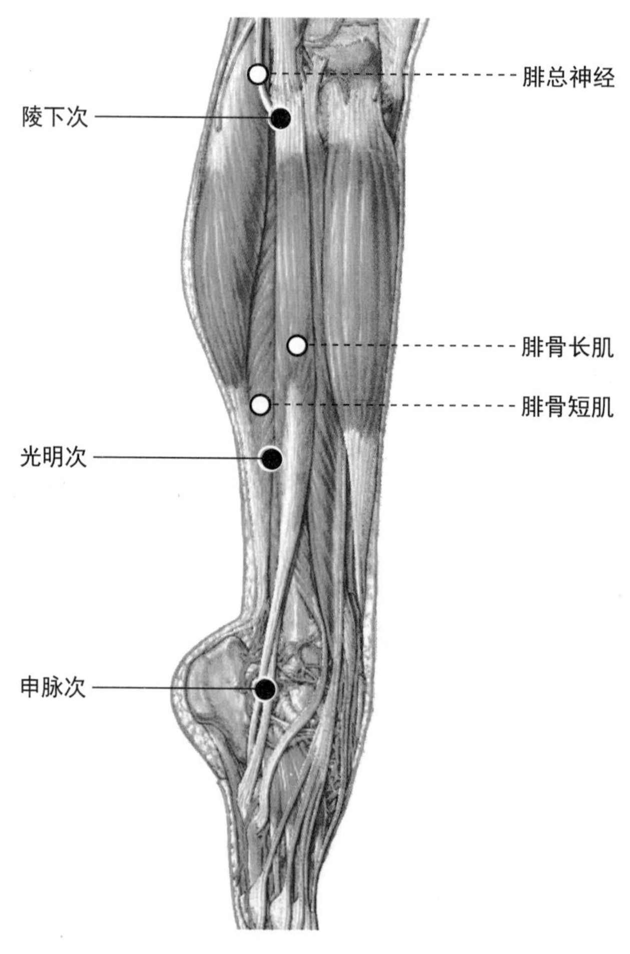

陵下次

位　　置	在小腿外侧，当腓骨颈后下缘处。
局部解剖	皮肤—皮下组织—小腿筋膜—腓骨长肌腱弓—腓总神经—腓骨。布有腓肠外侧皮神经。
主　　治	小腿疼痛，踝关节疼痛，膝关节疼痛，腰痛，下肢麻痹、无力。
注意事项	①筋结点在腓骨长肌腱弓层。②行恢刺法时，应沿腓总神经走行方向，向后上、前下举针。操作过程中，有触电样感觉时，应提针，改变方向，防止损伤腓总神经干。③腓骨长肌在腓骨后缘上方起点，可出现数个筋结点，应分别处理。
附　　注	足少阳、太阳经筋交会。

光明次

位　　置	在小腿外侧，当腓骨中下 1/3 交界，腓骨前缘处。
局部解剖	皮肤—皮下组织—小腿筋膜—腓骨短肌、趾长伸肌、长伸肌、胫骨前肌—小腿骨间膜。布有腓浅神经，腓肠外侧皮神经。深层有腓深神经、胫前动静脉。
主　　治	腿痛，踝痛，膝部疼痛，腰髋疼痛，足趾发凉、麻木。
注意事项	①浅层筋结点在小腿筋膜层，腓浅神经穿出点。深层筋结点在腓短肌与长伸肌、趾长伸肌间。②行恢刺法时，应沿腓浅神经、腓骨短肌循行方向，向上或向下举针。③不宜深刺，避免损伤胫前血管。
附　　注	足少阳、太阳、阳明经筋交会。

申脉次

位　　置	在踝外侧，外踝下，外踝尖与跟骨结节联线中上 1/3 交点处。
局部解剖	皮肤—皮下组织—腓骨肌上支持带、下支持带—腓骨长、短肌总腱鞘—腓骨长肌、短肌腱—跟腓韧带。布有足外侧皮神经。
主　　治	踝外侧疼痛，足外侧疼痛，小腿外侧疼痛，膝部疼痛。
注意事项	①筋结点常在腓骨长肌腱鞘或腓骨短肌腱鞘层。②行恢刺法时，应沿腓骨长、短肌腱鞘方向，向前下方举针。③行水针疗法时，应将药液注入腱鞘内。④行火针法时，不应刺中肌腱。
附　　注	足太阳、少阳经筋交会。

腘 窝 位于膝关节的后面，呈菱形，由上、下两个三角形组成，上三角位于膝关节平面上方，其内侧界为半膜肌和半腱肌，外侧界为股二头肌；下三角位于膝关节平面下方，其内侧界为腓肠肌内侧头，外侧界为腓肠肌外侧头及跖肌肌腹。腘窝的底由三部分组成，由上而下为股骨下端的腘平面，膝关节囊和腘肌及腘肌表面的腘肌筋膜。腘窝的后面被腘筋膜封闭，窝内通过血管、腓总神经、胫神经，并含有脂肪组织和淋巴结。

股二头肌 起自坐骨结节、股骨粗隆，抵止腓骨小头。其抵止点有滑液囊，是常见的结筋病灶点，即腓骨小头。股二头肌与膝外侧副韧带间，亦有滑液囊相隔，亦可出现结筋病灶点，即浮郄次。

半膜肌、半腱肌 起自坐骨结节，经腘内侧沟，止于胫骨粗隆。在腘内侧有多个滑液囊相隔，是常见的结筋病灶点，即阴谷次。其止点处，形成鹅掌(趾)滑囊，也容易形成结筋病灶点，即阴陵上。半膜肌一头止腘窝下，并有滑液囊，其损伤处，即合阳外。

腘筋膜 遮盖腘窝表面，其下穿行腘动静脉和胫神经，可在屈膝过程中产生结筋病灶点，即委中次。腘窝下缘有结筋病灶点合阳次。合阳次深层是小腿管前口，深面是肌腓骨管，应根据病灶的深浅，决定治疗的层次和范围。

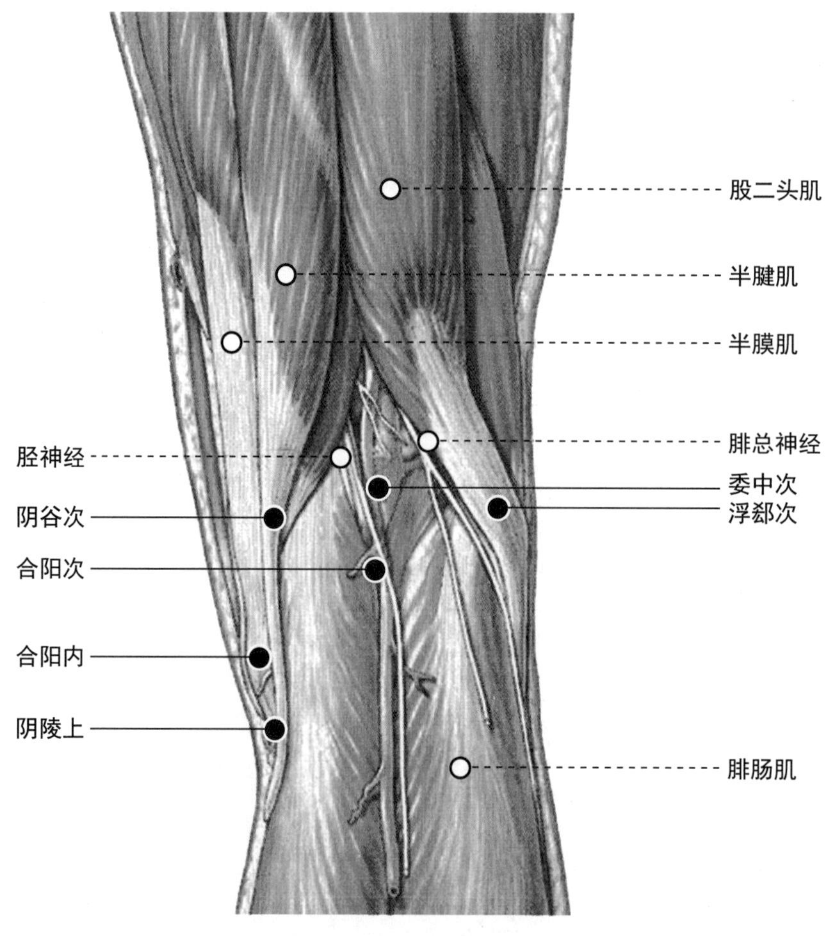

委中次

位　　置	腘窝横纹中央。
局部解剖	皮肤—皮下组织—腘筋膜。其下为腘动脉、腘静脉和胫神经。最深层为膝关节囊。布有股后皮神经。
主　　治	膝关节疼痛，小腿疼痛，小腿无力，小腿及足趾异样感，下肢瘫痪，腓肠肌痉挛，腰痛。
注意事项	①筋结点在腘筋膜层处。②行恢刺法时，应沿胫神经与血管方向，向上或向下举针。不宜深刺，以免误伤胫神经与血管。③诸针法均不宜深刺进入关节腔，水针疗法时，药液不宜注入关节腔。

阴陵上

位　　置	在小腿内侧面，当胫骨内髁内侧面，平胫骨结节处。
局部解剖	皮肤—皮下组织—小腿筋膜—鹅掌—鹅掌滑液囊—胫骨。布有隐神经、小腿内侧皮神经。
主　　治	膝关节疼痛，小腿疼痛，踝关节疼痛，腰痛。
注意事项	①浅层筋结点在小腿筋膜与鹅掌浅面层，深层筋结点在鹅掌下鹅掌滑液囊处。②行恢刺法时，应沿鹅掌（即缝匠肌、半腱肌、半膜肌、股薄肌）的走行方向，向内上或外下方向举针。
附　　注	足阳明、三阴经筋交会。

腓骨短肌 位于腓骨长肌的深面，为双羽状肌，较腓骨长肌短。起自腓骨外侧面下 2/3 及前、后肌间隔，上部肌束被腓骨长肌遮盖，其肌腱与腓骨长肌一同下降，先居其内，后居其前，然后行至踝后方、腓骨肌上支持带的深面，沿着跟骨外侧面向前行，止于第 5 跖骨粗隆。其作用使足外翻、跖屈及足外展。腓骨短肌受腓浅神经的分支支配。其起点处结筋病灶点近于丰隆次。其肌腱在外踝下转折处，结筋病灶点，即申脉次。其止点的结筋病灶点，即京骨次。

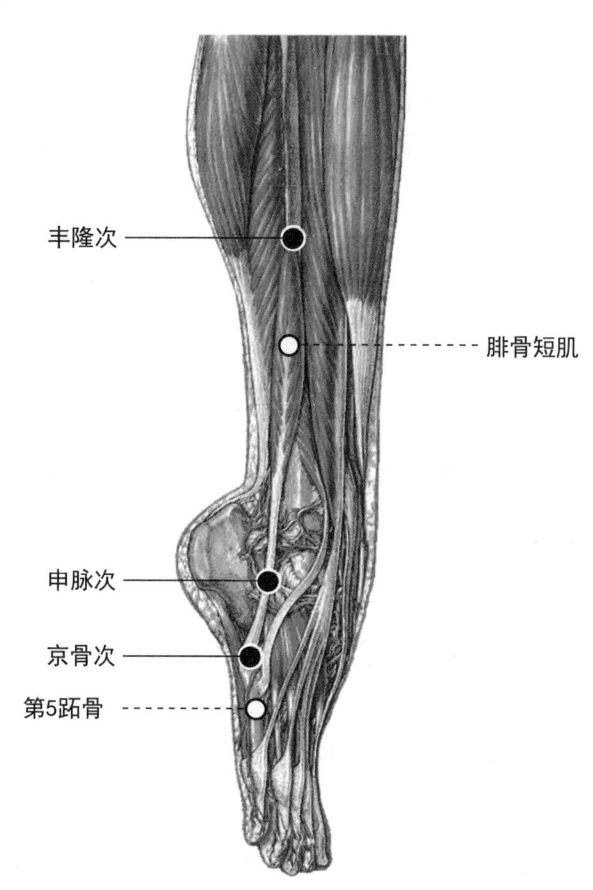

京骨次

位　　置	在足外侧，第 5 跖骨基底部。
局部解剖	皮肤－皮下组织－足小趾展肌腱、第 3 腓骨肌腱、腓骨短肌腱－跖跗韧带、踝外侧副韧带。布有足外侧皮神经。
主　　治	足外侧缘疼痛，外踝疼痛，小腿外侧、后侧疼痛，膝外侧疼痛、足心疼痛。
注意事项	①筋结点在第 5 趾骨基底部诸肌腱附着点处。②行恢刺法时，应沿腓骨短肌与足小趾展肌肌纤维方向，向前或向后举针。外踝副韧带损伤时，应向后上举针。

腓骨长肌　位于小腿外侧皮下，紧贴腓骨的外侧面，下方遮盖腓骨短肌，其前面有趾长伸肌，后面为比目鱼肌，属于双羽状肌。起自腓骨小头，腓骨上 2/3 的外侧面和小腿深筋膜。肌束向下移行于长的肌腱，经腓骨短肌的后面，行于外踝的后方，经腓骨肌上支持带的深面，继经跟骨外侧面的滑车突下方，再经过腓骨肌下支持带深面的骨性纤维管弯至足底。在足底经过骰骨跖侧面的腓骨长肌腱沟的一段时，有一小纤维软骨，有时变成籽骨。此肌腱在功能上与胫骨前肌腱共同形成一环形缰绳，对维持足的横弓及调节足内翻和外翻有着密切关系。此肌收缩时，促使足外翻、跖屈及足外展。受腓浅神经支配。此肌起点处，腓总神经穿行处常出现筋结病灶点，即陵下次。

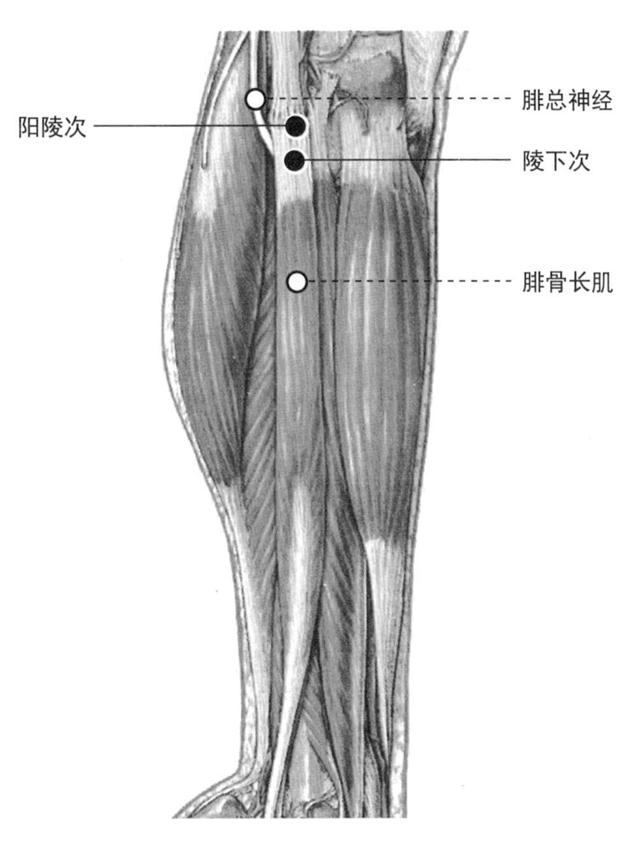

阳陵次

位　　置	在小腿外侧，当腓骨小头前缘。
局部解剖	皮肤—皮下组织—小腿筋膜—髂胫束、趾长伸肌、胫骨前肌。布有腓肠外侧皮神经。
主　　治	小腿疼痛，膝关节疼痛，腰痛，下肢麻痹、无力。
注意事项	①浅层筋结点在小腿筋膜层，深层筋结点在髂胫束止点、趾长伸肌、胫骨前肌起点处。②行恢刺法时，应沿胫骨前肌纤维方向，向上下举针。
附　　注	足少阳、太阳、阳明经筋交会。

腓侧副韧带 起自股骨外上髁上方，止于腓骨小头下方。该韧带圆索状，十分强大，不与关节囊外侧相连，而膝下血管从其深面穿过。该韧带在屈膝时松弛，其余位置均紧张。由于股二头肌腱附着于该韧带的后缘，所以当屈膝时，股二头肌把该韧带向后拉紧。腓侧副韧带一般不易损伤，若发生损伤时，常伴腓总神经的牵拉或断裂，应予注意。其结筋病灶点可在起止点及血管穿行处出现，即成骨次、腓骨小头、成腓间。

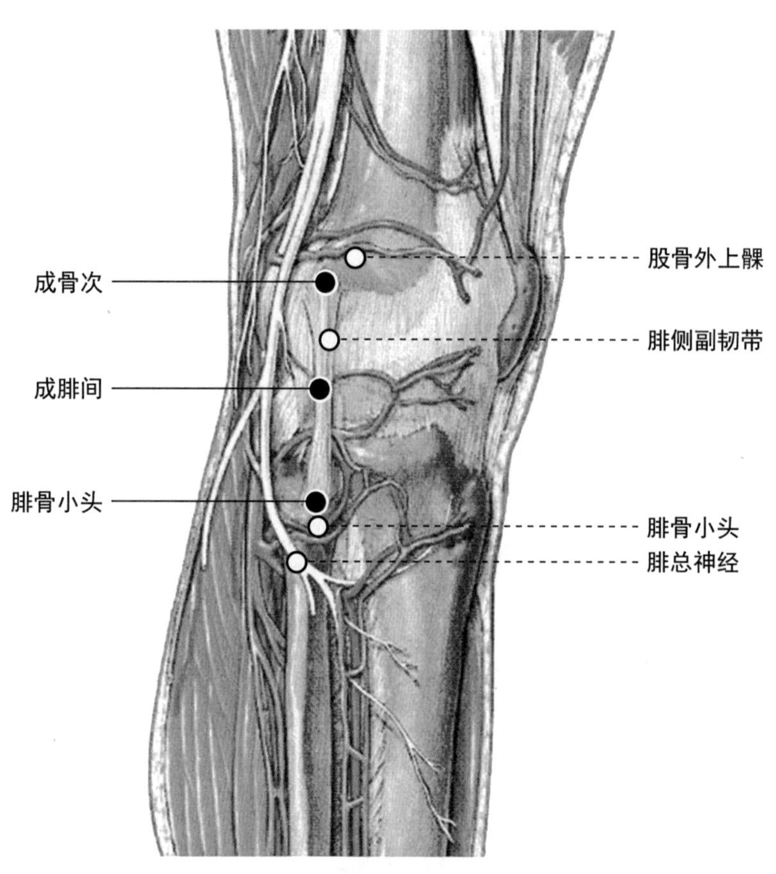

腓骨小头

位　　置	当腓骨小头上缘。
局部解剖	皮肤—皮下组织—小腿筋膜—膝外侧副韧带—滑液囊—腓骨。布有腓肠外侧皮神经。
主　　治	膝关节疼痛。
注意事项	①浅层筋结点在小腿筋膜层，深层筋结点在膝外侧副韧带下滑液囊处。②行恢刺法时，应沿膝外侧副韧带方向，向上举针。
附　　注	足少阳、太阳经筋交会。

成腓间

位　　置	在膝外侧，当膝关节间隙处。
局部解剖	皮肤—皮下组织—膝筋膜—膝外侧副韧带—滑液囊—膝关节囊。布有股外侧皮神经。
主　　治	膝关节疼痛，腰腿痛。
注意事项	①浅层筋结点在膝筋膜与膝外侧副韧带层，深层筋结点在膝外侧副韧带下滑液囊处。②行恢刺法时，应沿膝外侧副韧带方向，向上下举针。③不可深刺至膝关节囊中，以防半月板损伤及感染。④水针注射时，不宜注入关节腔内。

成骨次

位　　置	在股外侧，当股骨外侧髁处。
局部解剖	皮肤—皮下组织—大腿筋膜—膝外侧副韧带—滑液囊—股骨外髁。布有股外侧皮神经。
主　　治	膝关节疼痛，腰腿痛。
注意事项	①浅层筋结点在大腿筋膜层，深层筋结点在膝外侧副韧带下滑液囊处。②行恢刺法时，应沿膝外侧副韧带方向，向下举针。
附　　注	足少阳、太阳经筋交会。

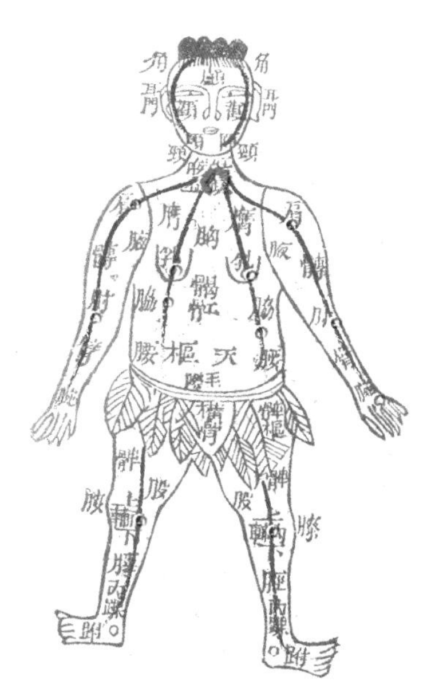

髌外侧副支持带 为股外侧肌腱的一部分。起自股外侧肌腱及髌底，沿髌韧带的外侧向下，止于胫骨上端的外侧面。此韧带的外侧与髂胫束愈合。腿筋膜与膝外侧副支持带更突出，其涉及的结筋病灶点有胫骨外髁棘、髌外下、髌外。

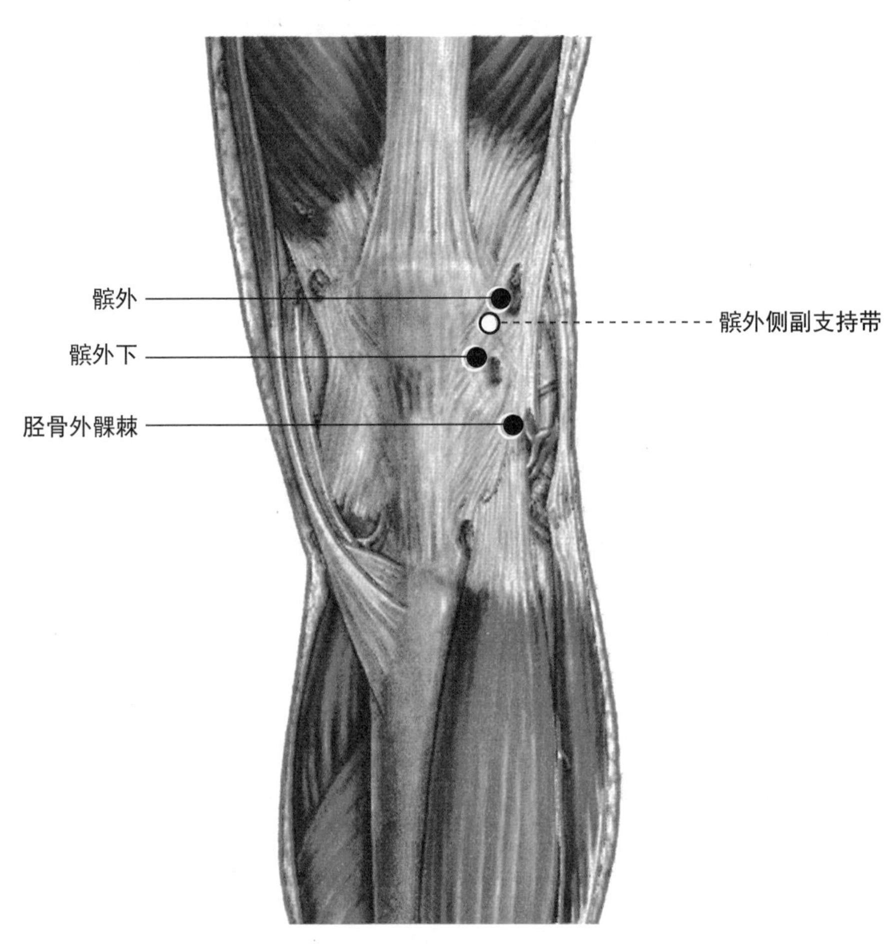

胫骨外髁棘

位　　置	在膝部，当胫骨外前髁高突处。
局部解剖	皮肤–皮下组织–膝筋膜–膝外侧副支持带止点–胫骨。布有股神经皮支。
主　　治	膝关节疼痛，下肢无力，足跟痛，髋关节疼痛。
注意事项	①筋结点在膝筋膜与膝外侧副支持带止点处。②行恢刺法时，应沿膝外副支持带纤维方向，向内上或向外下举针。
附　　注	足三阳经筋交会。

髌外下

位　　置	在膝部，当髌骨外下缘处。
局部解剖	皮肤—皮下筋膜—膝筋膜—膝外侧副支持带、膝关节囊皱襞。布有股神经皮支。深层内侧为膝关节囊。
主　　治	膝关节疼痛，小腿疼痛，踝关节疼痛，足跟疼痛。
注意事项	①筋结点在外侧副支持带起点处。②行恢刺法时，应沿膝外侧副支持带纤维方向，向外下方举针。③不宜向内针刺，防止损伤关节囊，或进入膝关节。
附　　注	足三阳经筋交会。

髌外

位　　置	在膝部，当髌骨外缘中点。
局部解剖	皮肤—皮下组织—膝筋膜—股外侧肌腱膜—膝关节囊皱襞。布有股神经皮支，膝周血管。
主　　治	膝关节疼痛，踝关节疼痛，足跟疼痛。
注意事项	①筋结点在膝筋膜、股外侧肌腱膜的膝神经、血管丰富区。②行恢刺法时，应沿神经、血管方向，向外举针。
附　　注	足三阳经筋交会。

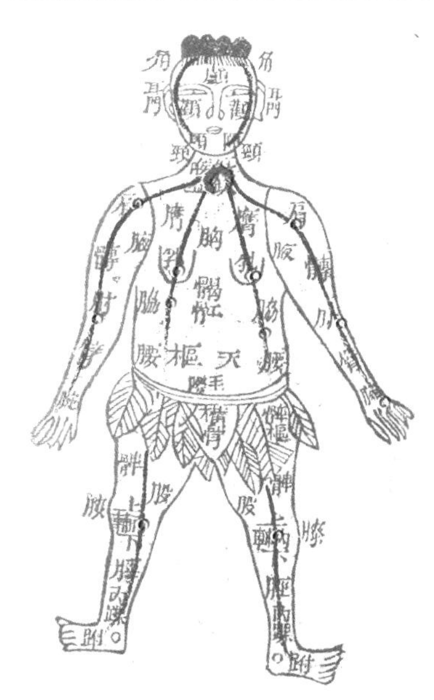

股直肌 长头起自髂前下棘，4块肌肉合成扁腱，跨越膝关节，止于胫骨结节，在股直肌起点出现结筋病灶点关兔次、伏兔次。

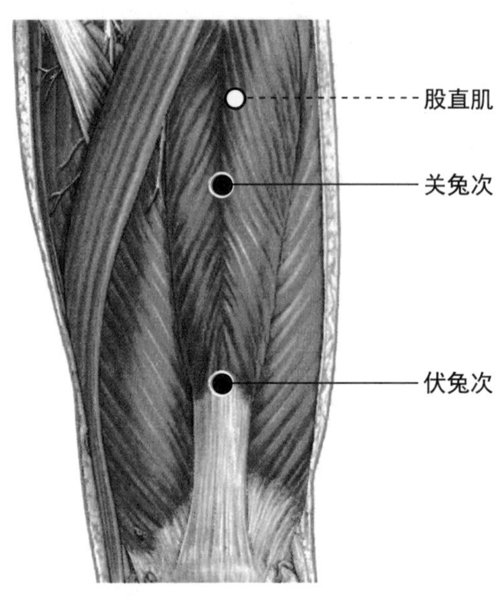

伏兔次

位　　置	在股前侧面，当股直肌腱起始部处。
局部解剖	皮肤－皮下组织－股筋膜－股直肌肌纤维与肌腱结合部－股中间肌－股骨。布有股神经皮支、肌支，股外侧皮神经。深部内侧有股神经、股动脉、股静脉通过。
主　　治	大腿疼痛，膝部疼痛，髋部疼痛，下腹痛。
注意事项	①筋结点在股筋膜与股直肌腱起始部处。②行恢刺法时，应沿股直肌肌纤维方向，向上举针。③不宜向内深刺，以防损伤股神经与血管。
附　　注	足阳明、太阴经筋交会。

关兔次

位　　置	在股前部中份，股直肌与股外侧肌之间。
局部解剖	皮肤－皮下组织－股筋膜－肌直肌、股外侧肌及其间深筋膜。布有股外侧神经、股神经皮支、肌支。深部为股中间肌、股骨。
主　　治	腿痛，下肢无力，麻痹，膝部疼痛，髋部疼痛。
注意事项	①筋结病灶点在股筋膜与股直肌、股外侧肌筋膜结合部。②行恢刺法时，应沿股直肌、股外侧肌肌纤维方向，向上或向下举针。
附　　注	足阳明、太阴经筋交会。

阔筋膜张肌 位于髋部和大腿外侧，居缝匠肌与臀中肌之间，被阔筋膜包绕越过股骨大转子后形成髂胫束。其起点在髂前上棘处与缝匠肌交织在一起，此处可牵拉受伤而出现结筋病灶点，即五枢次。其在大转子尖端处有滑液囊相隔，此处的损伤结筋病灶点，即髀枢上。阔筋膜张肌越过大转子凸面，是摩擦的受力点，臀大肌在此移行成腱膜参与髂胫束，并有滑液囊形成。此处在人体侧面最凸处，也最容易受到挤压和撞伤。大转子最凸处常出现结筋病灶点，即髀枢。阔筋膜张肌在股外侧中上 1/3 交点处移行成髂胫束，也是肌纤维在腱组织上受力的地方，是常见的结筋病灶点，即上风市次。髂胫束在股骨中下 1/3 处，与股外侧肌、股骨侧面重叠，易出现结筋病灶点，即风市次。髂胫束抵止于胫骨外髁侧面，也可牵拉出现结筋病灶点，此即阳陵次。

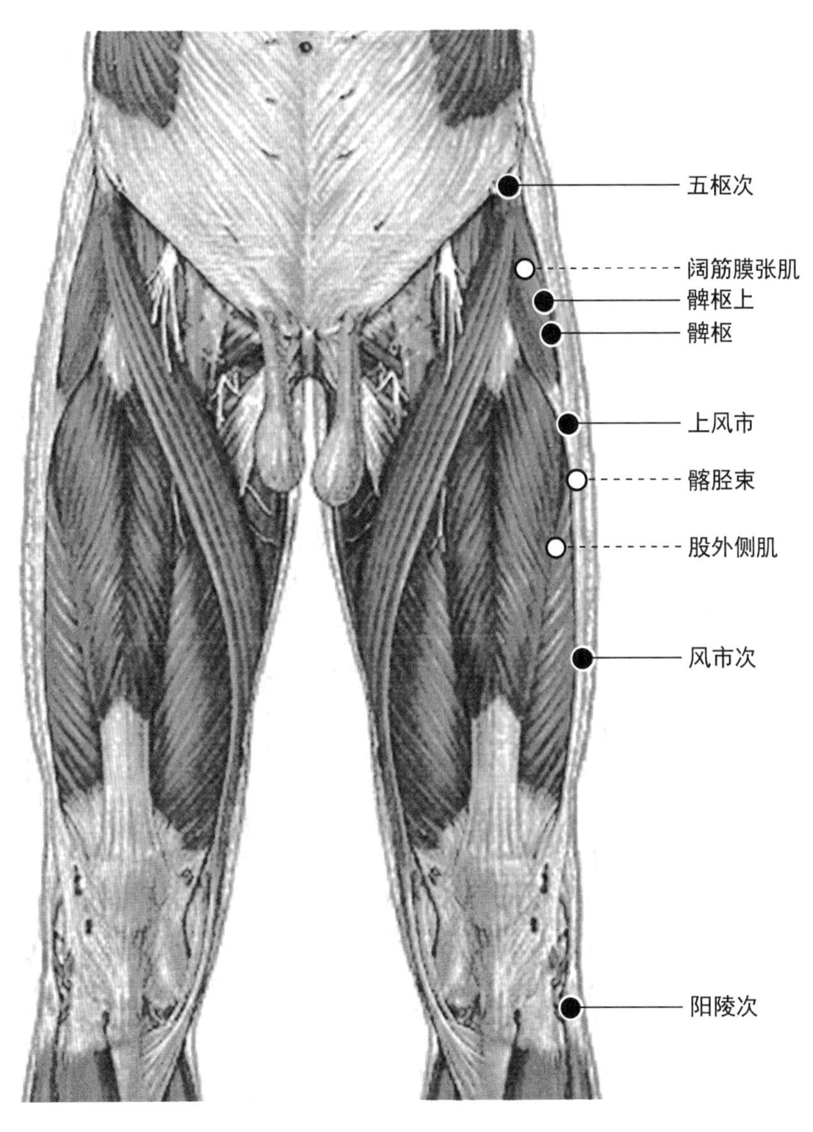

趾长伸肌 位于小腿前外侧皮下，其内侧上方为胫骨前肌，下方为踇长伸肌。此肌为半羽状肌，起于腓骨前嵴和邻近骨间膜、胫骨上端，肌间隔及小腿深筋膜，肌束向下移行于一长的总腱，经十字韧带的外侧管至足背，分为 5 个腱：内侧四腱分别止于第 2 ~ 5 趾的末节趾骨及中节趾骨的基底部的背面（与手的指总伸肌腱抵止情况相同，即各有两个侧束抵止于末节趾骨基底部的背侧，中间束抵止于中节趾骨基底部背面），最外侧一个腱抵止于第 5 跖骨基底部的背侧，此腱只见于人类，叫腓侧第 3 肌。趾长伸肌有伸足、伸趾的作用；腓骨第 3 肌可使足外翻。趾长伸肌受腓深神经支配。其起点结筋病灶点，即足三里次，其通过十字韧带时，可造成损伤而出现结筋病灶点，即解溪次，外侧为丘墟次。

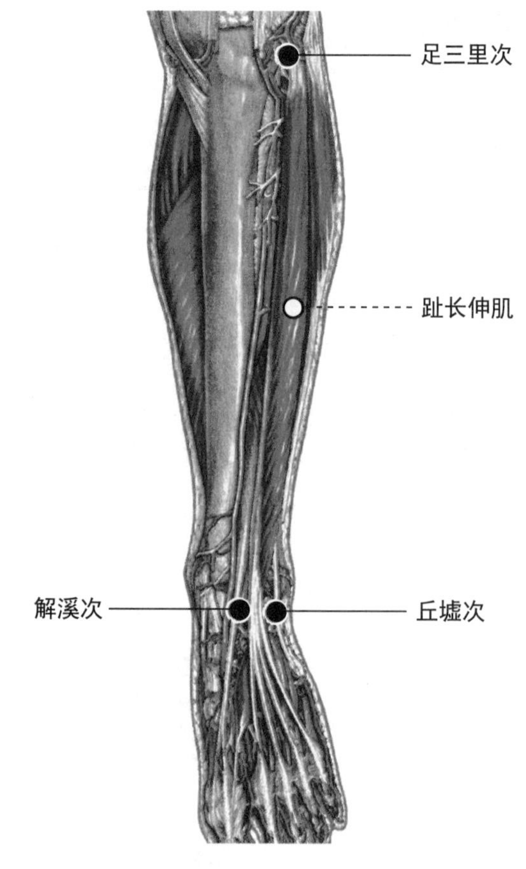

足三里次

位　　置	在小腿前面，胫骨外侧髁胫骨前肌起点处。
局部解剖	皮肤－皮下组织－小腿筋膜－胫骨前肌－胫骨。布有腓肠外侧皮神经。深层胫前动静脉及其属支。
主　　治	小腿疼痛，膝关节疼痛，下肢无力。
注意事项	①筋结点在小腿筋膜层，或在胫骨前肌、趾长伸肌于胫骨起点处。②行恢刺法时，应沿胫骨前肌方向，向上或向下举针。
附　　注	足阳明、少阳经筋交会。

胫骨前肌　位于小腿前外侧皮下，紧贴胫骨的外面，其外侧的上方与趾长伸肌，下方与长伸肌相邻。起自胫骨外侧面的上2/3，及其邻近的小腿骨间膜。肌束向下移行于长腱，经过小腿横韧带和十字韧带深面的内侧管至足背，绕过足的内侧缘，止于第1楔骨及第1跖骨基底部。在此腱抵止处的深面，常有一胫骨前肌腱下囊。此肌的作用为伸足（背屈），使足内翻及内收。胫骨前肌受腓深神经支配。其起点可出现结筋病灶点，即足三里次，舟骨体处滑液囊可出现结筋病灶点，即公孙上。

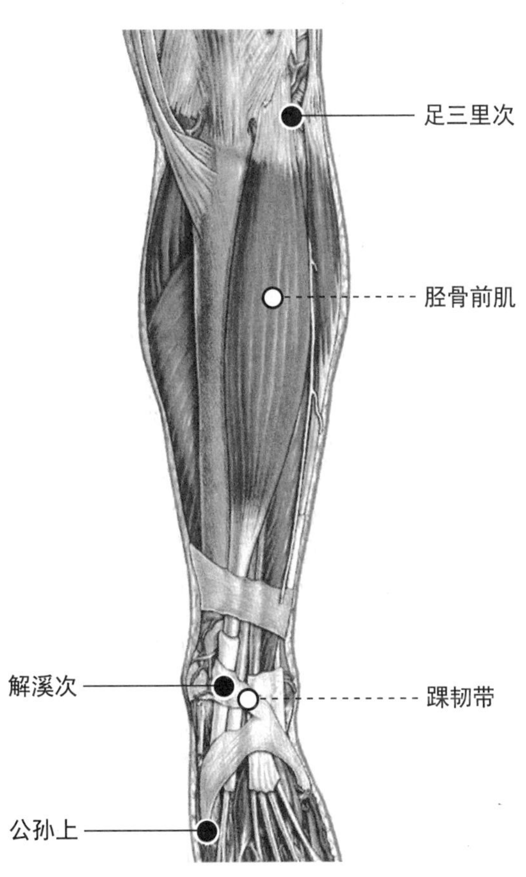

缝匠肌 位于大腿前面及内侧面的皮下，为全身最长的肌肉，为细长的带形肌。在腹股沟韧带及阔筋膜张肌之间起自髂前上棘，其结筋病灶点即五枢次。肌纤维自外上方斜行向内下方，绕过股骨内收肌结节的后方至小腿，止于胫骨粗隆、胫骨前嵴上端的内侧和小腿筋膜，止端肌腱与半腱肌和股薄肌的止端肌腱之间有一滑液囊，称为缝匠肌固有囊。此囊经常与鹅掌囊交通，其结筋病灶点即阴陵上。缝匠肌作用使大腿旋外、外展和前屈，并使小腿旋内和屈曲。缝匠肌受股神经的分支支配。缝匠肌、股直肌起自髂前上棘和髂前下棘，腰大肌抵止于股骨小转子，三肌起止点损伤时，其疼痛常向膝内侧放散，出现膝部痹痛。故膝髋疼痛者，应检查五枢次、维道次。

膝内侧筋膜 由股四头肌内侧头扩延而成。股内侧肌腱膜抵止于髌骨内侧缘，其腱膜向下扩延，形成髌副支持带。向前抵止于髌骨内下缘，向后下抵止于胫骨内髁棘。髌内侧腱膜下，有膝血管从其下穿行，多在髌腱膜的中部。以上各点是膝部损伤多见的筋结病灶点，即髌内上、髌内。

股直肌、股中间肌、股外侧肌、股内侧肌等，其起止涉及的结筋病灶点有鹤顶次、髌内、髌内上、髌外、髌外上、伏兔次、关兔次。

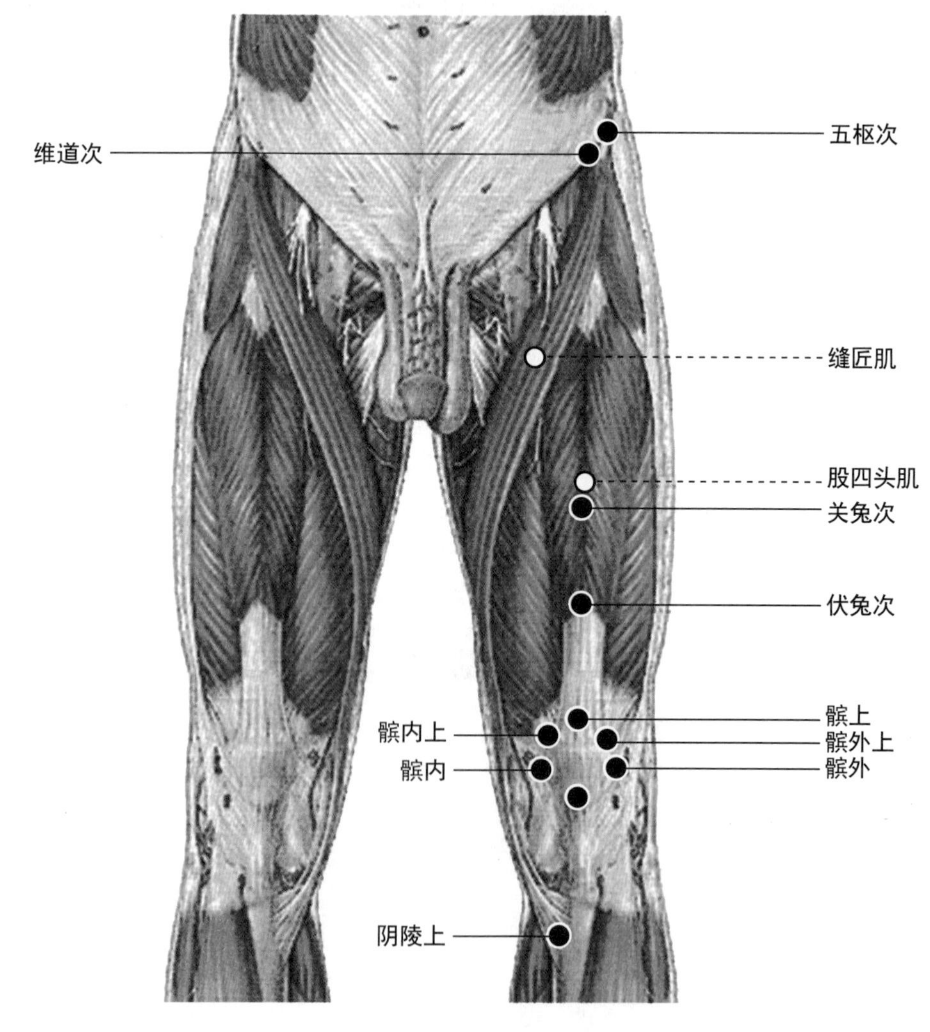

股四头肌　全身最大的肌肉，位于大腿前面及外侧的皮下，由四面包绕股骨全长的绝大部分，仅在股骨后面，股骨粗线的内、外唇之间，尚留有小的空隙。起点由 4 个头组成，其中一个头（股直肌）起自髂前下棘，其结筋病灶点即维道次。其余 3 个头均起自股骨。4 个头于股骨下端合成一扁腱，跨过膝关节前面而止于胫骨粗隆，于扁腱的深面，正对股骨下端的前面，腱内包绕一个全身最大的籽骨，即髌骨。肌腱的髌上部叫股四头肌腱，髌骨下部即髌韧带，此肌为强大的小腿伸肌。此外，股直肌还有前屈大腿的作用。股四头肌受股神经的分支支配。

髌内

位　　置	在髌骨内侧缘中点处。
局部解剖	皮肤－皮下组织－膝筋膜－膝内侧血管区－膝关节囊。布有隐神经膝支。深层为膝关节。
主　　治	膝部疼痛，髋部疼痛，小腿及踝疼痛，足跟疼痛。
注意事项	①筋结点在髌内侧缘血管区处。②行恢刺法时，应向内横向举针。③不宜向外深刺，以防进入关节腔。
附　　注	足阳明、太阴经筋交会。

髌内上

位　　置	在膝部，当髌骨内侧缘上份。
局部解剖	皮肤－皮下组织－膝筋膜－股内侧肌腱。布有隐神经膝支。深层为膝关节。
主　　治	膝部疼痛，髋部疼痛，小腿及踝疼痛，足跟疼痛。
注意事项	①筋结点在髌骨内上缘处。②行恢刺法时，应沿股内侧肌肌纤维方向，向内上方举针。③不宜向外下方深刺，避免进入膝关节腔。
附　　注	足阳明、太阴经筋交会。

髌外上

位　　置	在膝部，当髌骨外缘上份。
局部解剖	皮肤—皮下组织—膝筋膜—股外侧肌腱膜。布有股神经皮支。深层为股骨。内侧为膝关节囊。
主　　治	膝关节疼痛。
注意事项	①筋结点在膝筋膜、股外侧肌腱膜处。②行恢刺法时，应沿股外侧肌肌纤维方向，向外上举针。不宜向内，防止损伤关节囊。
附　　注	足三阳经筋交会。

髌上

位　　置	在膝部，当髌骨前顶部。
局部解剖	皮肤—皮下组织—膝筋膜—髌上滑液囊—髌韧带。布有股神经皮支、隐神经支。深层为髌骨。
主　　治	膝关节疼痛。
注意事项	①筋结点在髌上滑囊处。②行恢刺法时，沿髌韧带方向，向上或向下举针。
附　　注	足阳明、太阳、少阳经筋交会。

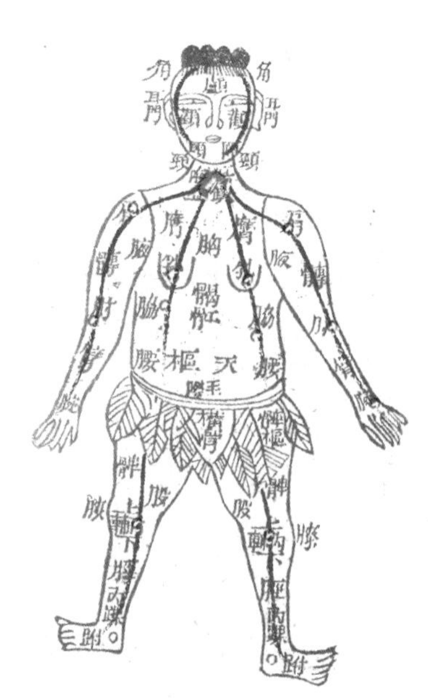

髌韧带　由股四头肌腱会合而成，其间包含髌骨，抵止于胫骨结节，髌韧带抵止点前及腱下均有滑液囊，其受力亦强，容易损伤而出现结筋病灶点，即胫骨结节。髌韧带在髌下缘亦可出现结筋病灶点。髌前及下缘各有一个皮下滑液囊，髌韧带深层亦有深滑囊，而且髌下脂肪垫在充填关节下部间隙的同时，其上缘在髌骨内下缘处附着。髌骨在膝屈伸活动中有较大幅度的上下移动，因而长期牵拉髌下脂肪垫，可引起损伤，形或结筋病灶点。上述髌前及髌下缘，各层次的结筋病灶点，即髌外、髌下，小腿筋膜与膝外侧副支持带更突出，其涉及的结筋病灶点有胫骨外髁、髌外下、髌外、髌外上、成腓间，髌内侧腱膜下，有膝血管从其下穿行，多在髌腱膜的中部。以上各点是膝部损伤多见的结筋病灶点，即髌内上、髌内下、胫骨内髁棘、髌内。

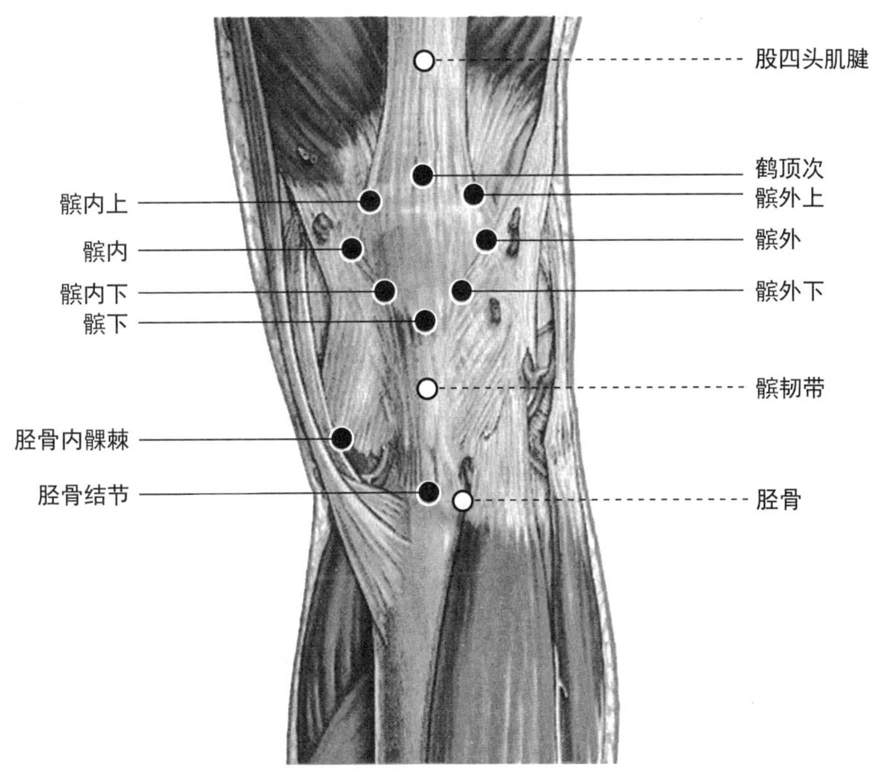

胫骨结节

位　　置	在小腿前面，当胫骨结节上缘。
局部解剖	皮肤—皮下组织—小腿筋膜—皮下滑液囊—髌韧带—髌韧带下滑液囊—胫骨。布有腓肠皮神经、隐神经。
主　　治	小腿疼痛，膝关节疼痛。
注意事项	①浅层筋结点在皮下滑囊处，深层筋结点在腱下滑液囊处，或在髌腱止点处。②行恢刺法时，应沿髌韧带旁进针，勿损伤髌韧带。应沿髌韧带纤维方向，向上举针。
附　　注	足阳明、少阳经筋交会。

髌下

位　　置	在髌骨下缘，髌股关节面处。
局部解剖	皮肤—皮下筋膜—皮下滑液囊—髌韧带—髌韧带下滑液囊—膝脂体。布有腓肠皮神经、股神经皮支、隐神经髌下支。深层为膝关节囊。
主　　治	膝关节疼痛，腘窝疼痛，小腿、踝部、足跟疼痛。
注意事项	①浅层筋结点在髌下缘皮下滑囊处。深层筋结点在髌韧带下滑囊下，膝脂体与髌股关节面联结处。②行恢刺法时，皮下滑囊处筋结点可上下举针。深层筋结点应沿髌韧带外缘进针，不可损伤髌韧带。行膝脂体筋结点恢刺法时，应向髌骨内下缘，并纵向举针。③不可深刺而进入关节腔。
附　　注	足阳明、太阳、少阳经筋交会。

胫骨内髁棘

位　　置	在膝部，当胫骨内上髁前内侧隆起处。
局部解剖	皮肤—皮下组织—小腿筋膜—膝内侧副支持带止点—胫骨内上髁。布有隐神经、小腿内侧皮神经。
主　　治	膝关节疼痛，鼠蹊部疼痛，小腿足踝疼痛，足跟疼痛。
注意事项	①筋结点在膝内侧副支持带止点处。②行恢刺法时，应沿膝内侧副支持带方向，向内下或外上举针。
附　　注	足阳明、太阴经筋交会。

髌内下

位　　置	在膝部，当髌骨内下缘，髌内侧副支持带起始部。
局部解剖	皮肤—皮下组织—膝筋膜—髌内侧副支持带—膝关节囊。布有隐神经膝支。深层为膝关节。
主　　治	膝部疼痛，髋部疼痛，小腿及踝疼痛，足跟疼痛。
注意事项	①筋结点在髌内侧缘，髌副支持带起始部。②行恢刺法时，应沿髌内侧副支持带纤维方向，向内下方举针。③不宜外内深刺，以防进入关节腔。
附　　注	足阳明、太阴经筋交会。

鹤顶次

位　　置	在膝部，当髌骨上缘处。
局部解剖	皮肤—皮下组织—股筋膜—股直肌腱、股中间肌腱、腱下脂肪垫—股骨。布有股神经皮支、肌支。
主　　治	膝关节疼痛，髋关节疼痛，腰痛，下肢麻痹，无力。
注意事项	①筋结点在股直肌与股中间肌及腱下脂肪垫处。②行恢刺法时，应沿股直肌、股中间肌纤维方向，向上举针。
附　　注	足三阳经筋交会。

胫侧副韧带 起自股骨内侧收肌结节之下，止于胫骨的内侧，相当于胫骨结节水平。该韧带呈宽阔的带状，其前部纤维较直，与关节囊分离，其间有疏松结缔组织和 1 ～ 3 个黏液囊，半膜肌腱在该韧带与胫骨之间扩展，而膝中下血管在此扩展部与韧带之间穿行。其后部纤维向下、后方斜行，至内侧半月板水平斜向前方止于胫骨。因此，后部韧带在中部宽阔，并与关节囊、半月板紧紧相连。胫侧副韧带的前部纤维在膝关节所有位置都处于紧张状态，而后部纤维在屈膝时松弛，由于后部纤维与内侧半月板相连，所以膝关节半屈状态而受到旋转力牵拉时易发生胫侧副韧带和内侧半月板的损伤。其结筋病灶点亦在起止点及血管穿过处出现，即髎髎次、膝关次、髎膝间。

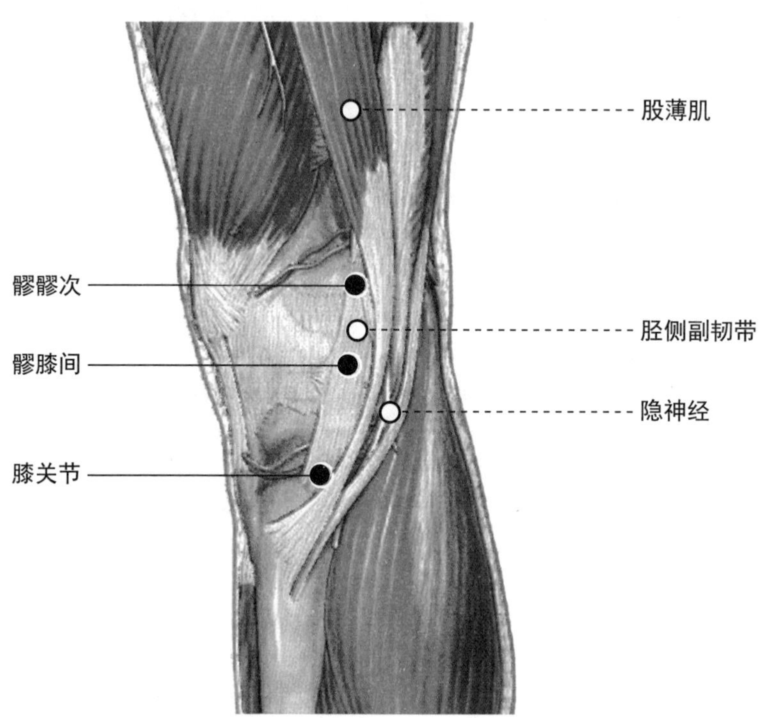

膝关次

位　置	在小腿内侧部，当胫骨内髁内侧缘。
局部解剖	皮肤－皮下组织－小腿筋膜－膝外侧副韧带－膝外侧副韧带下滑液囊－胫骨内髁。布有小腿外侧皮神经、隐神经。
主　治	膝关节疼痛，膝痛引鼠蹊部疼痛，踝关节疼痛。
注意事项	①筋结点在胫骨内髁，膝内侧副韧带滑液囊处。②行恢刺法时，应沿膝内侧副韧带方向，向前下方举针。
附　注	足厥阴、太阴、少阴经筋交会。

髎膝间

位　　置	在膝外侧部，当膝关节间隙处。
局部解剖	皮肤－皮下组织－膝筋膜－鹅掌－膝内侧副韧带－膝内侧副韧带下滑液囊－膝关节。布有小腿内侧皮神经、隐神经。
主　　治	膝关节疼痛，膝痛引鼠蹊部疼痛。膝部弹响。
注意事项	①浅层筋结点在鹅掌各腱鞘层。深层筋结点在膝内侧副韧带下滑液囊处。②行恢刺法时，应沿鹅掌方向，向上或内下方向举针。避免损伤鹅掌诸腱及腱鞘。不宜深刺，不可进入关节腔。
附　　注	足厥阴、太阴、少阴经筋交会。

髎髎次

位　　置	在膝内侧部，当股骨内髁内侧面。
局部解剖	皮肤－皮下组织－股筋膜－鹅掌诸腱鞘－膝内侧副韧带－膝内侧副韧带下滑液囊－股骨内髁。布有股内侧皮神经、隐神经。
主　　治	膝关节疼痛，膝痛引鼠蹊部疼痛。
注意事项	①筋结点在膝内侧副韧带起点下滑液囊处。②行恢刺法时，应沿膝内侧副韧带纤维走行，向上或向下举针。
附　　注	足厥阴、太阴、少阴经筋交会。

腓骨短肌 位于小腿外侧区的深部。起点：腓骨下2/3外侧面及腓骨前、后肌间隔，上部肌束被腓骨长肌遮盖，其肌腱与腓骨长肌腱一同下降，先居其内，后居其前，然后行至外踝后方，经腓骨肌上支持韧带的深面，沿跟骨外侧面向前行，止于第5跖骨粗隆。腓骨短肌的血供来自胫前和腓浅动脉。神经支配为腓浅神经。有使足外翻、跖屈和外展的作用，其外展作用大于腓骨长肌。

小趾展肌 起自跟结节跖侧，肌纤维向前移行成肌腱，分别抵止第5跖骨粗隆和足小趾第1节基底。两抵止点位于足外，又容易受外界摩擦挤压，可出现筋结病灶点，即束骨次、京骨次。

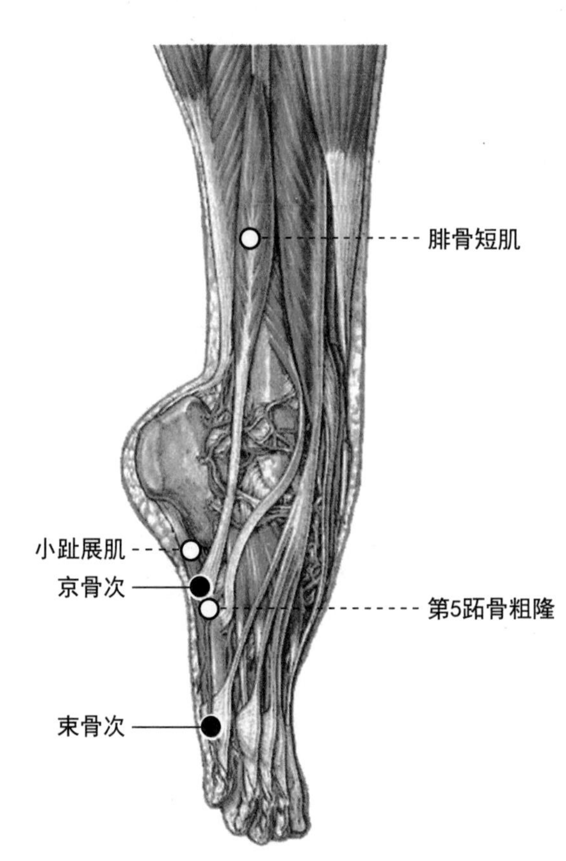

束骨次

位　　置	在足外侧面，当第5跖趾关节侧面。
局部解剖	皮肤—皮下组织—小趾展肌腱、第3腓骨肌腱—第5跖趾关节韧带—第5跖趾关节囊。布有足背外侧皮神经。
主　　治	足小趾疼痛，足外侧缘疼痛，足外踝疼痛。
注意事项	①筋结点在跖趾关节韧带与小趾展肌腱层。②行恢刺法时，应沿小趾展肌的方向，向前或向后举针。③各种针法均不应深入关节腔内。

腓骨长肌 在小腿外侧，起于腓骨外侧面上方，肌腱经外踝转至足底。其起点受力较重，且由于起点腱膜间有一弓形间隙，其中有腓总神经通过，故也是疼痛敏感点，常出现痛性结节，即陵下次。腓骨长短肌于踝外侧转折点，容易出现结筋病灶点，即申脉次。

腓骨短肌 位于小腿外侧区的深部。起点：腓骨下 2/3 外侧面及腓骨前、后肌间隔，上部肌束被腓骨长肌遮盖，其肌腱与腓骨长肌腱一同下降，先居其内，后居其前，然后行至外踝后方，经腓骨肌上支持韧带的深面，沿跟骨外侧面向前行，止于第 5 跖骨粗隆。腓骨短肌的血供来自胫前和腓浅动脉。神经支配为腓浅神经。有使足外翻、跖屈和外展的作用，其外展作用大于腓骨长肌。

腓骨肌上支持带 位于踝关节的外侧面，起自外踝后缘，止于跟骨外侧面，固定腓骨长、短肌的肌腱，该韧带向上与小腿外侧筋膜相续，向下移行于腓骨肌下支持带。

腓骨肌下支持带 位于跟骨外侧面，前上方续于伸肌上支持带的外侧束，后下方附着于跟骨前部的外侧面，自其深面向跟骨发一纤维隔，分隔腓骨长短肌的肌腱。

腓骨肌上下支持带在足背伸、外翻活动时，会造成磨损而出现结筋病灶点，上支持带处为昆仑次，下支持带处为申脉次。

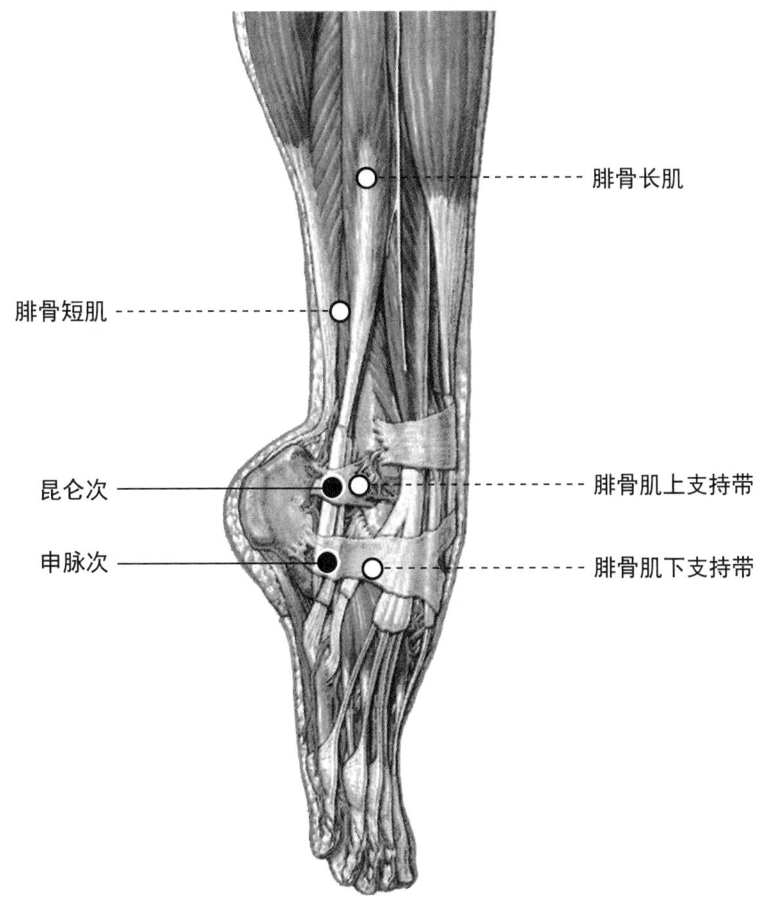

昆仑次

位　　置	在足踝外侧，跟腱前，腓骨长肌、腓骨短肌腱鞘部。
局部解剖	皮肤－皮下组织－腓骨长肌腱鞘、腓骨短肌腱鞘－腓骨长肌腱、腓骨短肌腱，布有腓肠神经。深层近跟腱胫骨面有胫神经及动静脉通过。
主　　治	足踝疼痛，足外侧疼痛，小腿外侧疼痛，足背麻痛，膝关节疼痛，腰痛。
注意事项	①筋结点常在腓骨长、短肌腱腱鞘层。②行恢刺法时，应沿腓骨长短肌腱鞘及肌腱方向，向上或向下举针。③行水针疗法时，应将药液注入腱鞘内。④各种针法均不应针刺肌腱。不能深刺，防止损伤深层的胫动脉、胫静脉与胫神经。

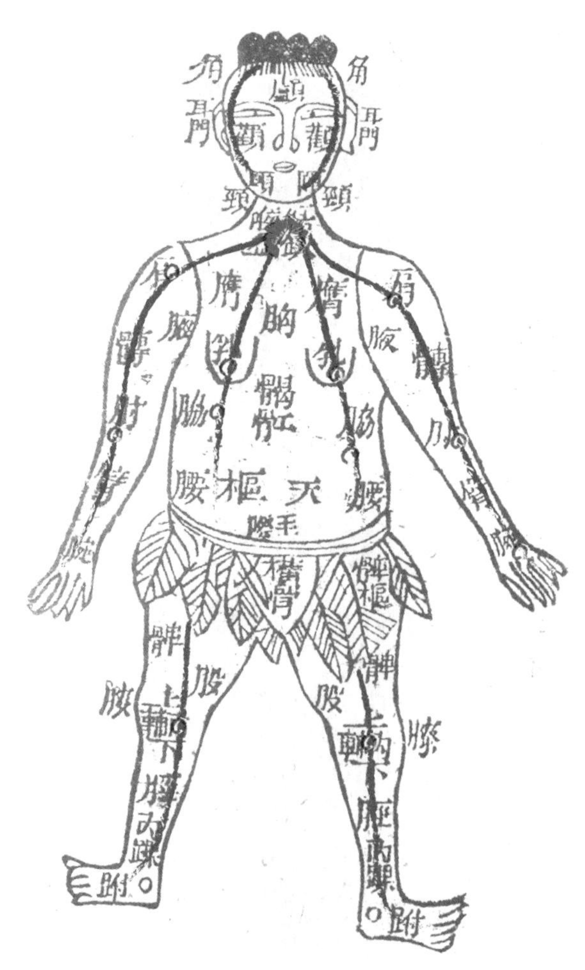

腓骨长肌 位于小腿外侧皮下，紧贴腓骨的外侧面，下方遮盖腓骨短肌，其前面有趾长伸肌，后面为比目鱼肌，属于双羽状肌。起自腓骨小头，腓骨上 2/3 的外侧面和小腿深筋膜。肌束向下移行于长的肌腱，经腓骨短肌的后面，行于外踝的后方，经腓骨肌上支持带的深面，继经跟骨外侧面的滑车突下方，再经过腓骨肌下支持带深面的骨性纤维管弯至足底。在足底经过骰骨跖侧面的腓骨长肌腱沟的一段时，有一小纤维软骨，有时变成籽骨。此肌腱在功能上与胫骨前肌腱共同形成一环形缰绳，对维持足的横弓及调节足内翻和外翻有着密切关系。此肌收缩时，促使足外翻、跖屈及足外展。受腓浅神经支配。此肌起点处，腓总神经穿行处常出现结筋病灶点，即陵下次。在外踝下，肌腱转折并通过骨纤维管处，可出现结筋病灶点，即申脉次。

腓骨短肌 位于腓骨长肌的深面，为双羽状肌，较腓骨长肌短。起自腓骨外侧面下 2/3 及前、后肌间隔，上部肌束被腓骨长肌遮盖，其肌腱与腓骨长肌一同下降，先居其内，后居其前，然后行至踝后方、腓骨肌上支持带的深面，沿着跟骨外侧面向前行，止于第 5 跖骨粗隆。其作用使足外翻、跖屈及足外展。腓骨短肌受腓浅神经的分支支配。其起点处结筋病灶点近于光明次。其肌腱在外踝下转折处，结筋病灶点，即申脉次。其止点的结筋病灶点，即京骨次。

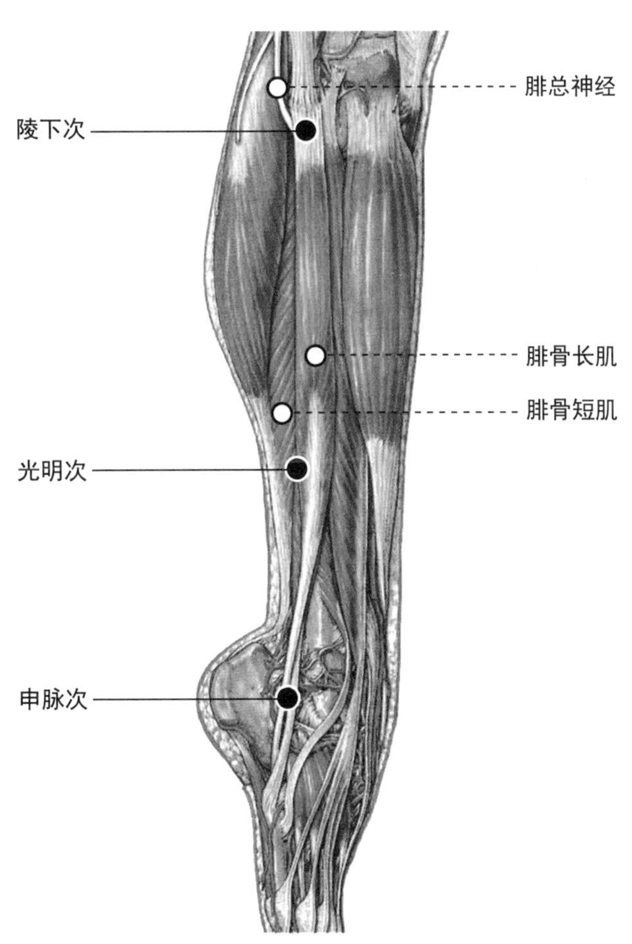

腓骨短肌 位于腓骨长肌的深面，为双羽状肌，较腓骨长肌短。起自腓骨外侧面下 2/3 及前、后肌间隔，上部肌束被腓骨长肌遮盖，其肌腱与腓骨长肌一同下降，先居其内，后居其前，然后行至踝后方、腓骨肌上支持带的深面，沿着跟骨外侧面向前行，止于第 5 跖骨粗隆。其作用使足外翻、跖屈及足外展。腓骨短肌受腓浅神经的分支支配。其起点处结筋病灶点近于丰隆次。其肌腱在外踝下转折处，结筋病灶点，即申脉次。其止点的结筋病灶点，即京骨次。

小腿三头肌 分别起自股骨内外髁、腓骨及胫骨后比目鱼肌线，向下移行成跟腱，抵止于跟骨结节。其抵止点受小腿肌的牵拉而易受损，其跟腱与皮肤、跟腱与胫骨间皆有滑液囊相隔，是常见的结筋病灶点，即女膝次、泉生足次。其腱起点即承山次，其两侧肌腹于腱上止点系承山内、承山外。比目鱼肌联合腱弓处的损伤点，即合阳次。其起点分别为外合阳、内合阳。腓肠肌的起点，即委阳次与阴谷次。

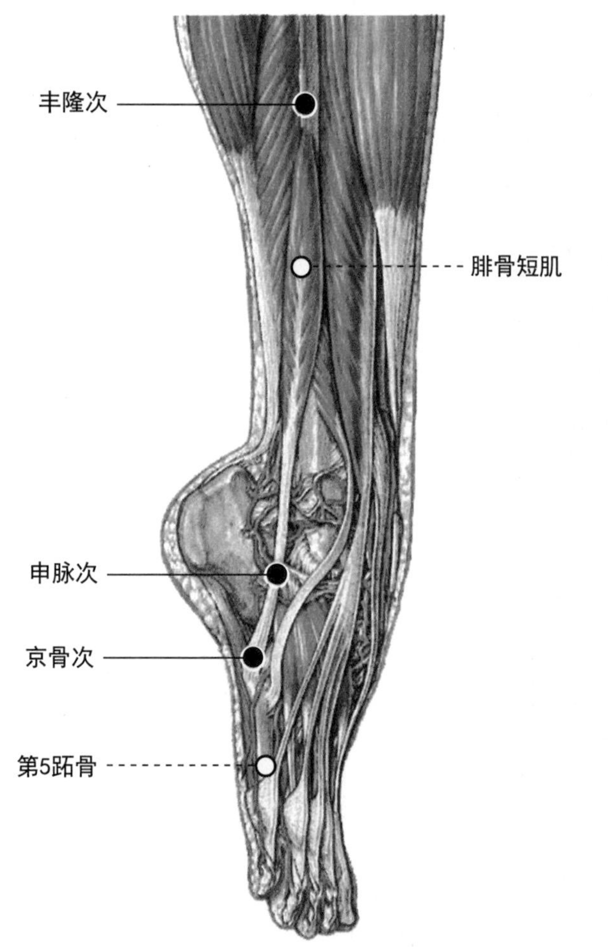

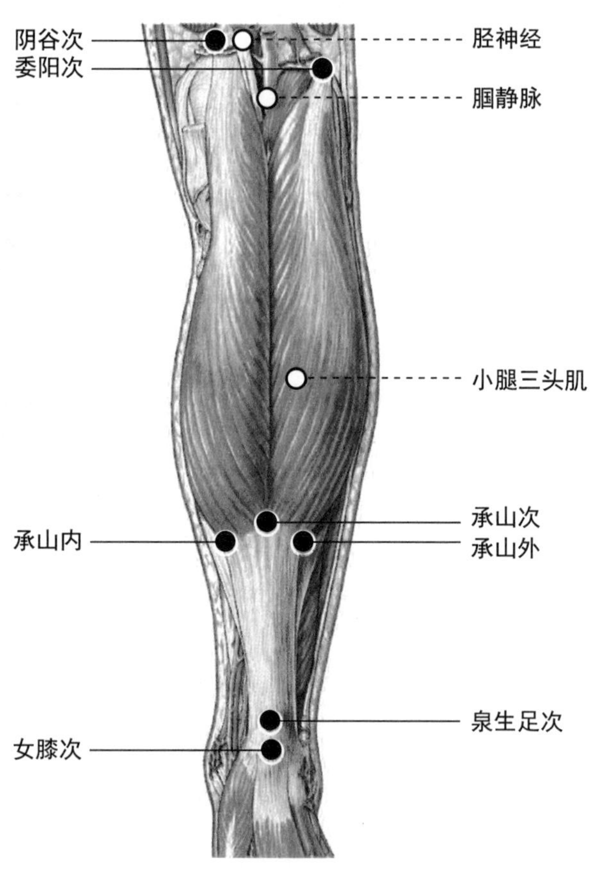

比目鱼肌 位于腓肠肌深面，在腓肠肌下部两侧可见到该肌的两个侧缘。起点有内、外侧两个头，两头之间有腱弓相连，外侧头起自腓骨头和腓骨体的上 1/3；内侧头起自胫骨的比目鱼肌线和内侧缘的上部。血管和胫神经经内、外侧头之间腱弓的深面进入小腿后区的深部。比目鱼肌向下逐渐移行为一宽腱，腱位于肌的后面，并与腓肠肌的腱靠近，两者平行的一段约 11.1cm，再向下则相互愈着成跟腱，止于跟骨结节，在止点深面有一滑液囊。比目鱼肌的神经均来自胫神经，从肌的上缘入此肌。

比目鱼肌能协助腓肠肌使足跖屈。其两起点及两头间腱弓，三头肌止点及跟腱皮下、腱下滑囊是常见的结筋病灶点。其抵止点受小腿肌的牵拉而易受损，其跟腱与皮肤、跟腱与胫骨间皆有滑液囊相隔，是常见的结筋病灶点，即女膝次、泉生足次。比目鱼肌联合腱弓处的损伤点，即合阳次。其起点分别为合阳外、合阳内。腓肠肌的起点，即委阳次与阴谷次。

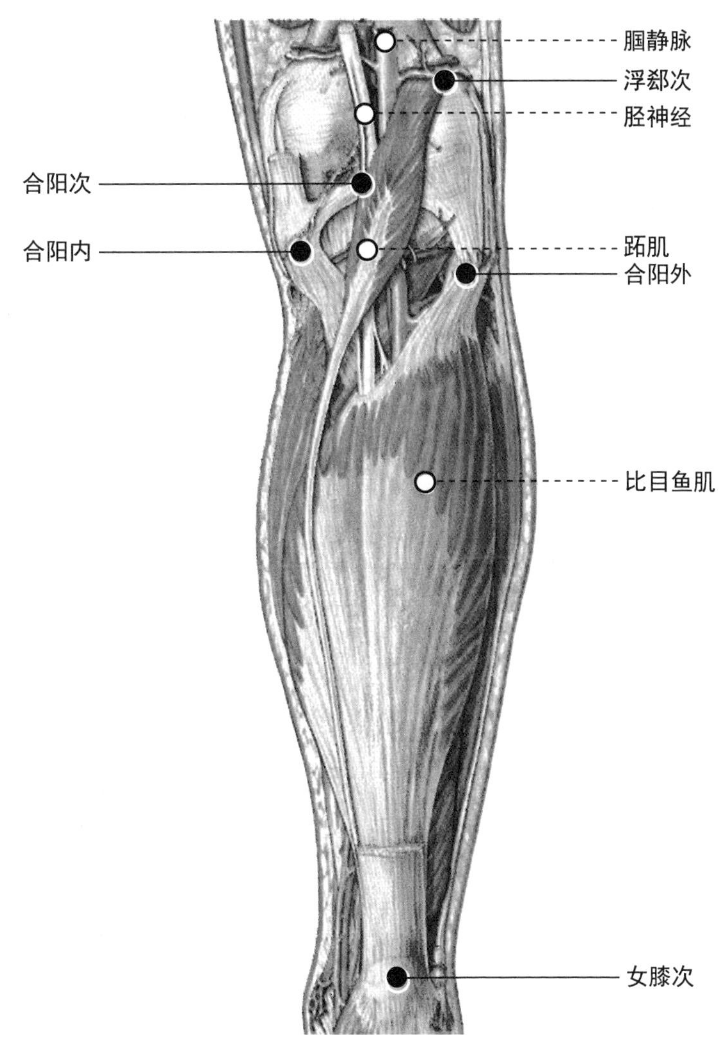

跖 肌 位于腓肠肌外侧头与比目鱼肌之间，肌腹呈细小的梭形，向下移行为细长的肌腱。起点在腓肠肌外侧头的上方，股骨外上髁及膝关节囊，肌腹一般为 7 ~ 10cm。跖肌在人类为一退化肌，常有缺如、融合及无腱等变异。跖肌腱在跟腱内侧缘抵止于跟骨的最多。跖肌的血供来自胫后动脉的分支，神经支来自胫神经，神经纤维来自腰$_{4、5}$和骶$_{1}$脊髓节段。跖肌的作用在于协助小腿三头肌，因其肌力有限，故不起大作用，但其细长的腱常因足跖屈活动不协调而损伤，成为小腿疼痛的病因，故其起点及细腱处常有结筋病灶点。

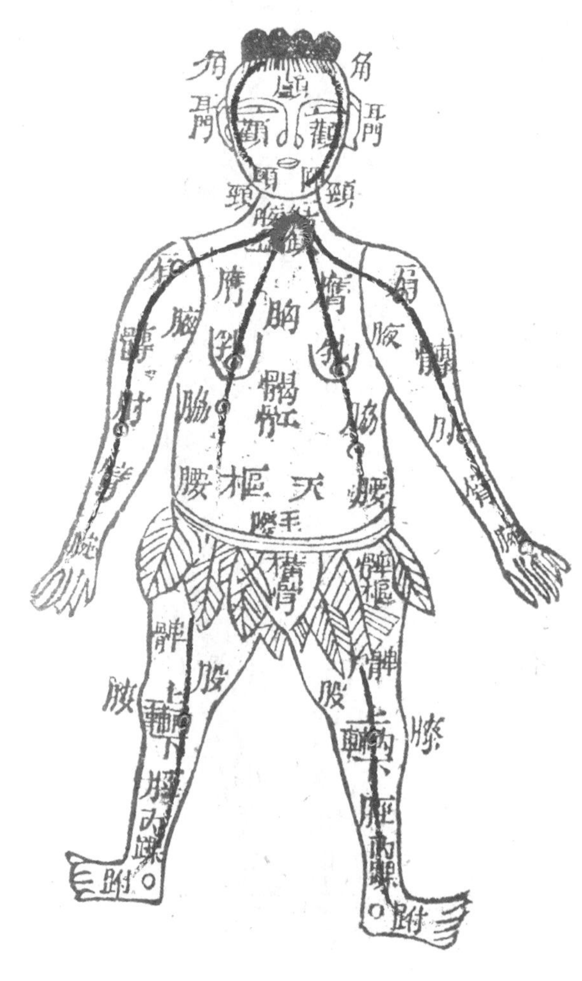

第10章 足部解剖与筋结点

跟腓韧带 位于踝关节外侧，起自腓骨外髁，止于跟骨外侧。

距腓前韧带 位于关节的外侧，起自外踝的前缘，向前内方，止于距骨外踝关节面的前方及距骨颈的外侧面。于足跖屈及内翻时，容易损伤韧带。其痛点即结筋病灶点丘墟次。

距跟骨间韧带 由许多纤维束构成，位于跗骨窦内，距跟二骨之间，于距跟关节囊前部移行。在足内翻时，常被牵拉，尤其是跗骨窦内纤维束的牵拉损伤，影响了窦内滑液囊、神经血管正常功能，可发生顽固性痹痛。其痛点即结筋病灶点下丘墟。

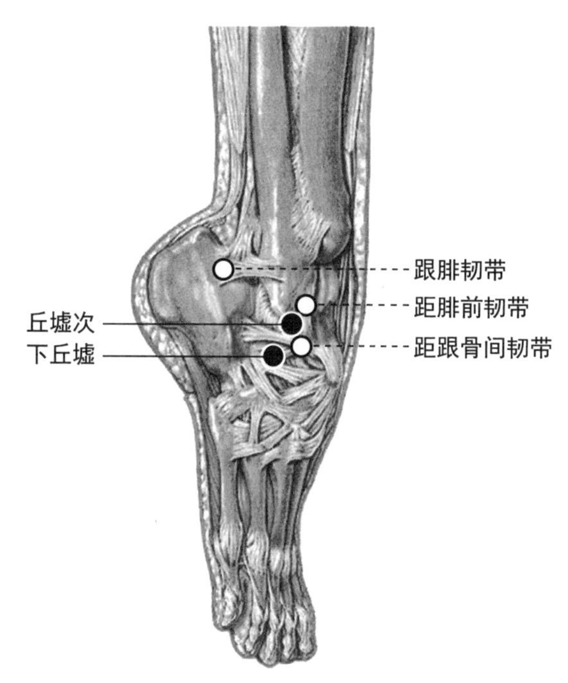

下丘墟

位　置	在足背部，当足跟、距、骰骨交界处。
局部解剖	皮肤—皮下组织—腓骨肌下支持带—跗骨窦。布有足背中间皮神经。
主　治	足踝疼痛，膝关节疼痛，腰髋疼痛。
注意事项	①浅层筋结点在腓骨肌下支持带层，深层筋结点在跗骨窦内。②深层筋结点行恢刺法时，应松解跗骨窦内滑液囊及韧带。
附　注	足少阳、太阳经筋交会。

丘墟次

位　置	在足背部，当足外踝前下凹陷中。
局部解剖	皮肤—皮下组织—腓骨肌上支持带—距腓前韧带—踝关节。布有足外侧皮神经。
主　治	踝关节疼痛，膝关节疼痛，腰腿疼痛。
注意事项	①浅层筋结点在腓骨肌上支持带层，深层筋结点在距腓前韧带层。②行恢刺法时，应沿伸趾肌腱方向，向前下举针。
附　注	足少阳、太阳经筋交会。

距舟背侧韧带 位于距舟关节背面，宽而薄，起自距骨颈上面和背侧面，止于舟骨上面，该韧带在足伸屈时被牵拉或撞击，可出现结筋病灶点，即冲阳次。

楔舟关节 由舟骨的前关节面与3个楔骨的后关节面构成。关节囊附着于关节面的周缘。关节腔与第2、第3跖跗关节及第1、第2跖骨间关节相通。关节的周围有下列韧带：①舟楔前侧韧带为3条细而强韧的韧带，起自舟骨上面与骰舟背侧韧带之间，向前外方，止于3个楔骨的上面。②舟楔跖侧韧带位于足的跖侧，连结舟骨的下面与3个楔骨下面之间。

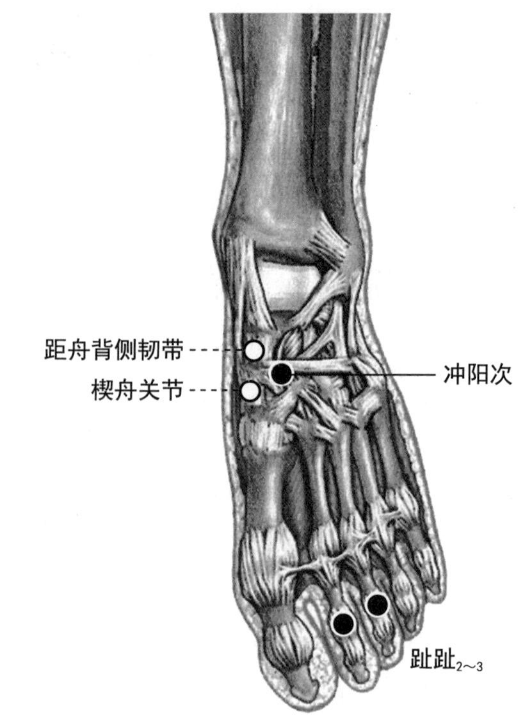

趾趾$_{2\sim3}$

位　置	在足趾部，当足第2、3趾近侧趾关节背侧面。
局部解剖	皮肤—皮下组织—皮下滑液囊—趾关节囊。
主　治	趾关节疼痛，足踝疼痛。
注意事项	①筋结点在皮下滑液囊处。②行恢刺法时，不宜深入关节腔内。

冲阳次

位　置	在足背部，当足背距舟和楔舟关节处。
局部解剖	皮肤—皮下组织—趾伸肌腱、距舟韧带、楔舟韧带—跗骨关节。布有足背皮神经。
主　治	足踝疼痛，足趾疼痛。
注意事项	①筋结点在距舟、距楔韧带层或趾伸肌腱鞘层。②行恢刺法时，应沿足背动脉方向，向上或向下举针。③进针前，先触清足背动脉位置，避开进针。

小腿横韧带　位于踝关节稍上方，为小腿筋膜的横行纤维增强而成，其外侧附着于腓骨前嵴，内侧附着于胫骨前嵴。

趾长伸肌　在小腿足背前侧、胫骨前肌外侧、胫骨外侧起自胫骨体、腓骨上端，向下移行成肌腱，从踝部横韧带、上下支持带深面穿过，分成5条肌腱，分别止于第2～5趾及第5跖骨基底部，在踝部还有腱鞘包护。当足频繁活动时，可造成其与韧带间的磨损，而出现结筋病灶点，即解溪次。

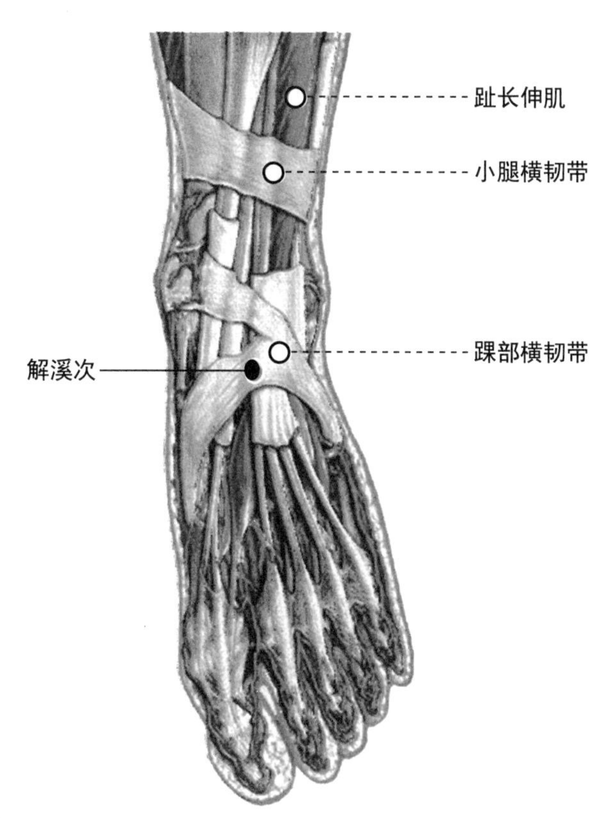

解溪次

位　　置	在踝横纹上，当踇长伸肌腱、趾长伸肌腱与踝前伸肌支持带交错处。
局部解剖	皮肤－皮下组织－伸肌上下支持带－长伸肌腱鞘、趾长伸肌腱鞘－长伸肌腱、趾长伸肌腱－胫骨、距骨。布有足背皮神经、腓深神经。
主　　治	踝关节疼痛，足趾疼痛，小腿疼痛、膝关节疼痛。
注意事项	①筋结点在伸肌支持带与长、趾总伸肌腱腱鞘层。②行恢刺法时，应沿长、趾长肌腱方向，向上或向下举针。
附　　注	足阳明、少阳、太阴经筋交会。

趾长伸肌 在小腿足背前侧、胫骨前肌外侧、胫骨外侧起自胫骨体、腓骨上端，向下移行成肌腱，从踝部横韧带、上下支持带深面穿过，分成5条肌腱，分别止于第2～5趾及第5跖骨基底部，在踝部还有腱鞘包护。当足频繁活动时，可造成其与韧带间的磨损，而出现结筋病灶点，即解溪次。趾长伸肌起点在胫腓骨上端及小腿上端、骨间筋膜处，亦可牵拉受伤，即足三里次、阳陵次。

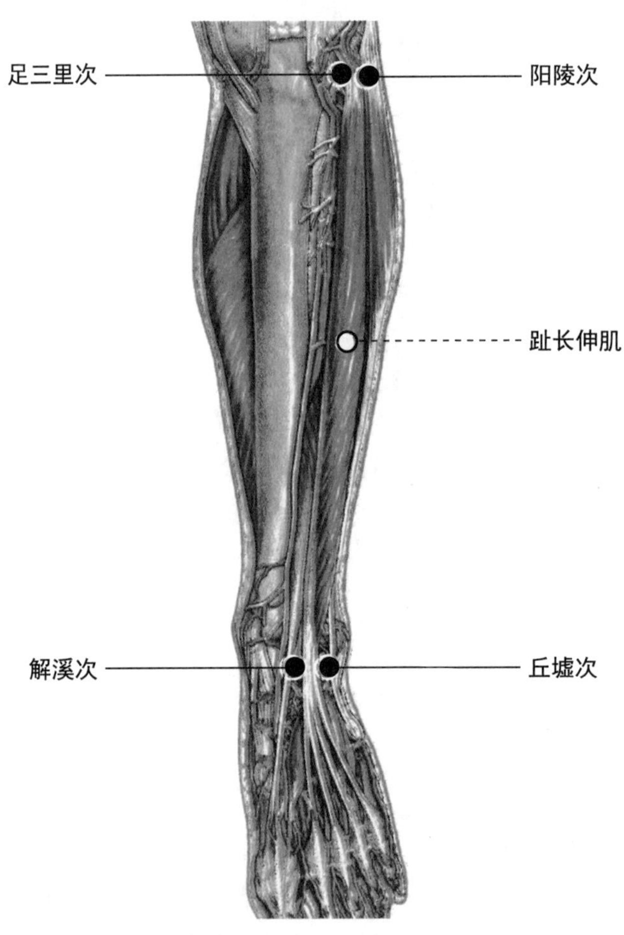

长伸肌　在胫骨前肌和趾长伸肌之间，起自腓骨内侧面和小腿骨间膜，肌纤维向下移行成肌腱，穿过伸肌上下支持带深面，至趾末节趾骨底。有使踝、趾背伸的作用，当踝趾频繁活动而劳损时，其起点、穿越支持带点，越过距舟、楔舟关节高突处，均可因磨损而出现结筋病灶点，即丰隆次、商丘次、中封次、冲阳次等。

腓骨短肌　位于腓骨长肌的深面，为双羽状肌，较腓骨长肌短。起自腓骨外侧面下2/3及前、后肌间隔，上部肌束被腓骨长肌遮盖，其肌腱与腓骨长肌一同下降，先居其内，后居其前，然后行至踝后方、腓骨肌上支持带的深面，沿着跟骨外侧面向前行，止于第5跖骨粗隆。其作用使足外翻、跖屈及足外展。

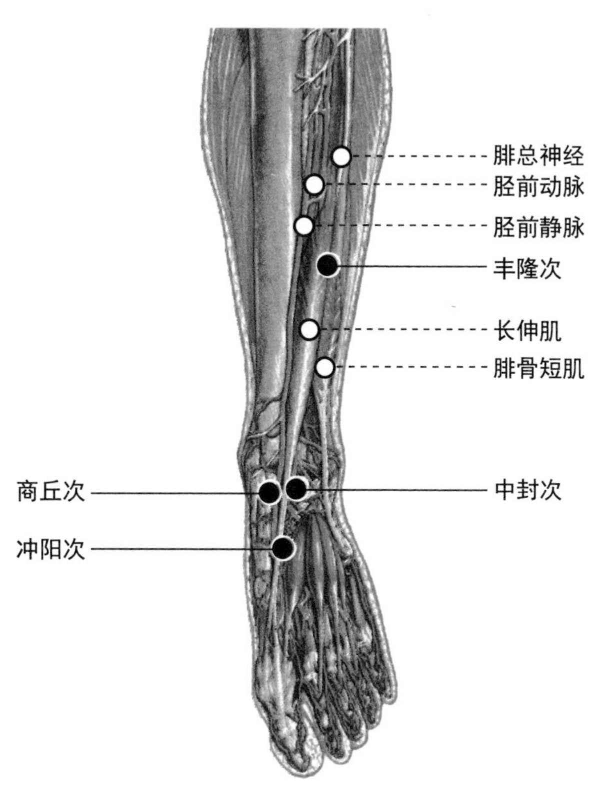

丰隆次

位　　置	在小腿中份前面，当趾长伸肌下长伸肌起点处。
局部解剖	皮肤—皮下组织—小腿筋膜—腓骨长、短肌—长、趾长伸肌—腓骨。布有腓肠外侧皮神经、腓深神经。深层有胫神经及胫动、静脉。
主　　治	小腿疼痛，踝关节疼痛，趾痛，膝关节疼痛，下肢无力。
注意事项	①筋结点在小腿筋膜与长、趾长伸肌间腱膜处。②行恢刺法时，应沿肌纤维方向，向上或向下举针。③不宜深刺，防止损伤深部胫神经及动静脉。
附　　注	足阳明、少阳、太阴经筋交会。

中封次

位　　置	在足踝部，当踝横纹与长伸肌腱交界处。
局部解剖	皮肤—皮下组织—踝筋膜—伸肌下支持带—长伸肌腱腱鞘—长伸肌腱—距骨。布有足背皮神经支。
主　　治	足踝疼痛，趾疼痛，膝关节疼痛。
注意事项	①筋结点在伸肌下支持带与伸长肌腱鞘间。②行恢刺法时，应沿伸肌腱方向，向下或向上举针。但举针幅度宜小，避免损伤伸肌支持带。
附　　注	足三阴、阳明经筋交会。

商丘次

位　　置	在踝部，当踝背侧横纹内侧端，胫骨前肌与伸肌支持带相交处。
局部解剖	皮肤—皮下组织—伸肌上支持带—胫骨前肌腱鞘—胫骨前肌腱—距骨。布有隐神经。
主　　治	踝关节疼痛，膝关节疼痛，足内侧弓疼痛。
注意事项	①筋结点在伸肌下支持带与胫骨前肌腱鞘处。②行恢刺法时，应沿胫肌前肌腱，上下举针。举针幅度宜小，避免损伤伸肌下支持带与胫骨前肌腱。
附　　注	足阳明、三阴经筋交会。

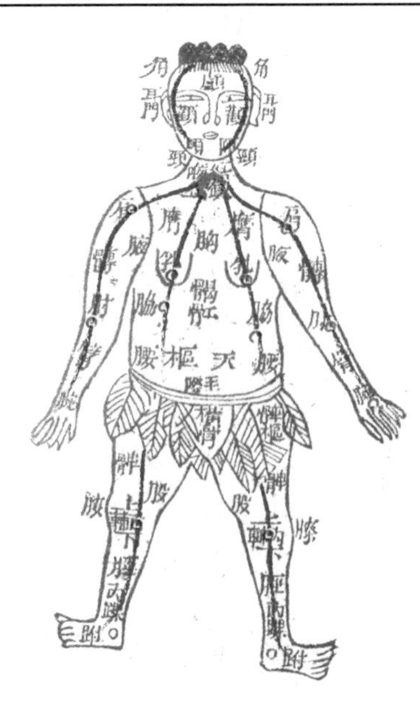

胫骨前肌　在小腿前面，胫骨外侧，起自胫骨体外侧面，肌纤维向下移行成肌腱，包绕腱鞘，通过支持带深面，止于内侧楔骨内侧面。其经过舟骨面时，尚有滑液囊相隔。在踝趾过度活动而劳损时，其起点、穿越支持带点、舟骨滑液囊处，可出现结筋病灶点，即足三里次、中封次、公孙上。

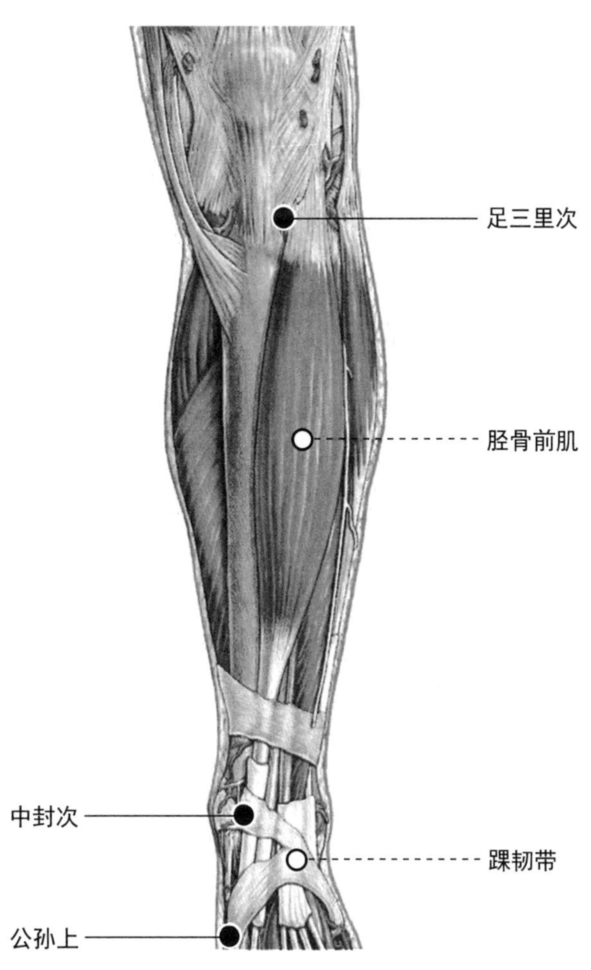

公孙上

位　　置	在足内侧，当第 1 楔骨背侧面处。
局部解剖	皮肤—皮下组织—腓骨肌下支持带—趾展肌—胫骨前肌—胫骨前肌滑液囊。布有足内侧皮神经、隐神经支。深部为楔骨。
主　　治	足趾疼痛，足心疼痛，小腿疼痛，膝关节疼痛。
注意事项	①筋结点在足舟骨内侧隆凸部，当胫骨前肌滑液囊处。②行恢刺法时，应沿胫骨前肌肌纤维方向举针。
附　　注	足三阴经筋交会。

趾长屈肌 在小腿三头肌深面，起于胫骨后面中部，止于2～5趾末节。

胫骨前肌 位于小腿前外侧皮下，紧贴胫骨的外面，其外侧的上方与趾长伸肌，下方与长伸肌相邻。起自胫骨外侧面的上2/3，及其邻近的小腿骨间膜。肌束向下移行于长腱，经过小腿横韧带和十字韧带深面的内侧管至足背，绕过足的内侧缘，止于第1楔骨及第1跖骨基底部。在此腱抵止处的深面，常有一胫骨前肌腱下囊。此肌的作用为伸足（背屈），使足内翻及内收。胫骨前肌受腓深神经支配。其起点可出现结筋病灶点，即足三里次，舟骨体处滑液囊可出现结筋病灶点，即公孙上。

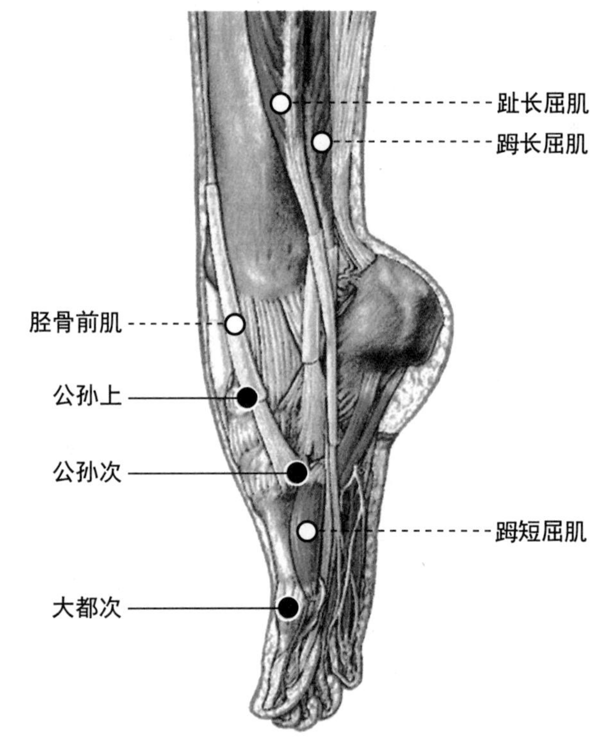

公孙次

位　　置	在足内侧，当第1跖楔关节处。
局部解剖	皮肤—皮下组织—趾展肌—胫骨前肌及滑液囊—第1跖骨。布有足内侧皮神经、隐神经支。
主　　治	足趾疼痛，踝关节疼痛。
注意事项	①筋结点在跖楔关节内侧凸面处，当展肌与关节滑囊间。②行恢刺法时，应沿指展肌肌纤维方向，针刺时，不宜过深而进入关节囊内。
附　　注	足三阴经筋交会。

大都次

位　　置	在足内侧，当第1跖趾关节内侧面处。
局部解剖	皮肤—皮下组织—皮下滑液囊—第1跖趾关节囊—跖趾关节。布有足内侧皮神经、隐神经支。
主　　治	足趾疼痛，踝关节疼痛。
注意事项	①筋结点在第1趾关节滑液囊处。②行恢刺法时，应沿指展肌腱方向，向前或向后举针。不宜深刺，避免误入关节腔。
附　　注	足三阴经筋交会。

足底筋膜 分两层，浅层称跖腱膜，深层为骨间跖侧筋膜。跖腱膜坚韧有力，对维持足弓有重要作用。在足负重活动中，其足跟附着处受极大牵拉力，容易被牵拉受伤而出现结筋病灶点，即失眠前。足底筋膜自跖筋膜深面向足肌深部发出两肌间隔。中间鞘内含趾短屈肌、趾长屈肌、各趾屈肌腱及神经血管等，内侧鞘内含屈肌及其他诸肌。两间隙受力方向不同，分别向不同方向牵拉，使间隙受力而损伤出现结筋病灶点，即涌泉次。

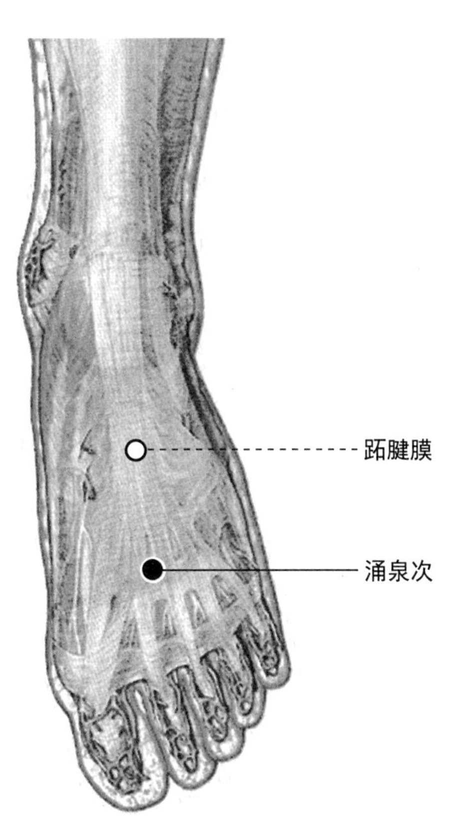

涌泉次

位　　置	在足底部，当第 2、3 跖趾关节间后方凹陷处。
局部解剖	皮肤－皮下组织－足底腱膜－收肌、趾短屈肌、短屈肌、蚓状肌。布有趾足底总神经。
主　　治	足底疼痛，踝关节疼痛。
注意事项	①筋结点在跖筋膜下层。②行恢刺法时，应沿足底总神经方向，向前举针。

趾长屈肌 在小腿三头肌深面，起于胫骨后面中部，止于 2 ～ 5 趾末节。

屈肌支持带 又称分裂韧带，位于踝内侧，起自内踝后下方，止于跟骨内侧面，有固定限制趾屈肌腱、足底血管、神经的作用。但在足趾和踝活动中，可相互磨损而出现结筋病灶点，即照海次、太溪次。

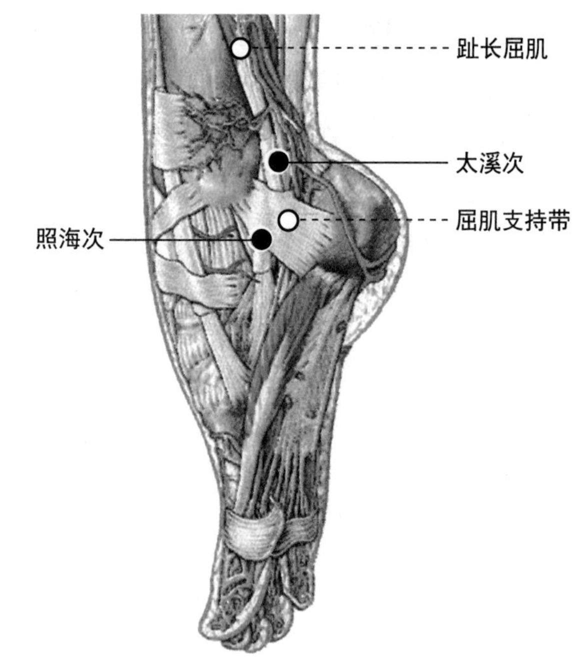

照海次

位　　置	在足内侧部，当内踝下趾长屈肌、胫肌后肌及长屈肌腱腱鞘处。
局部解剖	皮肤－皮下组织－足筋膜－三角韧带－长、趾总、胫骨后肌腱鞘及肌腱。布有足内侧皮神经。下方有胫动脉、静脉及胫神经。
主　　治	踝关节疼痛，小腿疼痛，足底部疼痛，趾麻木、灼痛。
注意事项	①筋结点在三角韧带下层，各肌腱腱鞘处。②行恢刺法时，应沿各肌腱鞘方向，向前举针。③不可向后下方举针，避免损伤胫神经及动静脉。
附　　注	足少阴、太阴经筋交会。

太溪次

位　　置	在足内踝后，当胫骨后肌、长屈肌、趾长屈肌腱与腱鞘处。
局部解剖	皮肤－皮下组织－小腿筋膜－分裂韧带－肌骨后肌、长屈肌、趾长屈肌腱鞘与肌腱－跟骨。有胫神经与胫动、静脉伴行。布有小腿内侧皮神经。
主　　治	足髁疼痛，足趾疼痛，足趾感觉异常，麻痹，无力，小腿疼痛。
注意事项	①筋结点在踝管，即内踝后三角韧带与胫骨后肌、长屈肌、趾长屈肌的腱鞘层。②行恢刺法时，应沿胫动脉及诸腱鞘走行方向，向下或向上举针。不宜横行举针，不可以向跟腱面深刺，避免刺伤胫后动脉及神经。
附　　注	足少阴、太阴、太阳经筋交会。

胫骨后肌　亦在小腿三头肌深面，起自胫骨腓骨和小腿骨间膜后面，止于舟骨粗隆和三块楔骨。其起点结筋病灶点，即合阳次。止点结筋病灶点，即然谷次。

趾展肌　位于足底内缘皮下，起自跟骨结节与舟骨粗隆。短屈肌起自其外侧深面。长伸肌及腱鞘亦在舟骨粗隆处经过。胫骨后肌抵止于舟骨粗隆。故舟骨粗隆为多条肌肉牵拉之处，容易出现结筋病灶点，即然谷次。

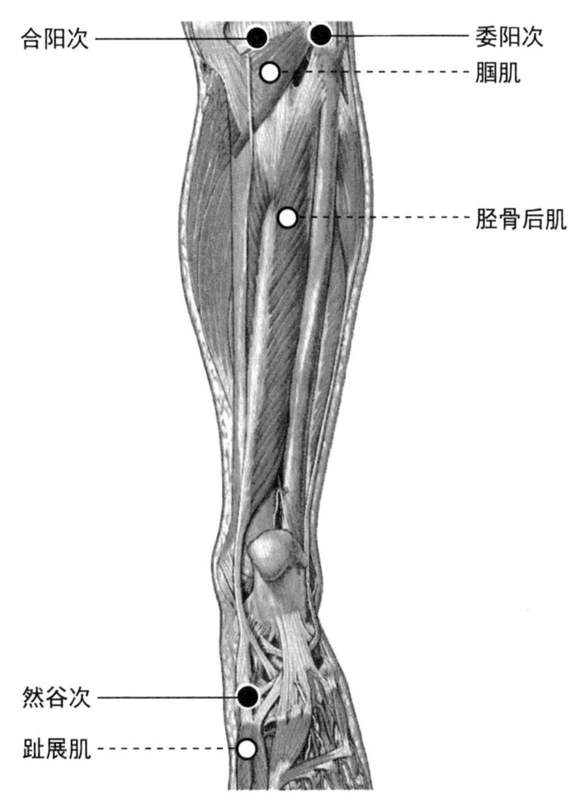

然谷次

位　　置	在足内侧部，当足舟骨内侧面上份处。
局部解剖	皮肤—皮下组织—足筋膜—胫骨前肌腱及滑液囊、舟骨、副舟骨。布有足内侧皮神经。
主　　治	足内弓疼痛，足踝疼痛，胫前小腿疼痛。
注意事项	①筋结点在胫骨前肌腱下滑液囊与舟骨间或副舟骨处。②行恢刺法时，应沿胫骨前肌腱方向，向上举针。
附　　注	足少阴、太阴、阳明经筋交会。

趾长屈肌 在小腿三头肌深面，起于胫骨后面中部，止于2～5趾末节。其起点结筋病灶点，即合阳次。

踇长屈肌 在小腿腓侧深面，起于腓骨体后面，止于趾末节基底。

胫骨后肌 亦在小腿三头肌深面，起自胫骨腓骨和小腿骨间膜后面，止于舟骨粗隆和3块楔骨。其起点结筋病灶点，即合阳次。止点结筋病灶点，即然谷次。

踇长屈肌、趾长屈肌、胫骨后肌皆向下移行成肌腱，并各有腱鞘包绕，经内踝后下方，穿分裂韧带深面，连同胫后神经与血管共同通过踝管，绕内踝而进入足底。

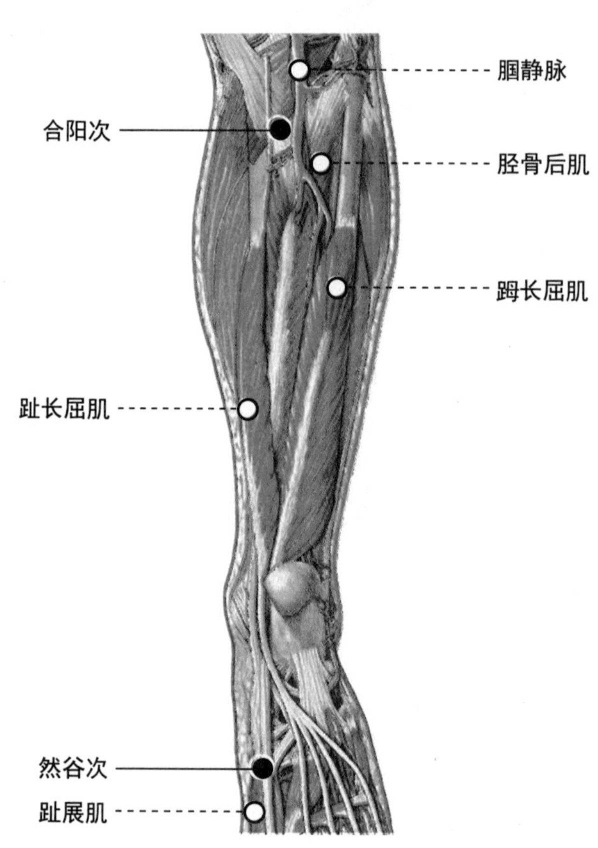

足蚓状肌　有4条，位于跖筋膜前端深面，趾长肌腱之间。各肌腱与跖趾关节囊之间有足蚓状肌囊。在足负重活动时，各滑液囊被挤压而受损。同时，各跖趾关节，尤其是第1、第5跖趾关节是足承重点，是被挤压受力之处，可出现结筋病灶点，即跖趾$_{1\sim5}$。

踇长屈肌　在踝下腱鞘较长，在足背伸时，在足内弓下被绷紧挤压，也容易出现结筋病灶点，即公孙下。

在足跟内侧缘，胫神经根支分布区，触及痛点，即失眠内。

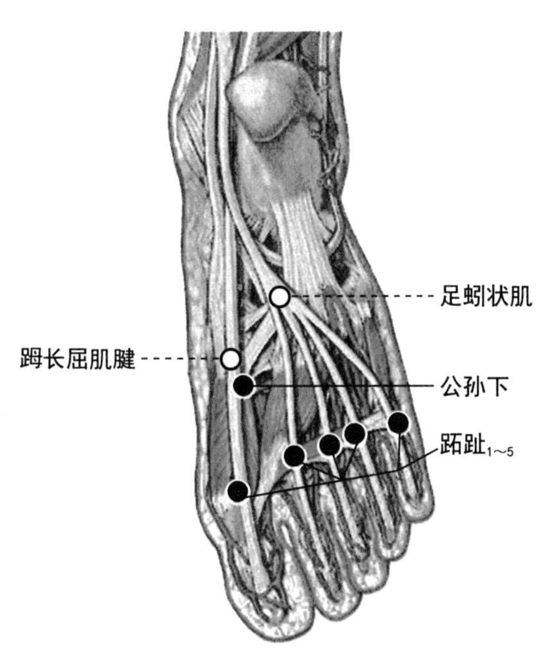

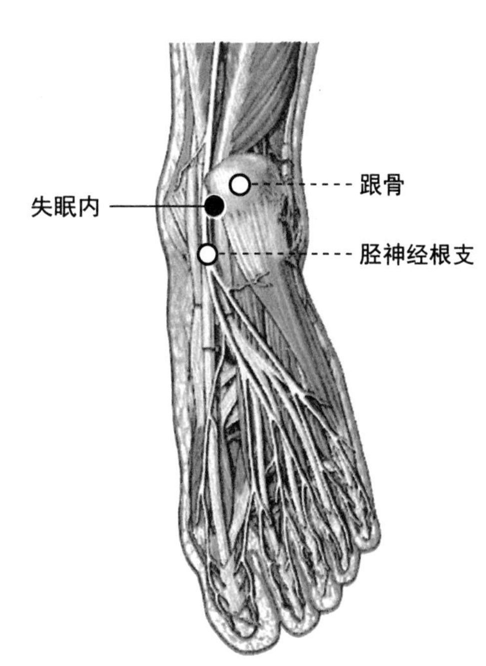

公孙下

位　　置	在足底部，当足第1跖骨基底跖面处。
局部解剖	皮肤－皮下组织－跖筋膜、长屈肌腱鞘、长屈肌－第1跖骨。布有隐神经，腓浅神经分支。
主　　治	足内侧弓疼痛，内踝疼痛，趾连小腿肚疼痛。
注意事项	①筋结点在长屈肌腱鞘层。②行恢刺法时，应沿长屈肌肌纤维方向，向前或向后平行举针。
附　　注	足少阴、太阴经筋交会。

跖趾$_{1\sim5}$

位　　置	在足底部，当第 1 ～ 5 跖趾关节处。
局部解剖	皮肤－皮下组织－皮下脂肪垫、蚓状肌滑液囊－跖趾关节囊－跖趾关节。布有足底固有神经。
主　　治	足前部疼痛，踝关节疼痛。
注意事项	①各跖趾关节筋结点均在皮下脂肪垫层。多见于第 1、3、5 跖趾关节处。亦见于 2 ～ 5 蚓状肌滑液囊处。②行恢刺法时，应沿屈趾肌方向，向上或向下举针，不宜深刺进入关节囊。

失眠内

位　　置	在足跟底部，当足跟内侧缘中心。
局部解剖	皮肤－皮下组织－足跖筋膜、胫神经根支－跟骨。布有小腿外侧皮神经、胫神经根支。内上方有胫神经及动、静脉通过。
主　　治	足跟疼痛。
注意事项	①筋结点在跖筋膜胫神经根支穿入点处。②恢刺法时，沿胫神经根支分布方向，向足跟方向举针。③宜在跟骨内上方进针，但不可越过赤白肉际，防止损伤胫动脉、胫静脉与胫神经。
附　　注	足少阴、太阴、太阳经筋交会。

足跟下 有皮下脂肪垫、滑液囊缓冲压力，但因负重、弹跳等原因，常受超常重压而损伤，而出现结筋病灶点，即失眠次。

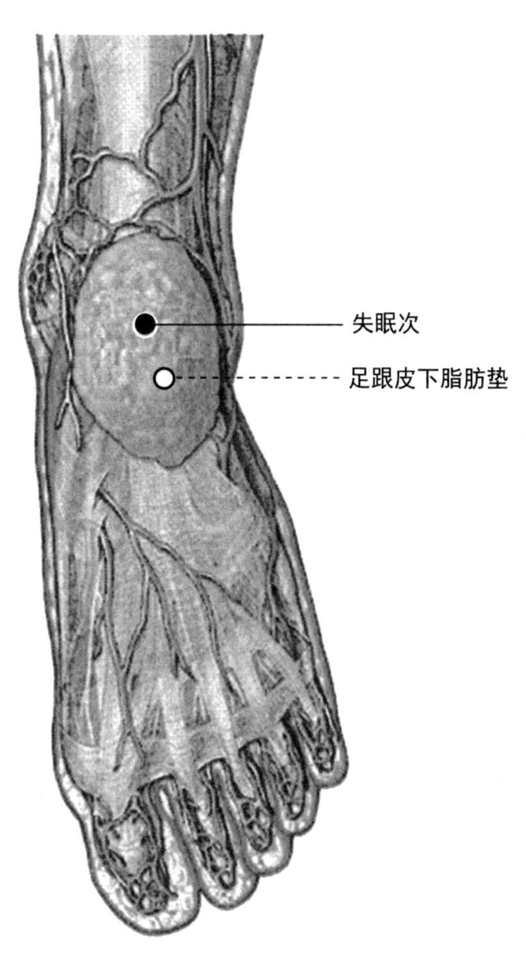

失眠次

位　置	在足跟底部，当足跟中心处。
局部解剖	皮肤—皮下组织—皮下脂肪垫—足底筋膜—足底滑液囊—跟骨。布有胫神经根支。
主　治	足跟疼痛。
注意事项	①浅层筋结点在皮下脂肪垫层，深层筋结点在足底滑液囊处。②行恢刺法时，应沿跖筋膜方向，向前举针。③足底皮肤较厚，应注意消毒充分。
附　注	足少阴、太阳经筋交会。

跖筋膜 牵拉于跟骨结节前方，亦可出现结筋病灶点，即失眠前。

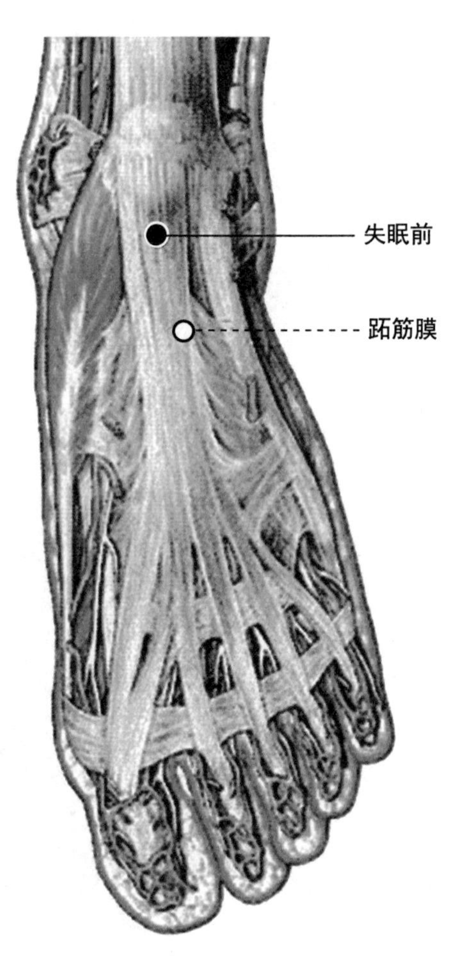

失眠前

位　置	在足跟底部，足跟前缘中点处。
局部解剖	皮肤—皮下组织—跖筋膜—骨间跖侧筋膜—跟骨。布有胫神经根支。前方有足底外侧神经、动脉、静脉。
主　治	足跟疼痛。
注意事项	①筋结点在跖筋膜于跟骨前缘起点处。②行恢刺法时，应沿跖筋膜纤维方向，向前举针。但举针幅度宜小，避免损伤前方的足底外侧动脉、静脉及神经。
附　注	足少阴、太阳经筋交会。